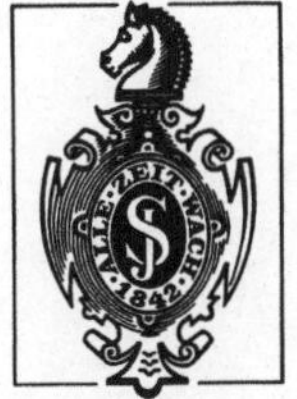
ALLE · ZEIT · WACH
1842

HNO Praxis Heute

2

Herausgegeben von
H. Ganz und W. Schätzle

Mit Beiträgen von
P. Federspil · H. Ganz · B. Kellerhals
J. Kießling · E. Kruse · F. C. Loch
W. Schätzle · W. Schweckendiek

Mit 45 Abbildungen und 10 Tabellen

Springer-Verlag
Berlin Heidelberg New York 1982

Redaktion HNO Praxis Heute:

Professor Dr. med. Horst Ganz
Universitätsstraße 34
D-3550 Marburg/Lahn

Professor Dr. med. Walter Schätzle
Universitätsklinik und Poliklinik für HNO-Kranke
D-6650 Homburg/Saar

ISBN-13: 978-3-642-68200-1 e-ISBN-13: 978-3-642-68199-8
DOI: 10.1007/978-3-642-68199-8

CIP-Kurztitelaufnahme der Deutschen Bibliothek
HNO-Praxis heute. – Berlin, Heidelberg, New York: Springer. Erscheint jährl.
1980 ff.
Bis 1979 im Verl. Lehmann, München.
Bis 1979 u.d.T.: HNO-Erkrankungen.

2122/3130-543210

Herrn Professor Dr. med. Julius Berendes
dem verdienten und langjährigen Organisator
HNO-fachärztlicher Fortbildung
zu seinem 75. Geburtstag

Mitarbeiterverzeichnis

Federspil, P., Professor Dr. med.
Universitätsklinik und Poliklinik für HNO-Kranke,
D-6650 Homburg

Ganz, H., Professor Dr. med.
Universitätsstr. 34, D-3550 Marburg

Kellerhals B., Professor Dr. med.
Universitäts-HNO-Klinik, Inselspital, CH-3000 Bern

Kießling, J., Dr. rer.nat.
Universitäts-HNO-Klinik, Feulgenstr. 10, D-6300 Gießen

Kruse E., Dr. med.
Medizinisches Zentrum für HNO-Heilkunde, Abteilung für
Phoniatrie und Pädaudiologie, D-3550 Marburg

Loch, F. C., Dr. med.
Am Markt 4, D-6603 Sulzbach/Saar

Schätzle, W., Professor Dr. med.
Universitätsklinik und Poliklinik für HNO-Kranke,
D-6650 Homburg

Schweckendiek, W., Privatdozent Dr. med.
Blitzweg 11, D-3550 Marburg

Inhaltsverzeichnis

Otologie

Ototoxizität von Antibiotika unter besonderer Berücksichtigung der Lokalbehandlung
P. Federspil (Mit 5 Abbildungen) 1

Traumatische Hörstörungen
B. Kellerhals (Mit 5 Abbildungen) 35

Impedanzaudiometrie in der HNO-Fachpraxis
J. Kießling (Mit 8 Abbildungen) 63

Rhinologie

Septumplastik oder Killiansche Resektion?
Eine kritische Betrachtung aus der Praxis
H. Ganz (Mit 7 Abbildungen) 83

Hals und Kehlkopf

Differentialdiagnose chronischer Schwellungen im Parotisbereich
W: Schätzle (Mit 4 Abbildungen) 97

Hypofunktionelle und hyperfunktionelle Dysphonie
Zur Diagnose und Differentialdiagnostik funktioneller Stimmstörungen
E. Kruse (Mit 5 Abbildungen) 109

Allgemeines Thema

Sportverletzungen im Ohr-, Nasen- und Halsbereich
F. C. Loch (Mit 9 Abbildungen) 131

Kurzmitteilungen aus der Praxis

Der Knotenschieber
W. Schweckendiek (Mit 2 Abbildungen) 159

Entwöhnung von abschwellenden Nasentropfen
H. Ganz 161

Fragensammlung zur Selbstkontrolle
Zusammengestellt von H. Ganz 165
Antworten zur Fragensammlung 172

Sachverzeichnis 173

Vorwort

HNO Praxis 2 setzt die 1980 begonnene Reihe mit praxisnahen Informationen fort, die besonders dem niedergelassenen HNO-Arzt und dem Klinikassistenten modernes Fachwissen und know how vermitteln soll. Es ist vorgesehen, die weiteren Bände der Reihe jetzt jährlich erscheinen zu lassen. Die Themen werden so gewählt, daß dem Leser nach einem nicht zu langen Zeitraum eine kleine Bibliothek der praktischen Hals-Nasen-Ohrenheilkunde zur Verfügung steht, in der er Antwort auf alle wichtigen und aktuellen Fragen finden kann.

Im vorliegenden Band kommt zunächst die Traumatologie mit den Beiträgen traumatische Hörstörungen und Sportverletzungen zu Wort. Eng an Band 1 schließen an die Artikel über Impedanzaudiometrie und Ototoxizität von Antibiotika.

Septumoperationen spielen in der Praxis eine immer größere Rolle. Die kritische Stellungnahme hierzu mag ein Denkanstoß sein, vielleicht auch der Beginn einer fruchtbaren Diskussion.

Chronische Schwellungen vor dem Ohr abzuklären, ist nicht immer leicht. Der entsprechende Beitrag informiert u.a. besonders über den Wert der Sialographie.

Aus dem bisher etwas stiefmütterlich behandelten Bereich Kehlkopf wird ein phoniatrisches Thema gebracht. Schon die große Häufigkeit der funktionellen Stimmstörungen allein rechtfertigt eine Besprechung.

Ein Versuch, einen Dialog zwischen den niedergelassenen HNO-Ärzten in Gang zu bringen, ist die neue Rubrik mit Kurzmitteilungen aus der Praxis. Für eine Resonanz hierauf wie für jede andere Anregung oder Kritik sind die Herausgeber immer dankbar.

Marburg/Lahn und Homburg/Saar

Horst Ganz
Walter Schätzle

Ototoxizität von Antibiotika unter besonderer Berücksichtigung der Lokalbehandlung

P. Federspil

1. Ototoxizität von Antibiotika nach parenteraler Applikation 2
1.1. Einleitung 2
1.2. Klinisches Bild
Diagnose und Prognose ototoxischer Schäden nach AA 3
1.3. Zur Häufigkeit ototoxischer Schäden 5
1.4. Einschätzung des Grades der Ototoxizität 7
1.5. Gegenüberstellung der experimentellen und klinischen Daten 9
1.6. Klinische Ototoxizität 11
1.7. Klinische und absolute ototoxizitätsfreie Grenzdosen 11
1.8. Beeinflussende Faktoren der Ototoxizität von AA 13
1.8.1. Das ototoxische Potential des AA 13
1.8.2. Dosierung/Applikationsart 13
1.8.3. Nierenfunktion 15
1.8.4. Bereits bestehende Hörschäden 16
1.8.5. Individuelle und familiäre Empfindlichkeit 17
1.8.6. Schwangerschaft 17
1.8.7. Neugeborene und Kleinkinder 17
1.8.8. Lärmtrauma 18
1.8.9. Diuretika 18
1.8.10. Cephalosporine 19
1.9. Pathogenese der ototoxischen Schäden – Pharmakokinetik der AA in der Perilymphe 19
1.10. Prophylaxe der Ototoxizität 22
1.11. Therapie der durch AA verursachten Innenohrschäden 23
1.12. Aufklärungspflicht vor AA-Behandlung 24

2. Ototoxizität nach lokaler Verabreichung von Antibiotika 24
2.1. Ototoxizität nach lokaler Verabreichung von AA 24
2.2. Ototoxizität nach Verabreichung von Medikamenten in die Pauke 25
2.2.1. Klinische und experimentelle Daten 26
2.2.2. Ototoxizität und Toxizität anderer Antibiotika 28
2.2.3. Ototoxizität von Oberflächendesinfizientien 29
2.2.4. Lokale Penicillinbehandlung 29
2.2.5. Schlußfolgerung 30

Literatur 30

1. Ototoxizität von Antibiotika nach parenteraler Applikation

1.1. Einleitung

Tabelle 1 zeigt in alphabetischer Reihenfolge alle Antibiotika, die nach parenteraler Verabreichung ototoxisch sein können. Im wesentlichen handelt es sich um AA[1], auch basische Streptomyces-Antibiotika oder Oligosaccharid-Antibiotika genannt. Im unteren Abschnitt sind einige ototoxische Glykoproteide oder Polypeptide aufgeführt sowie das Makrolid-Antibiotikum Erythromycin, das Tetracyclin Doxycyclin und vor allem Minocyclin, welche reversible Hör- bzw. Gleichgewichtsstörungen hervorrufen können; Polymyxin B oder Colistin sind neurotoxische Peptid-Antibiotika.

Tabelle 1. Ototoxische Antibiotika

Amikacin	Sisomicin
Bluenosomycin	Streptomycin
Butikacin	Tobramycin
Butirosin	Verdamycin
Dihydrostreptomycin	Fortimicin (Pseudodisaccharid)
Dibekacin	Kasugamycin (Disaccharid)
Framycetin	Spectinomycin (Disaccharid)
Gentamicin	Vancomycin (Glycoproteid)
Kanamycin	Capreomycin (Polypeptid)
Kanendomycin	Viomycin (Polypeptid)
Lividomycin	Minocyclin (Tetracyclin)
Neomycin	Doxycyclin (Tetracyclin)
Netilmicin	Erythromycin (Makrolid-Antibiotikum)
Paromomycin	Polymyxin B (Basisches Peptid-Antibiotikum)
Ribostamycin	Polymyxin E = Colistin

Die klinische Bedeutung der neueren AA zur Behandlung schwerer bakterieller Infektionen ist unbestritten, so daß praktisch jeder klinisch tätige Arzt und viele Patienten mit der Frage der wichtigsten Nebenwirkungen dieser Antibiotika, d.h. ihrer Ototoxizität in Berührung kommen. Die Anzahl der zur Behandlung unspezifischer Infektionen zur Verfügung stehenden AA hat in den letzten 10 Jahren deutlich zugenommen, ebenso haben wir in diesem Zeitraum die verschiedenartigsten neuen Kenntnisse über die Ototoxizität gewonnen.

Dem hochwirksamen *Streptomycin* kommt heute praktisch nur noch in der Tuberkulosebehandlung Bedeutung zu, ebenso wie dem Capreomycin und dem Kanamycin, wenn auch in geringerem Maße. In der

1 AA = Aminoglykosid-Antibiotikum

Behandlung nichttuberkulöser Infektionen wurden Streptomycin und Kanamycin von *Gentamicin* übertroffen und ersetzt, da dessen Spektrum sowohl Pseudomonas als auch Proteus umfaßt. *Sisomicin* dagegen erscheint etwas wirksamer als Gentamicin, aber auch minimal ototoxischer, während *Tobramycin* in vitro gegen Pseudomonas aeruginosa wesentlich wirksamer ist als die genannten Pharmaka und auch weniger nephro- und ototoxisch. In vitro wirksamer gegen Pseudomonas und auch gegen gewisse gentamicinresistente Keime, jedoch weniger wirksam gegen die anderen Erreger, erscheint *Dibekacin,* das darüber hinaus wesentlich weniger oto- und nephrotoxisch ist. Ein dem Gentamicin ähnliches Spektrum mit einer Wirksamkeit auf etwa die Hälfte aller gentamicinresistenten Keime, aber einer geringeren Wirksamkeit auf die gentamicinempfindlichen Pseudomonaskeime, besitzt *Netilmicin,* das außerdem um ein Mehrfaches weniger nephro- und ototoxisch ist. *Amikacin* ist im Gegensatz zu diesen AA fast ausschließlich kochleotoxisch und bei klinischer Dosierung kochleotoxischer als die eben genannten Antibiotika, jedoch weniger vestibulotoxisch als die meisten. Amikacin gilt als Reserve-AA, das auch dann in Frage kommt, wenn sich die Problemkeime gegen alle anderen AA resistent zeigen. Außerdem ist es in einigen Fällen auch als Notfall-Antibiotikum zu betrachten.

Heute ist Streptomycin bekanntlich nicht mehr Mittel erster Wahl in der Tuberkulosebehandlung. Deshalb entfällt die früher übliche Langzeitbehandlung von jährlich über 50.000 Patienten in der Bundesrepublik, und der Arzt erhält heute während seiner Ausbildung und auch später nicht mehr die Gelegenheit, häufiger mit eindeutigen ototoxischen Schäden konfrontiert zu werden. Andererseits werden zur Zeit jedoch – wie eingangs bereits erwähnt – häufiger AA in der Behandlung schwerer unspezifischer Infektionen angewandt, und die Diagnose „ototoxischer Schaden" spielt für den Patienten in Bezug auf Früherkennung und auch Reversibilität dieses Schadens sowie auf den möglichen Abbruch der eventuell unerläßlichen antibiotischen Therapie eine große Rolle. Aus diesem Grunde erscheint es heute besonders wichtig, näher auf das klinische Bild ototoxischer Schäden einzugehen.

1.2. Klinisches Bild
Diagnose und Prognose ototoxischer Schäden nach AA

Die klinischen Bilder der nach Verabreichung von AA beobachteten ototoxischen Schäden können sehr unterschiedlich sein und vom nicht zu objektivierenden *Ohrensausen* oder *Schwankschwindel* bis zur beiderseitigen *Taubheit* mit Ohrensausen und *Unerregbarkeit der Labyrinthe* und *Dandy-Syndrom* reichen. Durch Streptomycin, Gentamicin, Sisomicin und Netilmicin wird vorwiegend der Gleichgewichtsapparat geschädigt (zwei Drittel der Fälle), während Tobramycin und Dibekacin Hör- und Gleichgewichtsapparat etwa gleich häufig schädigen und Kanamycin, Amikacin sowie Ribostamycin fast ausschließlich das Hörorgan betreffen (fünf Sechstel der Fälle, Tabelle 2).

Tabelle 2. Relative Häufigkeit der kochleären und vestibulären Schäden nach den verschiedenen Aminoglykosid-Antibiotika

	Kochleäre Schäden	Vestibuläre Schäden
Streptomycin	1/3 der Fälle	2/3 der Fälle
Gentamicin	1/3 der Fälle	2/3 der Fälle
Sisomicin	1/3 der Fälle	2/3 der Fälle
Netilmicin	1/3 der Fälle	2/3 der Fälle
Tobramycin	1/2 der Fälle	1/2 der Fälle
Dibekacin	1/2 der Fälle	1/2 der Fälle
Kanamycin	5/6 der Fälle	1/6 der Fälle
Amikacin	5/6 der Fälle	1/6 der Fälle
Ribostamycin	5/6 der Fälle	1/6 der Fälle

Die *Symptome* ototoxischer Schäden des *Gleichgewichtsapparates* reichen von Trunkenheitsgefühl, Übelkeit, Erbrechen, Gangunsicherheit besonders im Dunkeln, auf unebener Erde, Sehstörungen, Schwank-, Lage- und Lagerungsschwindel mit oder ohne Spontan- oder Provokationsnystagmus bis zum beiderseitigen Labyrinthausfall und Dandy-Syndrom. Die beobachtete kalorische Unerregbarkeit der Labyrinthe bei verbleibender galvanischer Erregbarkeit spricht für die periphere Gleichgewichtsstörung.

Der *Hörverlust* tritt als reine, symmetrische Schallempfindungs-Schwerhörigkeit vorwiegend und zunächst in den höheren Frequenzen auf. Das *Recruitment* ist im allgemeinen positiv (Liden 1953), was mit der Annahme einer primären Schädigung des peripheren Hörorgans (seit den Arbeiten von Caussé 1949) im Einklang steht. Nach Verabreichung von Streptomycin, Dihydrostreptomycin (Huizing 1966) und Gentamicin (Pirsig und Rollin 1968) wurden jedoch Fälle bekannt, bei denen das Sprachverständnis in weit größerem Ausmaß gestört war, als man dies nach dem Tonschwellenaudiogramm erwarten würde.

Ohrensausen oder Ohrendruck und verstopfte Ohren sollten in den günstigen Fällen, in denen diese Beschwerden als erste Symptome auftreten, an das *Absetzen des AA* denken lassen.

In der Regel trifft die Schädigung *beide Ohren* gleichermaßen. Seltene asymmetrische Hörstörungen traten jedoch bereits nach Streptomycinapplikation auf. Die *Differentialdiagnose Hörsturz* ist nur in den Fällen von symmetrischen Hörschäden im Zusammenhang einer in Frage kommenden AA-Behandlung leicht auszuschließen.

Obwohl bereits nach Streptomycin- und auch nach Kanamycin-Behandlung vereinzelt *reversible Hörschäden* mitgeteilt wurden, soll diese oft verkannte Tatsache nochmals erwähnt werden. Neben dem 1970 veröffentlichten reversiblen, audiometrisch gesicherten einseitigen Hörschaden nach Gentamicin (Federspil), konnten wir zahlreiche reversible kochleäre und vestibuläre Gentamicin-, Tobramycin-, Sisomicin- und Amikacinschäden beim Meerschweinchen nachweisen. Klinische Fälle wurden auch für diese AA beschrieben. Unter den von Jackson und Arcieri (1971) sowie von uns (1971) in der amerikanischen bzw. deutschen Literatur veröffentlichten ototoxischen Fällen *nach Gentamicin bildeten sich Hör- und Gleichgewichtsstörungen in etwa der Hälfte der Fälle zurück.*

An die Frage der Reversibilität der Hör- und Gleichgewichtsschäden nach den AA knüpft sich die ihrer *Progredienz* und *Spätototoxizität* an. Die nach Dihydrostreptomycin und Neomycin häufig festgestellte Spätototoxizität wurde nach Kanamycin selten und nach Streptomycin äußerst selten beobachtet. Bis jetzt wurden in der Weltliteratur nur einige, meist fragliche Fälle von Spätototoxizität nach den neueren AA beschrieben, außer denen, die kurz nach Behandlungsende auftraten und bei *Patienten mit Nierenfunktionsstörungen* festgestellt wurden (Federspil 1976). Auch wir fanden bei 96 zwischen ein und drei Jahren nach Gentamicinbehandlung kontrollierten Patienten keinen sicheren Anhalt für eine Spätototoxizität (1970). Unter den 20 mit hohen Amikacindosen behandelten Patienten, die wir drei bis zwölf Monate nach Behandlungsende kontrollierten, sahen wir ebenfalls keinen Fall von Spätototoxizität (Federspil et al. 1979). Klinische Untersuchungen über die Spätototoxizität sind jedoch deshalb nicht vollkommen beweiskräftig, weil einerseits die angewandte Dosierung meistens deutlich unterhalb der ototoxischen Schwelle liegt und andererseits beim Verdacht auf eine einseitige Spätototoxizität differentialdiagnostisch ein Hörsturz schwer auszuschließen ist. Wir haben aus diesen Gründen versucht, das Problem der Spätototoxizität der neueren AA experimentell abzuklären und konnten in den Fällen, in denen keine Nierenschäden vorlagen, auch keinen Anhalt für eine Spätototoxizität bei Gentamicin, Tobramycin, Sisomicin und in neueren Untersuchungen auch bei Amikacin feststellen (Federspil 1978).

1.3. Zur Häufigkeit ototoxischer Schäden

Den Kliniker interessiert vor allem die Frage, welches ototoxische Risiko er in einem bestimmten klinischen Fall bei der angewandten Dosierung

Tabelle 3. Klinische Ototoxizität

	Behandlungen	Wahrscheinliche bzw. mögliche ototoxische Fälle	
Gentamicin 1963–1966	565	2,8 (5,1) %	Jackson et al.
Gentamicin 1967–1969	1450	1,8 %	Arcieri et al.
Gentamicin 1970–1973	1635	1,0 %	Hewitt
Gentamicin 1968–1973	458	1,0 %	Federspil
Tobramycin 1976	3506	1,0 %	Bendush et al.
Sisomicin 1976	1561	1,7 %	Gruenwaldt et al.
Amikacin 1976	1548	(5,7 %)	Lane et al.
Dibekacin 1977	8675	0,2 %	Matsumoto
Dibekacin 1980	1629	0,7 %	Wittenberger
Netilmicin 1979	890	0,8 %	Federspil

Die in Klammern angegebenen Prozentsätze schließen die fraglichen ototoxischen Schäden ausdrücklich ein

eines AA eingeht. Tabelle 3 veranschaulicht die von verschiedenen Autoren beobachteten Prozentsätze ototoxischer Schäden nach Anwendung der neueren AA an einem großen Krankengut. Diese Daten sagen jedoch insofern nur wenig aus, als es sich um ein in allen Studien sehr heterogenes Krankengut handelt, das verschiedenartig behandelt wurde und bei dem die Fahndung nach ototoxischen Schäden unterschiedlich war.

Dieser Tabelle ist lediglich zu entnehmen, daß das ototoxische Risiko der genannten Antibiotika in geringer Dosierung beim nierengesunden Patienten nicht sehr groß ist. Ihr ist jedoch nicht zu entnehmen, daß bei klinischer Dosierung die ototoxische Gefahr all dieser AA dieselbe ist. Zur Einschätzung der klinischen Ototoxizität eines AA und besonders zum Vergleich dieser Ototoxizität mit der eines anderen Aminoglykosids bedarf es Untersuchungen an einem homogenen, vergleichbaren Krankengut, dem eine Aminoglykosid-Gesamtdosis verabreicht wird, die im Bereich der Oto- und Nephrotoxizitätsgrenze liegt und bei dem sowohl zur Bestimmung der Ototoxizität als auch der Nephrotoxizität klinisch signifikante Parameter herangezogen werden. Dies ist heute in der Klinik praktisch nicht mehr möglich, da wir es bei richtiger Indikation der AA mit einem hinsichtlich Krankheit, Krankheitszustand und auch Dosierung sehr heterogenen Krankengut zu tun haben, bei dem bereits bestehende Nieren- oder Hörschäden bei Behandlungsbeginn teilweise übersehen werden. Darüber hinaus sind die in der Klinik angewandten Nieren- und Hörfunktionsprüfungen den experimentellen oft unterlegen. Außerdem sind experimentelle Untersuchungen zur Ototoxizität neuer AA in der Klinik heute auch nicht mehr in großem Umfang anzustreben, da es genügt, einwandfreie, am Tier gewonnene experimentelle Ergebnisse durch gezielte klinische Untersuchungen zu bestätigen (Federspil 1980). Aus diesen Ausführungen geht hervor, daß die nach wissenschaftlichen Kriterien exakt durchgeführten experimentellen Untersuchungen zur Einschätzung der Ototoxizität der AA ihren Wert auch lange Zeit nach der klinischen Einführung dieser Antibiotika behalten.

1.4. Einschätzung des Grades der Ototoxizität

Die Einschätzung der Ototoxizität der verschiedenen neueren AA ist nur im Vergleich zu der Ototoxizität bekannter AA (Standard-Antibiotika) möglich. In Anbetracht der Problematik vergleichender klinischer Untersuchungen zur Ototoxizität der AA (siehe oben) kommen nur experimentelle Untersuchungen in Frage. Da die kochleären Schäden den Menschen wesentlich stärker beeinträchtigen als die vestibulären, befassen wir uns im wesentlichen mit experimentellen Untersuchungen über die kochleäre Ototoxizität.

Unter den verschiedenen funktionellen und morphologischen Methoden zur Untersuchung der kochleären Ototoxizität bevorzugen wir die Prüfung des Preyerschen Ohrmuschelreflexes zur Orientierung vor, während und nach Abschluß des Versuches und besonders die anschließenden Untersuchungen von Häutchenpräparaten des osmiumfixierten Corti-Organs des Meerschweinchens (Engström et al. 1966). Pro Cochlea werden in den verschiedenen Windungen etwa 3000 Haarzellen aufgezeichnet (Federspil 1972). Abbildung 1 stellt eine phasenkontrastmikroskopische Aufnahme des osmiumfixierten Corti-Organs eines mit 50 mg pro kg KG[1] Gentamicin während 28 Tagen behandelten Meerschweinchens dar. Diese Abbildung veranschaulicht,

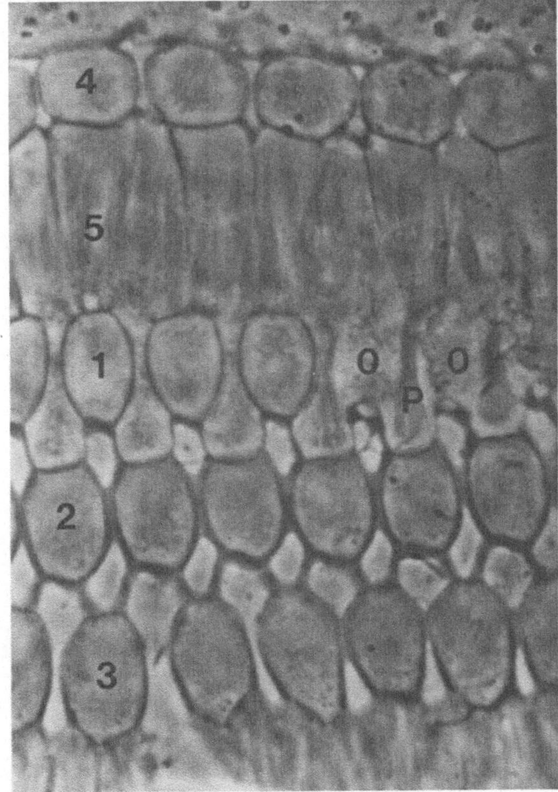

Abb. 1. Osmiumfixiertes Corti-Organ des Meerschweinchens, Häutchenpräparat. Nach 28tägiger Behandlung mit hohen Dosen eines AA sind bereits Einzelschäden *(O)* in der ersten Reihe äußerer Haarzellen der 3. Windung anzutreffen. Die Phalangenfortsätze *(P)* der äußeren Haarzellen kommen deutlich zum Vorschein. *1, 2, 3* = 1., 2., 3. Reihe äußerer Haarzellen; *4* = innere Haarzellen, *5* = Pfeilerzellen

1 KG = Körpergewicht

wie eindeutig das gewählte Kriterium der Zellzerstörung nach dieser Methode ist. Die Korrelationen zwischen Haarzellschäden und Hörstörungen sind andererseits erwiesen. Über die Versuchsbedingungen bei experimentellen Untersuchungen zur Ototoxizität der AA wie z.B., daß lediglich pathologisch bedeutsame Veränderungen festgestellt werden und eine Beurteilung der gesamten Cochlea möglich ist, daß dem Problem der Spätototoxizität der AA und ihrer Nephrotoxizität sowie der individuellen Überempfindlichkeit Rechnung getragen wird und darüber hinaus die vergleichenden Untersuchungen gleichzeitig durchgeführt werden, und die möglichen Fehlerquellen, wurde an anderer Stelle ausführlich berichtet (Federspil 1981).

Zur Mitteilung unserer Ergebnisse wählen wir die Resultate einiger repräsentativer Vergleichsserien. Die vergleichenden Untersuchungen wurden gleichzeitig durchgeführt und durch weitere Untersuchungsreihen im allgemeinen mehrfach bestätigt. Unsere Ergebnisse zur Ototoxizität des Tobramycins, Sisomicins und Amikacins haben wir seit 1973 in verschiedenen Publikationen veröffentlicht, so daß wir an dieser Stelle nicht mehr darauf zurückkommen. Abb. 2 zeigt die durchschnittlichen Prozentsätze degenerierter äußerer Haarzellen in drei gleichzeitig behandelten Versuchsgruppen von Meerschweinchen, denen 40 bzw. 50 mg Gentamicin/kg KG/Tag bzw. 100 mg Dibekacin/kg KG/Tag während 41 Tagen subkutan verabreicht wurde. Diese Abbildung veranschaulicht, daß die kochleäre Ototoxizität des Dibekacins bei der gewählten Versuchsanordnung auch nach doppelter Dibekacindosierung unter der des Gentamicins liegt, d.h. daß beim Meerschweinchen die kochleäre Ototoxizitätsschwelle für Dibekacin unter 41 × 100 = 4100 mg/kg KG liegt, während sie für Gentamicin etwas weniger als 41 × 40 = 1640 mg/kg KG beträgt.

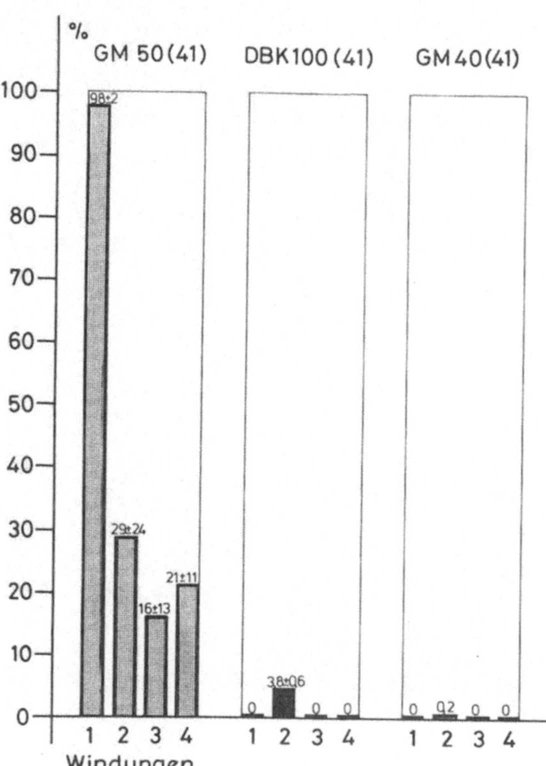

Abb. 2. Histokochleogrammwerte nach 41tägiger Behandlung mit 1 × 40 bzw. 50 mg Gentamicin bzw. 1 × 100 mg Dibekacin/kg KG/Tag

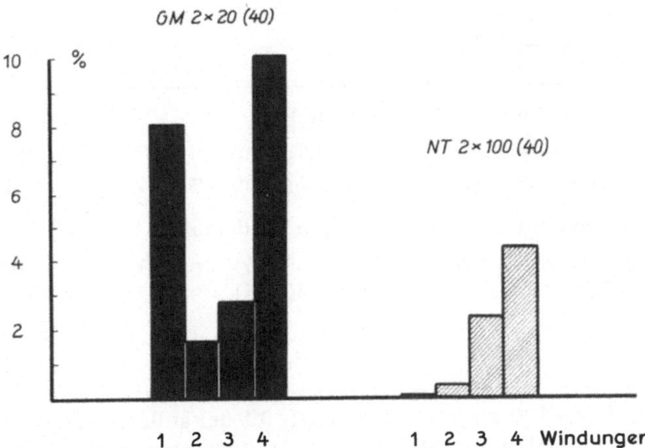

Abb. 3. Histokochleogrammwerte nach 40tägiger Behandlung mit 2 × 20 mg Gentamicin bzw. 2 × 100 mg Netilmicin/kg KG/Tag

In Abb. 3 sind die durchschnittlichen Prozentsätze degenerierter äußerer Haarzellen bei zwei Gruppen von Meerschweinchen aufgeführt, denen während 40 Tagen 2 × 20 mg Gentamicin pro kg KG/Tag und eine 5mal höhere Netilmicindosis subkutan verabreicht wurde. Dieser Abbildung ist zu entnehmen, daß beim Meerschweinchen die Schwelle der kochleären Ototoxizität des Netilmicins über dem Fünffachen der des Gentamicins liegt (Federspil 1978) und die ototoxische Schwellendosis für Netilmicin knapp unter 40 × 200 mg/kg KG = 8000 mg/kg KG, während sich die des Gentamicins unter 40 × 40 = 1600 mg/kg KG befindet.

1.5. Gegenüberstellung der experimentellen und klinischen Daten

Die häufigste Kritik an tierexperimentellen Untersuchungen zur Einschätzung der Ototoxizität von AA besteht darin, daß bei diesen Prüfungen die Dosierung sehr hoch sei und im toxischen Bereich liege. Diese Kritik wird jedoch durch unsere Versuchsanordnung entkräftet, da wir seit Jahren mit Dosierungen arbeiten, die z.B. bei 30, 40 oder 50 mg Gentamicin, Tobramycin oder Sisomicin/kg KG/Tag während vier bis sechs Wochen liegen.

Zur Übertragung dieser Dosierung auf den Menschen müssen wir davon ausgehen – wie dies auch in vergleichenden Toxizitätsuntersuchungen geschieht (Freireich et al. 1966) –, daß das Verhältnis Körperoberfläche zu Körpergewicht beim Meerschweinchen 5mal höher ist als beim Menschen. Das bedeutet, daß unsere experimentelle Dosierung von 50 mg Gentamicin/kg KG beim Menschen einer Dosierung von 10 mg/kg KG entspricht und die Gesamtdosis einer 28tägigen Behandlung mit 50 mg/kg KG beim Meerschweinchen 28 × 50 : 5 = 280 mg/kg KG beim Menschen beträgt (Tabelle 4). Ebenso ist eine 40tägige Behandlung mit 50 mg/kg beim Meerschweinchen einer Gesamtdosis von 400 mg/kg beim Menschen gleichzusetzen. Die 28tägige Behandlung mit 50 mg/kg Gentamicin, d.h. 280 mg/kg KG brachte eine durchschnittliche Schädigung von 15% der äußeren Haarzellen in der Basalwindung, d.h. der hohen Frequenzen.

Tabelle 4. Gentamicin

		Gesamtdosis	
Klinische Untersuchungen (Pinel)			
90 Patienten	5 – 20 g : 60	= 83 – 333 mg/kg	
4 von 9 Patienten	> 20 g : 60	= > 333 mg/kg	
Experimentelle Untersuchungen (Federspil)			
28 Tage × 50 mg/kg	= 28 × (50 : 5)	= 280 mg/kg	(15%)
40 Tage × 50 mg/kg	= 40 × (50 : 5)	= 400 mg/kg	100%
			40%
			8%
			10% [a]

[a] Nach 400 mg/kg KG waren 100% der äußeren Haarzellen in der untersten Windung, 40% in der zweiten und 8% in der dritten bzw. 10% in der vierten Windung zerstört

Diesen experimentellen Untersuchungsergebnissen stehen u.a. die *klinischen Untersuchungen* von Pinel et al. (1973) gegenüber. Pinel et al. hatten bei 90 Patienten, denen insgesamt 5 bis 20 g Gentamicin verabreicht worden waren, keine audiometrisch nachweisbaren Hörschäden beobachtet. Diese 5 bis 20 g Gentamicin-Gesamtdosen machten in ihrem Patientengut bei einem wahrscheinlichen Durchschnittsgewicht von 60 kg 83 bis 333 mg/kg KG Gesamtdosis aus, was in etwa mit unseren experimentellen Untersuchungen übereinstimmt. Die geringe Diskrepanz zwischen unseren Befunden, die einige Prozent Haarzellschäden in den untersten Windungen zeigten, und denen von Pinel et al., die keine Hörstörungen bis 333 mg/kg feststellten, ist sicherlich darauf zurückzuführen, daß der größere Teil des Patientenkollektivs von Pinel et al. eher eine Dosierung von 80 bis 150 mg/kg KG als eine über 200 mg/kg KG erhielt und sie zumindest einen Patienten aus ihrer Statistik ausschlossen, da nach 1200 mg Gentamicin eine Niereninsuffizienz beobachtet wurde. Bei vier von neun Patienten, denen eine Gentamicin-Gesamtdosis von über 20 g verabreicht worden war, d.h. dividiert durch 60 kg = über 333 mg/kg KG, lagen audiometrisch nachweisbare Hörschäden in den oberen Frequenzen, d.h. – wie bei unseren experimentellen Untersuchungen – in der Basalwindung vor. Die Übereinstimmung der experimentellen und klinischen Ergebnisse ist frappant.

Ähnliches gilt für Tobramycin und Sisomicin und insbesondere für Amikacin (Tabelle 5). Bei 22 Patienten, denen eine Gesamtdosis von 171 mg Amikacin/kg KG verabfolgt worden war, stellten wir nach eingehenden Hör- und Vestibularisprüfungen keine Ototoxizität fest, während Lane et al. (1977) bei elf Patienten, die gering ototoxisch geschädigt waren, im Durchschnitt eine verabreichte Gesamtdosis von 223 mg/kg KG errechnet hatten.

Tabelle 5. Amikacin

	Dosierung	Gesamtdosis
Klinische Untersuchungen		
Federspil – keine Ototoxizität		171 mg/kg
Lane – geringe Ototoxizität	16 g ± 2,6	223 mg/kg
Lau – ototoxische Schäden	15,5 g	281 mg/kg
Black – ototoxische Schäden	24 g	400 mg/kg
Experimentelle Untersuchungen (Federspil)		
28 Tage × 50 mg/kg	28 × (50 : 5)	280 mg/kg
16 Tage × 100 mg/kg	16 × (100 : 5)	320 mg/kg
28 Tage × 100 mg/kg	28 × (100 : 5)	560 mg/kg (25 – 4%)
28 Tage × 120 mg/kg	28 × (120 : 5)	672 mg/kg (70 – 70%)

Lau et al. (1977) beobachteten deutliche ototoxische Schäden nach einer Gesamtdosis von 15,5 g oder 281 mg Amikacin/kg KG und Black et al. (1976) nach 24 g oder 400 mg/kg KG. Nach einer Verabreichung von Gesamtdosen von 280 bis 320 mg Amikacin/kg KG (siehe Umrechnung 5 : 1) konnten wir nur minimale Schäden in der Basalwindung nachweisen, ebenso wie Lane et al. und Lau et al., während nach einer Gesamtdosis von 560 mg/kg KG durchschnittliche Haarzellschäden von 25% in der ersten und 4% in der zweiten Windung und nach Applikation von insgesamt 672 mg/kg KG 70% der äußeren Haarzellen der beiden untersten Windungen geschädigt waren. Auch diese Übereinstimmung der experimentellen und klinischen Ergebnisse ist erstaunlich (Federspil 1978, 1979).

1.6. Klinische Ototoxizität

Die experimentellen Untersuchungen zur Ototoxizität werden auf Gewichtsbasis gewonnen und müssen in Korrelation zu den in der Klinik üblichen Dosierungen gebracht werden. So ergibt sich die *klinische kochleäre Ototoxizität* in zunehmender Reihenfolge von Netilmicin, Dibekacin, Ribostamycin, Tobramycin, Gentamicin, Sisomicin, Amikacin, Kanamycin bis Neomycin.

1.7. Klinische und absolute ototoxizitätsfreie Grenzdosen

Klinische und experimentelle Daten zeigen, daß die verabreichte *Gesamtdosis eines Aminoglykosid-Antibiotikums neben der Nierenfunktion des Patienten der wesentliche Faktor für die Ototoxizität* ist (Federspil 1978) und daß es einen Ototoxizitäts-Schwellenwert gibt, der von einem Aminoglykosid-Antibiotikum zum anderen variiert. Im Bereich des klinischen ototoxischen Schwellenwertes oder der *klinischen ototoxizitätsfreien*

Grenzdosis liegt bei Patienten ohne ototoxizitätserhöhende Faktoren das Risiko eines irreversiblen ototoxischen Schadens in weniger als 2% vor. Die in Tabelle 6 aufgeführten klinischen ototoxizitätsfreien Grenzdosen für die verschiedenen neueren Aminoglykosid-Antibiotika basieren auf unseren experimentellen Untersuchungsergebnissen und den bisher vorliegenden klinischen Erfahrungen mit diesen Antibiotika. Sie sind in mg/kg KG angegeben und betreffen die gesamte Ototoxizität, d.h. die Schwellendosis für die kochleäre und die vestibuläre Ototoxizität.

Tabelle 6. Klinische ototoxizitätsfreie Grenzdosis

	Klinische ototoxizitätsfreie Grenzdosis in mg/kg KG
Gentamicin	50
Sisomicin	45
Tobramycin	75
Dibekacin	100
Amikacin	120
Netilmicin	200

Die Tatsache, daß für diesen Grenzwert das ototoxische Potential der Aminoglykosid-Antibiotika dasselbe ist, erklärt, warum auch dem aufmerksamen Kliniker ein Unterschied der Ototoxizität des Gentamicins und des Tobramycins nicht auffällt, da er sich bei der üblichen klinischen Dosierung deutlich unterhalb der klinischen ototoxischen Schwellenwertdosierung befindet. Dies erklärt auch, daß gewisse Autoren, die eine klinische Gegenüberstellung der Ototoxizität dieser Antibiotika unter den üblichen klinischen Bedingungen durchgeführt haben, dazu übergingen, klinisch unbedeutsame Parameter zur Einschätzung der Ototoxizität zu wählen, um von ototoxischen Schäden und von einem Unterschied der klinischen Ototoxizität dieser Antibiotika sprechen zu können. Daß der experimentell nachgewiesene Unterschied der Ototoxizität von Gentamicin und Tobramycin seine klinische Bedeutung dann erlangt, wenn eine hohe Dosierung angewandt wird, eine Nierenfunktionsstörung vorliegt oder andere Faktoren eine Rolle spielen, die die Ototoxizität entscheidend beeinflussen, liegt auf der Hand. Dies trifft sicherlich in höherem Maße für das in experimentellen Untersuchungen wesentlich geringer ototixische Netilmicin zu.

Neben der klinischen ototoxizitätsfreien Grenzdosis erscheint es interessant, die *absolute ototoxizitätsfreie Grenzdosis* einzuführen, die deutlich niedriger liegt (um den Faktor 2,5 für die in Tabelle 6 angegebenen Werte) und die bei Patienten ohne ototoxizitätserhöhende Faktoren praktisch nie (in weniger als 0,2% der Fälle) irreversible ototoxische Schäden hervorruft. Diese Angaben gelten als Richtlinien. Bei Bedarf können auch die klinischen ototoxizitätsfreien Dosen wesentlich überschritten werden, ohne daß deshalb sicher ototoxische Schäden hervorgerufen werden. In diesem Zusammenhang sei an mehrere von uns und anderen beobachtete Patienten erinnert, die ohne ototoxische Schäden Gesamtdosen von 100 bis 400 mg Gentamicin/kg KG erhalten haben.

Unsere auf experimentelle Untersuchungen gestützte Auffassung, daß im Falle einer kompletten *Anurie* das ototoxische Potential der verabreichten AA-Gesamtdosis um den Faktor 20 bis 50 zunimmt, erklärt die bekannte Gefährlichkeit der AA für urämische Patienten. Nichtsdestotrotz sollten die AA dem Urämiker nicht in jedem Falle versagt bleiben, da auch ihre Wirksamkeit durch ihre Pharmakokinetik bei der Urämie deutlich erhöht wird und bei kompletter Urämie eine ausreichende Therapie, besonders mit einem neuen, weniger oto- und nephrotoxischen AA praktisch ohne Risiko für den Patienten möglich ist.

1.8. Beeinflussende Faktoren der Ototoxizität von AA

Das Auftreten ototoxischer Schäden nach parenteraler Anwendung von AA ist von verschiedenen Faktoren abhängig. Einige unter ihnen, von denen angenommen wurde, daß sie zu einem erhöhten ototoxischen Risiko führen, wie z.B. hohe Serum-Spitzenkonzentrationen oder Maßnahmen zur Herabsetzung des ototoxischen Risikos, wie Aufteilung der Tagesdosis, haben sich als falsch erwiesen (Federspil et al. 1979). Andererseits konnte die Bedeutung gewisser Faktoren, wie der Nierenfunktion des Patienten, der Ototoxizität des AA selbst, der Schwangerschaft, des Neugeborenenalters usw. für die Ototoxizität näher quantifiziert werden (Federspil et al. 1976, 1978, 1980), so daß es angebracht erscheint, den heutigen Stand unserer Kenntnisse über alle die Ototoxizität der AA möglicherweise beeinflussenden Faktoren darzulegen.

1.8.1. Das ototoxische Potential des AA

Das ototoxische Potential der verschiedenen AA ist unterschiedlich. Um Wiederholungen zu vermeiden, verweisen wir auf die Abschnitte „Einschätzung der Ototoxizität" bzw. „Klinische Ototoxizität".

1.8.2. Dosierung/Applikationsart

Funktionelle und histologische Untersuchungen mit Gentamicin, Tobramycin, Sisomicin, Dibekacin, Ribostamycin, Amikacin und Netilmicin zeigten, daß die verabreichte AA-Gesamtdosis der wesentliche Parameter zur Beurteilung des ototoxischen Potentials eines AA ist, abgesehen von der Nierenfunktionsstörung. An einem Krankengut von über 1000 Patienten hatte Lehnhardt (1970) statistisch einwandfrei die Zunahme der Gefährdung des Hörorgans mit steigender Gesamtdosis von Didrothenat nachweisen können; ähnliche klinische Ergebnisse liegen in kleineren Zahlen für die übrigen AA vor. Aus diesem Grunde hängt die *obere Grenze der täglichen Applikation von AA* in Bezug auf die Ototoxizität lediglich von ihrem Einfluß auf die Höhe der Gesamtdosis, Nephrotoxizität, allgemeiner Toxizität und der therapeutischen Notwendigkeit ab.

Untere histologischen Untersuchungsergebnisse mit Tobramycin und Amikacin sprechen auch dafür, daß die *Oto- und Nephrotoxizität durch eine Aufteilung der Tagesdosis nicht herabgesetzt,* sondern sogar gering erhöht wird (Federspil et al. 1979). Deshalb ist es wahrscheinlich günstiger, die Tagesdosis in zwei statt in drei Einzeldosen zu verabreichen, was der Wirksamkeit keinen Abbruch zu tun scheint. Diese Ergebnisse entsprechen den früheren klinischen Untersuchungen von Tompsett (1948) über die Ototoxizität des Streptomycins und gehen auch mit den klinischen Ergebnissen von Jackson (1977) und Schönenberger (1981) konform, welche die AA-Gesamtdosis als den für die Nephrotoxizität wesentlichen Parameter betrachten. Auch können diese Untersuchungsergebnisse als Bestätigung unserer pharmakokinetischen Untersuchungen gelten, nach denen die neueren *AA-Konzentrationen in der Perilymphe* ebenso wie die im Serum *linear von der verabreichten Dosis abhängig* sind und die gegen das Vorhandensein eines kritischen Serumspiegels, zumindest für Gentamicin und Tobramycin, sprechen.

Trotzdem werden auch in neueren Arbeiten (von Ilberg 1980) immer wieder die sogenannten kritischen Serumspiegel der AA angeführt, obwohl bereits für Gentamicin die Höhe dieser kritischen Serumspiegel sehr unterschiedlich angegeben wurde (Jackson 12 mcg/ml[1]; Pines 10; Sweedler et al. 13; Höffler 6,8; siehe Federspil 1979). Von Oldershausen et al. (1970) sowie andere Autoren beobachteten bei Serumspiegeln von 10 bis 20 mg/l keine ototoxischen Schäden. Ein kritischer Serumspiegel könnte beim Menschen angenommen werden, wenn die Innenohrschäden nur oberhalb einer gewissen Serumkonzentration zu erreichen wären, d.h. wenn z.B. der Übertritt der AA vom Serum in die Perilymphe nicht linear wäre und nur oberhalb einer Schwelle stattfände. Träfe dies zu, so wären die AA als sehr gefährlich anzusehen, und die deutlichen Anstrengungen, derer es sowohl in der Forschung als auch in der Klinik bedarf, um mit AA wie Gentamicin, Tobramycin oder Sisomicin eindeutig kochleäre Schäden bei intakter Nierenfunktion zu setzen, wären nicht zu erklären. Bei Patienten mit normaler Nierenfunktion, die genaue Angaben über Schwindel und Hörstörungen machen können, erscheint es uns ebenso wenig angebracht, die Serumkonzentrationen der bekannten AA aus Angst vor ototoxischen Schäden wie zur Optimierung der Therapie zu bestimmen. Wohl können die Serumkonzentrationen unter guten Laborbedingungen zufriedenstellend bestimmt werden, die Bedeutung dieser Serumspiegel für die Therapie ist jedoch nicht genau bekannt und die Beziehung zwischen therapeutischer Wirksamkeit und Tagesdosis, bezogen auf die body lean mass, ist sicherlich ebenso eng wie die Beziehung zwischen Wirksamkeit und

1 mcg = μg = Mikrogramm

Serumspitzen- oder Talkonzentrationen. Der Hauptgrund für die Bestimmung von AA-Serumkonzentrationen liegt darin, daß sie die genaueste Methode zur Früherkennung von Nierenfunktionsstörungen darstellt und – wie nachstehend ausgeführt werden wird – die Nierenfunktion das ototoxische Potential der AA maßgeblich beeinflußt.

Aus allgemeintoxischen Gründen sollten die *i.v.-Injektionen als Bolus vermieden* werden. Die i.m.-Verabreichung hat sich klinisch bewährt, ebenso wie die i.v.-Kurzinfusionen über 15 bis 30 Minuten. Die Dosierung in mg/kg KG erscheint unter Berücksichtigung von Abweichungen bei abnormen Körperkonstitutionen wie z.B. Fettleibigkeit oder Magersucht etc. optimal – noch exakter ist jedoch die Zugrundelegung der aktiven Zellmasse ("body lean mass").

Die *Bedeutung einer länger zurückliegenden AA-Behandlung* für das ototoxische Potential einer neuen Behandlung ist nicht eindeutig bekannt. Sicherlich kann die länger zurückliegende verabreichte AA-Gesamtdosis nicht im vollen Umfang der neu verabfolgten AA-Dosis hinzugerechnet werden, da z.B. Jackson und Arcieri (1971) nur bei 6% der Patienten mit ototoxischen Schäden eine vorhergehende AA-Behandlung festgestellt haben, während bei den 161 Kontrollen dieser Prozentsatz 22 betrug.

1.8.3. Nierenfunktion

Der Einfluß von Nierenfunktionsstörungen auf die Ototoxizität ist bereits seit Anwendung von Streptomycin bekannt. Experimentell wurden für Gentamicin neben den stark erhöhten Serumspiegeln die stark erhöhten Innenohrspiegel bei beiderseits nephrektomierten Meerschweinchen nachgewiesen (Federspil et al. 1976, Strauss et al. 1977). Abb. 4 zeigt die ebenfalls stark erhöhten Dibekacinkonzentrationen in der Perilymphe neben den hohen Konzentrationen in Serum und Augenkammerwasser von beiderseits nephrektomierten Meerschweinchen im Vergleich zu nichtoperierten Tieren, denen gleichermaßen 50 mg Dibekacin/kg KG subkutan verabreicht wurde. Die Pharmakokinetik des Dibekacins ist der des Gentamicins ähnlich. Das auffälligste Phänomen bei diesen pharmakokinetischen Untersuchungen an beiderseits nephrektomierten Meerschweinchen liegt in der *längeren Retention des AA in der Perilymphe als im Serum* und in den anderen Flüssigkeiten.

Die *Anurie* bewirkt beim Meerschweinchen pharmakokinetisch dasselbe auf die Innenohrspiegel wie eine 20- bis 50fache Erhöhung der Tagesdosis. Da wir heute die Innenohrkonzentrationen der AA als Gradmesser für ihre Ototoxizität betrachten, ist der bekannte Einfluß der Urämie auf die Ototoxizität der AA hiermit experimentell bestätigt und in Zahlen ausgedrückt. Das Modell der Pharmakokinetik des Gentamicins und Dibekacins in Serum und Perilymphe des nephrektomierten Meerschweinchens kann auch zur Einschätzung der Ototoxizität hoher AA-Dauerspiegel im Serum herangezogen werden. Nach den Untersuchungs-

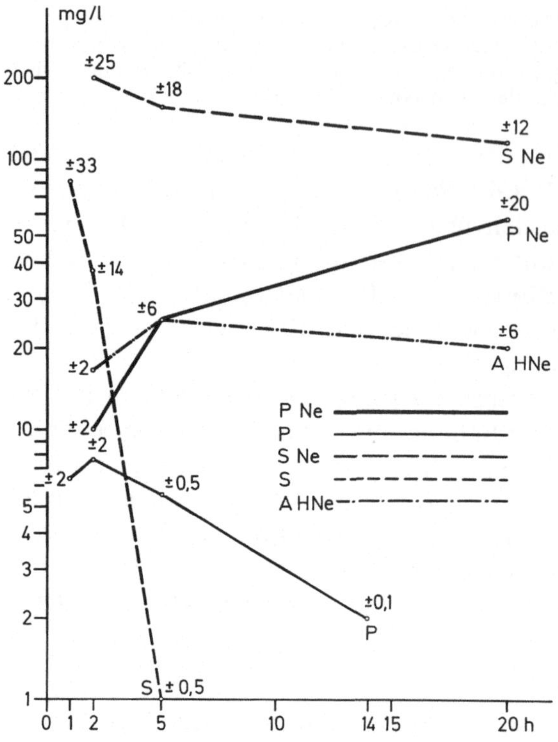

Abb. 4. Pharmakokinetik des Dibekacins in Serum, Perilymphe und Augenkammerwasser des normalen Meerschweinchens bzw. des beiderseitig nephrektomierten Tieres nach subkutaner Injektion von 1 x 50 mg/kg KG. *S Ne*, Serumkonzentrationen nach beiderseitiger Nephrektomie; *P Ne*, Perilymphwerte nach beiderseitiger Nephrektomie; *AHNe*, Augenkammerwasserwerte nach beiderseitiger Nephrektomie; *P*, Perilymphwerte bei normalen Meerschweinchen; *S*, Serumkonzentrationen bei normalen Meerschweinchen. Die ±-Werte stellen die Standardabweichungen dar

ergebnissen unseres Modells steigert diese küzlich in den USA eingeführte Applikationsart der AA die Wirksamkeit nicht in dem Maße wie sie die Ototoxizität erhöht.

1.8.4. Bereits bestehende Hörschäden

Besteht bereits eine *Cochleadegeneration,* z.B. bei Morbus Menière, HWS-Syndrom, Schädeltrauma, eine hereditäre Innenohrschwerhörigkeit, ein toxischer Schaden anderer Ursache oder eine Lärmschwerhörigkeit, so wird im allgemeinen angenommen, daß die Empfindlichkeit für toxische Schäden erhöht ist (Huizing 1966), obwohl zahlreiche neuere Untersuchungen dies nicht bestätigt haben. Am häufigsten stellt sich dieses Problem bei älteren Patienten. Die wesentliche Gefahr bei älteren Patienten, denen AA verabreicht werden, besteht jedoch darin, die häufig vorhandenen Nierenfunktionsstörungen zu übersehen. Es ist bekannt, daß die AA im Falle einer bereits vorliegenden Nierenfunktionsstörung nephrotoxischer sind und es auch leichter zu Innenohrschäden kommen kann.

Bei bereits vorliegenden *Schalleitungsstörungen* konnten wir klinisch und experimentell nur eine Erhöhung der Ototoxizität der AA im Falle einer *Otitis media* oder noch stärker im Falle einer *Labyrinthitis* beobachten. Auf die speziellen Probleme der Dosierung der AA bei Otitis media oder Labyrinthitis wird an anderer Stelle (Federspil 1976) eingegangen.

1.8.5. Individuelle und familiäre Empfindlichkeit

Sicherlich gibt es eine individuelle und familiäre Empfindlichkeit für ototoxische Innenohrschäden. Nach den in der neueren Literatur veröffentlichten Daten und unseren persönlichen klinischen und experimentellen Erfahrungen kommt dieser individuellen Empfindlichkeit jedoch nicht mehr die früher angenommene Bedeutung zu. In den Versuchsreihen, in denen durch weniger hohe Dosierung die Nephrotoxizität ausgeschlossen wird, fallen große Unterschiede im Versuchskollektiv weitgehend weg. Trotzdem ist es möglich, daß unter 10 mit der gleichen Dosis behandelten Tieren 9 geringe Ohrschäden aufweisen und ein Tier wesentlich stärkere Schäden. In der Klinik kann wegen der Möglichkeit dieser individuellen Überempfindlichkeit auch während der Behandlung mit den klassischen AA in habitueller Dosierung *kein 100%iger Ausschluß eines ototoxischen Schadens garantiert* werden.

1.8.6. Schwangerschaft

Einige Fälle von Schwerhörigkeit bei Kindern, deren Müttern während der Schwangerschaft AA verabreicht wurden, sind bekannt (Kern 1962, Ganguin and Rempt 1970), jedoch gibt es auch klinische Publikationen, die auf die geringe ototoxische Gefahr hinweisen. Experimentelle Untersuchungen über die Pharmakokinetik der AA beim Foetus zeigen, daß *deutlich geringere AA-Serumkonzentrationen beim Foetus als bei der Mutter* vorhanden sind, und unsere histologischen Untersuchungen am Meerschweinchen lassen erkennen, daß die Innenohrschäden nach Gentamicin und Tobramycin bei den Muttertieren viel größer sind als beim Foetus. Darüber hinaus konnten wir nachweisen, daß eine Erhöhung der Ototoxizität bei dem graviden Tier beim Meerschweinchen nicht vorhanden ist (Federspil 1978). Demnach sollte der Mutter während der letzten Schwangerschaftsmonate eine indizierte AA-Behandlung in adäquater Dosierung nicht vorenthalten werden. *Besondere Vorsicht ist aus teratologischen Gründen während der ersten drei Monate der Schwangerschaft geboten.*

1.8.7. Neugeborene und Kleinkinder

Unterschiedliche Auffassungen bestehen bezüglich der ototoxischen Gefahr bei Neugeborenen und Kleinkindern. Nach großen klinischen Untersuchungsreihen wie der von Finitzo-Hieber et al. (1979), besteht keine Erhöhung der Ototoxizität der AA im Neugeborenenalter. Diesen klinischen Untersuchungsreihen ist u.a. kritisch entgegenzuhalten, daß nur ein sehr geringer Anteil der Neugeborenen einer adäquaten audiologischen Untersuchung zugeführt werden konnte. In unseren histologischen und funktionellen Untersuchungen konnten wir 1978 mit Tobramycin eine statitistisch signifikant erhöhte ototoxische Gefahr bei neugeborenen Meerschweinchen gegenüber den gleichzeitig behandelten Tierkollektiven jugendlicher und erwachsener Meerschweinchen nachweisen. Ähnliche Ergebnisse wurden bei Ratten (Uziel et al. 1979) und Katzen (Bernard 1980) gefunden, so daß wir heute die notwendige Begründung für die bereits früher ausgesprochene Empfehlung einer *größeren Vorsicht mit AA bei Neugeborenen und Kleinkindern* besitzen.

1.8.8. Lärmtrauma

Die erhöhte Wirkung oder zumindest der Summationseffekt der durch Lärm und ototoxische Antibiotika verursachten Schäden scheint durch die Veröffentlichungen von Darrouzet und De Lima Sobrinho (1962) bewiesen und durch die Einengung der Blutgefäße der Basilarmembran sowie die dadurch bedingte weitere Einschränkung der Energiezufuhr der Haarzellen erklärt zu sein (Mishrahy et al. 1961).

Jauhiainen et al. (1972) bewiesen die Wechselwirkung von Lärm und Neomycin auf die Cochlea des Meerschweinchens ebenso wie Quante (1974) die Wechselwirkung von Lärm und Kanamycin beim Meerschweinchen nachwies. Interessant sind die Beobachtungen von Hawkins (1976), nach denen die *Summation von Lärm und AA* nur dann stattfindet, wenn die zu erwartenden *Hörschäden nach beiden Noxen in demselben Frequenzbereich* liegen. Die klinischen Untersuchungen von Knaul (1965) und Glorig (1972) ergaben eine höhergradige Schwerhörigkeit nach AA-Therapie bei gleichzeitiger Lärmexposition. Was die klinische Situation anbelangt, so stimmen wir Brummett (1980) zu, der sich dahingehend äußert, daß es klug sei, Patienten, die mit AA behandelt werden, soweit wie möglich von Lärm fernzuhalten. Experimentell haben Douek et al. (1976) eine Erhöhung der Ototoxizität der AA durch das Inkubatorengeräusch nachgewiesen, und die klinischen Untersuchungen von Winkel et al. (1978) zeigten ebenfalls in diese Richtung. Die Tatsache, daß Winkel et al. bei einem großen Prozentsatz von Neugeborenen c5-Senken beobachteten, spricht dafür, daß bei Neugeborenen eine erhöhte Empfindlichkeit gegenüber Lärm besteht.

1.8.9. Diuretika

Fälle von vorübergehenden Hörstörungen nach Verabreichung von Schleifendiuretika und insbesondere Ethacrynsäure und Furosemid sind seit Ende der 60er Jahre bekannt. Es liegen auch einige klinische Berichte über ototoxische Dauerschäden nach Verabreichung von Ethacrynsäure und Furosemid vor. Hierbei handelte es sich zumeist um Patienten, die gleichzeitig mit einem AA behandelt wurden. Dieser klinische Verdacht wurde im Tierversuch überprüft. Wir konnten *keine Potenzierung der Ototoxizität von Gentamicin* durch Ethacrynsäure oder Furosemid feststellen, wenn diese Pharmaka in Dosen verabfolgt wurden, die selbst nicht ototoxisch waren (Federspil 1973). Brummett et al. (1979) und Nakai et al. (1977) bewiesen die Wechselwirkung, die sich sehr rasch nach Verabreichung einer einzigen Dosis Ethacrynsäure bei einem Tier einstellte, das mit einer einzigen Dosis Kanamycin vorbehandelt worden war. Sowohl die klinischen als auch die experimentellen Daten gaben Grund zu der Auffassung, daß die Potenzierung der Ototoxizität der beiden Pharmaka zu erwarten ist, wenn eines davon in einer ototoxischen Dosis verabreicht, das Diureticum schnell injiziert wird, ein hoher Grad von Nierenfunktionsstörung vorliegt und der zeitliche Abstand zwischen der Verabreichung der beiden Pharmaka weniger als eine bis zwei Stunden beträgt (Federspil 1978).

1.8.10. Cephalosporine

Obwohl die gleichzeitige experimentelle Verabreichung von AA und Cephalosporinen zu einer Herabsetzung der Nephrotoxizität der AA bei gewissen Tierspecies, z.B. der Ratte, führt, sollte wegen der möglichen Erhöhung der Nephrotoxizität in der Klinik die gleichzeitige Verabreichung von AA und Cephalosporinen in maximaler Dosierung nur unter strengster Indikationsstellung erfolgen.

1.9. Pathogenese der ototoxischen Schäden – Pharmakokinetik der AA in der Perilymphe

Über die Topographie der durch AA hervorgerufenen Ototoxizität herrscht heute insofern Einigkeit, als seit Caussé (1949) die meisten Untersucher nicht mehr eine toxische Wirkung auf das Zentralnervensystem, sondern eine *primär in den Sinnesepithelien des Innenohres lokalisierte Schädigung* annehmen. Experimentell nachweisbare zentrale Schäden werden entweder durch Überdosierung im Experiment oder als Folge eines Ausfalls der Sinnesepithelien erklärt, der zu einer aufsteigenden Degeneration der peripheren Neurone führt (Kellerhals et al. 1967). Die nachgewiesene *Retention der AA* ist wohl auch heute noch die beste Erklärung für die Spezifizität der Ototoxizität und Nephrotoxizität der AA. Die Bedeutung der Pharmakokinetik der AA im Innenohr zur Erklärung der Spezifizität der Ototoxizität erschien durch unsere Untersuchungsergebnisse über die Pharmakokinetik der neueren AA, aber auch

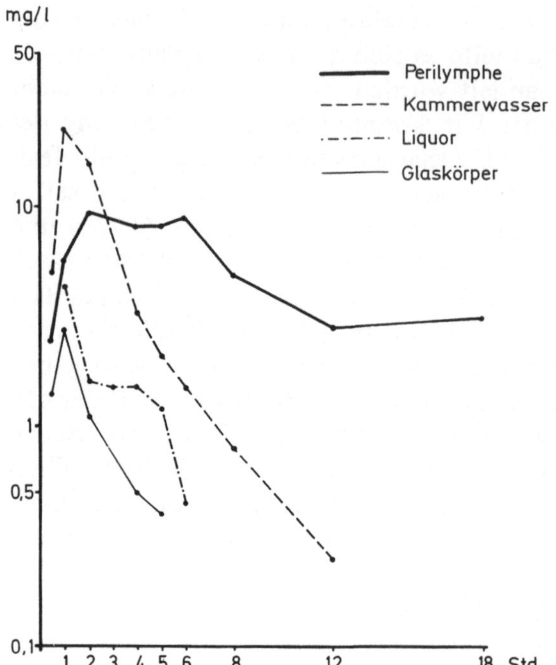

Abb. 5. Pharmakokinetik des Gentamicins in Perilymphe, Liquor, Augenkammerwasser und Glaskörper des Meerschweinchens nach subkutaner Injektion von 1 × 50 mg/kg KG

der des Neomycins im Innenohr etwas abgeschwächt, die wesentlich geringere Konzentrationen als die vorher von Stupp (1970) für Kanamycin und Neomycin festgestellten Perilymphkonzentrationen angegeben hatten. Trotzdem erscheint die eindeutig von allen Autoren nachgewiesene Retention der AA in der Perilymphe (Abb. 4 und 5) für die Spezifität der Ototoxizität dieser Antibiotika unbestritten von Bedeutung zu sein. Dies wird vielleicht dadurch verständlicher, daß es bis zum Auftreten eines ototoxischen Schadens einer längeren Behandlung mit einem AA bedarf. Die neueren Gesetze der Pharmakokinetik von Gentamicin (Federspil 1973, 1979), Tobramycin und Amikacin (Federspil 1976) in der Peri- und Endolymphe, die für Gentamicin im wesentlichen auch von Strauss et al. (1977) sowie von Brummett (1978) bestätigt wurden, haben einen Wandel in unsere Betrachtungen zur Ototoxizität der AA gebracht und sind eine gute Erklärung für die vorliegenden klinischen Erfahrungen über die Ototoxizität der AA.

Die Höchstwerte der Gentamicinkonzentrationen in den Innenohrflüssigkeiten werden zwei Stunden nach der subkutanen Injektion beim Meerschweinchen erreicht. Die Halbwertzeit des Gentamicins sowie der anderen neueren AA in der Perilymphe des Meerschweinchens liegt bei etwa 11 Stunden gegenüber einer Halbwertszeit im Serum von einer Stunde. Nach einer subkutanen Injektion von 100 mg Gentamicin pro kg KG pro Tag ist das Verhältnis der Gentamicinkonzentrationen in Perilymphe und Serum 1:4 nach 2 Stunden, 1:1 nach 5 Stunden und 20:1 nach 18 Stunden.

Die Rentention des Gentamicins im Innenohr ist eindeutig und wird durch den Vergleich der Pharmakokinetik des Gentamicins in Serum, Liquor und Augenflüssigkeiten noch deutlicher (Abb. 5). Es wird eine lineare Abhängigkeit der Gentamicinkonzentration in Perilymphe und Serum (2, 5 und 18 Stunden post injectionem) von der angewandten Dosierung beobachtet, d.h. die von Stupp (1970) nachgewiesene 10fache Erhöhung der Kanamycinkonzentration in der Perilymphe nach einer Erhöhung der Kanamycindosis von 25 mg pro kg KG auf 50 mg pro kg KG wird für Gentamicin nicht festgestellt.

Unsere Beobachtungen sprechen gegen eine kritische Schwellenkonzentration im Blut und damit auch gegen die Möglichkeit einer Detoxikation des Gentamicins durch die Bildung eines Depotpräparates. Darüber hinaus erklären sie die Tatsache, daß die Aufteilung der Tagesdosis die Ototoxizität nicht herabsetzt (Federspil et al. 1976, 1979).

Die Gentamicinkonzentrationen in der Perilymphe des Meerschweinchens sind vorwiegend seitengleich und stimmen mit der klassischen bekannten Symmetrie der Kochleaschäden nach parenteraler Gentamicinapplikation überein. Die Gentamicinkonzentrationen in der Endolymphe liegen zwischen 80 und 90% der entsprechenden Konzentrationen in der Perilymphe. Eine Potenzierung der Wirksamkeit und der Ototoxizität des Gentamicins bei Dauerbehandlung liegt nach den Ergebnissen der pharmakokinetischen Untersuchungen nicht vor. Es ist lediglich ein additiver Effekt zu erwarten. Die nach beiderseitiger Nephrektomie beobachteten Gentamicinspiegel in der Perilymphe, verglichen mit denen des Normaltieres, lassen ein Verhältnis von 2,5:1 nach 2 Stunden, 9:1 nach 5 Stunden und 18:1 nach 18 Stunden erkennen und liegen über den Gentamicinkonzentrationen im Kammerwasser, Liquor und Glaskörper. Ähnliche Beobachtungen wurden für Dibekacin gemacht (Abb. 4). Sie sind ein deutlicher Beweis für die Gefahr einer mangelhaften Ausscheidung ototoxischer Arzneimittel und der in letzter Zeit eingeführten Behandlung mit kontinuierlich hohen AA-Serumspiegeln.

Die experimentellen Untersuchungen über den *Einfluß der Otitis media* auf die Pharmakokinetik des Gentamicins im Innenohr sprechen für eine Diffusion des Gentamicins von der Pauke ins Innenohr und umgekehrt und erklären die Erhöhung der Ototoxizität durch Otitis media. Der Versuch einer Behandlung ototoxischer Schäden durch die Subokzipitalpunktion bzw. die Hydro-, Osmo- und Salidiurese zeigt beim Meerschweinchen kein positives Ergebnis (Federspil 1979).

Daß die Retention der AA im Innenohr keine für die AA spezifische Eigenschaft ist, geht u.a. aus den älteren Untersuchungen über die Pharmakokinetik des Inulins in der Perilymphe (Stupp 1970, Federspil 1973) hervor und insbesondere auch aus dem neueren Nachweis einer gewissen Retention von Penicillinen (Federspil 1980), Cephalosporinen und des Fosfomycins in der Perilymphe. Die Untersuchungsergebnisse, die stets auch eine gegenüber dem Serum verzögerte Spitzenkonzentration in der Perilymphe erkennen lassen, sind ein Beweis dafür, daß die Perilymphe ein tiefes Compartment darstellt. Eine Erklärung für die besondere Retention der AA im Innenohr bietet ihre Fixierung an die sauren Mucopolysaccharide des Innenohres (Müsebeck und Schätzle 1964), während die bevorzugte Schädigung der äußeren Haarzellen der Basalwindung u.a. durch die Störung ihres besonders intensiven Energiestoffwechsels bedingt sind. Die Untersuchungen von Postma et al. (1976) mit Tobramycin beim Meerschweinchen sprechen dafür, daß die AA-Anfälligkeit der äußeren Haarzellen von ihrem Glycogengehalt abhängt und daß die empfindlichen Zonen der Cochlea durch eine frühzeitige Zunahme des Glycogengehalts auf die AA-Verabreichung antworten, während sie zur Zeit der maximalen Schäden einen fast völligen Glycogenverlust aufzeigen. Schacht (1976) nimmt seinerseits an, daß die AA sowohl im Ohr als auch in der Niere durch eine stärkere Affinität zum Phosphoinositid eine Störung des Kalziumstoffwechsels der Zellmembran, z.B. der äußeren Haarzellen, und ihrer Permeabilität herbeiführen. Nach Brown und Feldmann (1978) kann jedoch daran gezweifelt werden, ob die nach den experimentellen Untersuchungen von Schacht notwendigen AA-Konzentrationen zu einer Störung des Phosphoinositid-Stoffwechsels in der menschlichen Cochlea erreicht werden. Eine genaue Erklärung dafür, daß einige AA vorwiegend die Haarzellen der Cochlea schädigen und andere diejenigen des Labyrinthes, liegt auch heute noch nicht vor.

1.10. Prophylaxe der Ototoxizität

Grundsätzlich erscheinen die ototoxischen Schäden nach parenteraler Aminoglykosid-Behandlung vermeidbar, wenn folgenden Vorschlägen Rechnung getragen wird:

1. Die *Indikationsstellung* zur Anwendung eines AA sollte streng und richtig sein. Stehen mehrere gleich gut wirksame AA zur Verfügung, so sollte selbstverständlich das weniger ototoxische gewählt werden.
2. Da der wesentliche ototoxische Faktor eines AA die *Gesamtdosis* in mg/kg KG ist und die Aufteilung der Tagesdosis nicht zu einer Minderung der Oto- und Nephrotoxizität führt, kann die Gabe von zwei Einzeldosen der Aufteilung in drei Einzeldosen vorgezogen werden. Die Behandlung sollte zwei bis drei Tage nach Abklingen der Beschwerden und klinischen Zeichen nicht überschreiten.
3. Patient und Arzt sollten durch Bestimmung der Kreatinin- und Harnstoff-Serumspiegel und gegebenenfalls der Inulin-, Kreatinin- oder EDTA-Clearance vor *Nierenfunktionsstörungen* vor und während der AA-Behandlung abgesichert sein. Die empfindlichste und schnellste Methode zur frühzeitigen Entdeckung einer Nierenfunktionsstörung besteht in der Bestimmung der AA-Talkonzentration, d.h. vor der nächsten AA-Injektion. *Spezielle Dosierungsrichtlinien sind bei Patienten mit reduzierter Nierenfunktion zu beachten.*
4. Kontrolle des *Flüssigkeitshaushalts,* d.h. Flüssigkeitszufuhr von mindestens einem Liter pro Tag.
5. Dem Patienten wird nahegelegt, *Beschwerden* wie Ohrensausen, Druck und Verstopftsein des Ohres, Hörminderung, Schwindel, Übelkeit und Kopfschmerzen *sofort mitzuteilen,* und täglich ist nach diesen Beschwerden zu fragen. Bettlägerige Patienten sollten frühzeitig aufstehen. Ideal ist eine *Hör- und Gleichgewichtsprüfung vor, während und nach der AA-Behandlung.* Die Hör- und Gleichgewichtsprüfung ist besonders bei älteren Patienten vorteilhaft, um bereits bestehende Schäden zu erfassen.

6. Audiogramm- und Vestibulariskontrollen sind besonders bei anamnestischen Nieren-, Hör- und Gleichgewichtsschäden oder bei Langzeitbehandlung angezeigt. *Bei subjektiven oder objektiven Störungen ist die Behandlung sofort abzubrechen* oder zumindest stark einzuschränken.
7. *Besondere Vorsicht* ist bei Patienten mit Nierenfunktionsstörungen, Anämie, Schock, Diabetes, Labyrinthitis, Otitis media, ototoxischen Schäden in der Familienanamnese, bei alten Menschen und bei Neugeborenen geboten.
8. *Vermeidung von Kombinationen* mit einem anderen oto- oder nephrotoxischen Medikament.
9. Eine *Kombinationsbehandlung mit einem Ureido-Penicillin* (z.B. Azlocillin oder Mezlocillin) erlaubt nicht nur eine geringere Dosierung, sie erweitert darüber hinaus das Spektrum des AA (Enterokokken und gewisse Proteus-Stämme) und des Ureido-Penicillins (gewisse Pyocyaneus-Stämme, Klebsiellen und penicillinasebildende Staphylokokken).
10. Wiederholte *Bestimmungen der Erregerempfindlichkeit* schützen vor einer verlängerten Gabe eines unwirksamen Antibiotikums.
11. *Indikationen* zur intrathekalen Anwendung der AA sind besonders gewissenhaft zu stellen.

Unter Berücksichtigung dieser Regeln zur Ototoxizitätsprophylaxe ist die Anwendung der neueren AA praktisch ungefährlich. Die Entwicklung neuerer AA mit einer geringeren Oto- und Nephrotoxizität führt dazu, daß auch in den Fällen, in denen ein gewisses Risiko in Kauf genommen werden muß, wie z.B. bei der Behandlung lebensbedrohlicher Zustände (Sepsis, Meningitis), durch eine erhöhte Dosierung das Risiko einer Hör- und Gleichgewichtsstörung auch gering bleibt.

1.11. Therapie der durch AA verursachten Innenohrschäden

Im Falle eines eindeutigen Innenohrschadens bei *Urämie* ist an eine Soforttherapie mittels *Hämodialyse* zu denken, jedoch nur in diesem Falle, da bei normaler Nierenfunktion die Dialyse keine wesentliche Hilfe darstellt (Abb. 4). Fraglich erscheint die Bedeutung einer geringen vorübergehenden Heparinisierung. Vor einer Anwendung des unwirksamen Dimercaptopropanols (BAL), dem wir neben einer eigenen Toxizität eine Ototoxizität nachweisen konnten, ist zu warnen. Auch konnten wir in experimentellen Untersuchungen der Hydro- und Salidiurese keine Wirksamkeit bekunden (Federspil 1979).

Die Therapie des Hör- und Gleichgewichtsschadens lehnt sich an die Behandlung eines Hörsturzes an und umfaßt im wesentlichen Rheomacrodex, Vitamin-B-Komplex und gegebenenfalls Cortison, Trental oder Dusodril. Schwindelbeschwerden werden zusätzlich symptomatisch behandelt, jedoch möglichst nicht mit einem Chininderivat.

1.12. Aufklärungspflicht vor AA-Behandlung

Die Frage der Aufklärungspflicht vor der parenteralen Anwendung von AA wird unterschiedlich beantwortet. Allgemein geht man davon aus, daß z.B. eine 8tägige Gentamicinbehandlung in durchschnittlicher Dosierung bei normaler Nierenfunktion eine so geringe ototoxische Gefahr in sich birgt, daß sich eine Aufklärung erübrigt und diese lediglich bei höherem Risiko angezeigt ist. Die Beachtung der Regeln zur Prophylaxe der Ototoxizität erscheint in jedem Falle angezeigt, und deshalb wird dem Patienten empfohlen, gegebenenfalls auftretende Hörstörungen oder Schwindelbeschwerden sofort anzugeben. Wir finden es vorteilhaft, dem Patienten bei dieser Gelegenheit mitzuteilen, daß bei normaler Nierenfunktion dauernde Hör- und Gleichgewichtsstörungen nach 5tägiger Gentamicinbehandlung praktisch nicht, d.h. in wesentlich weniger als 1% der Fälle, auftreten. Nach den ersten drei Tagen wird zur Kontrolle der Nierenfunktion eine neue Bestimmung der Kreatinin- und Harnstoff-Serumspiegel durchgeführt und am fünften Tag zur Indikation der Gentamicin-Weiterbehandlung Stellung genommen. Falls die bereits erfolgreiche Therapie fortgesetzt werden soll, wird erstens gegebenenfalls die Dosierung herabgesetzt und zweitens nochmals auf die geringe Gefahr eines ototoxischen Schadens auch bei Fortführung der Therapie während weiterer fünf Tage hingewiesen, unter Berufung auf den Erfolg der Behandlung und die bisher fehlenden Komplikationen. Auf die Möglichkeit eines ototoxischen Schadens muß der Patient dann unbedingt aufmerksam gemacht werden, wenn wir gezwungen sind, Gentamicin mittel- oder hochdosiert (3 oder 5 mg/kg KG/Tag) über 10, 20 oder 30 Tage hinaus zu verabreichen (Federspil 1978).

2. Ototoxizität nach lokaler Verabreichung von Antibiotika

2.1. Ototoxizität nach lokaler Verabreichung von AA

Während die Anzahl ototoxischer Schäden trotz weltweiter parenteraler Applikation der neueren AA eher zurückgegangen ist, wird in letzter Zeit zunehmend über derartige *Schäden nach lokaler Applikation* dieser und auch anderer Antibiotika berichtet. In der Tat wurden seit 1960 zahlreiche ototoxische Fälle nach lokaler Verabreichung von AA in Körperhöhlen beobachtet, z.B. nach oraler Neomycinanwendung zur Darmsterilisierung, nach Neomycinirrigationen des Rectum und Colon, nach Langzeitanwendung von neomycinhaltigen Aerosolen im Bronchialtrakt, nach intrapleuralen Neomycininstillationen, nach Bauchfellspülungen mit neomycin- oder kanamycinhaltigen Lösungen, nach geschlossener Spüldrainagebehandlung von Brüchen mit neomycinhaltigen Lösungen, nach Applikation von neomycin- oder gentamicinhaltigen Lösungen auf Hautulcera usw. Mit einer nicht geringen Resorption ist nach lokaler AA-Anwendung in Mittelohr, Nasennebenhöhlen, Bronchien, Rippenfell oder Bauchhöhle zu rechnen (Weinstein et al. 1965, Federspil 1979). Die geringe Resorption der AA (2%) nach oraler Anwendung oder nach Irrigationen des Rectum und Colon kann sich jedoch durch Vorliegen von Ulcerationen oder Schleimhautveränderungen sehr stark erhöhen. Auch muß die klassisch angenommene geringe Resorption (0,5 bis 5%) (Stone et al. 1964, Cox 1970) von Gentamicin auf Wundflächen von Verbrannten besonders im Falle einer Applikation wäßriger AA-Lösungen eher als die untere Resorptionsgrenze angesehen werden. Selbst bei diesen Applikationsformen ist auf eine sich an der MIC (minimal inhibitory concentration) orientierende Dosierung zu achten, und zwar insbesondere bei *Dauerbehandlung großflächiger Wunden,* bei *Vorliegen einer Niereninsuffizienz und gleichzeitiger parenteraler Anwendung eines ototoxischen Medikamentes.*

Die Gefahr der *intrathekalen,* hochdosierten Applikation von AA ist infolge der Verbindung zwischen Liquor und Innenohr besonders groß, und es bedarf einer strengen Indikation und einer adäquaten Dosierung der zu diesem Zwecke vorhandenen Präparate. Für den HNO-Arzt besonders wichtig ist die ototoxische Gefahr der lokalen Anwendung von AA und anderen Substanzen ins Mittelohr.

2.2. Ototoxizität nach Verabreichung von Medikamenten in die Pauke

Das berühmteste Opfer einer in die Pauke eingebrachten Substanz ist nach Ballantyne (1970) der erste Graf von Wellington gewesen, der 1822 in Alter von 53 Jahren nach einer Ohrenspülung mit einer starken kaustischen Lösung einen Octavusausfall erlitt. Obwohl der Begriff „Ototoxizität" bereits in den 40er Jahren geprägt wurde und die ototoxischen Schäden nach parenteraler Verabreichung von AA seither bekannt waren, erachtete man die lokale Applikation von AA in die Pauke noch längere Zeit als harmlos. Dies änderte sich auch wenig durch die ersten experimentellen und klinischen Untersuchungen von Schuknecht (1957) über den Einfluß von in die Pauke eingebrachtem Streptomycin auf das Innenohr zur Behandlung des Morbus Menière. In den letzten Jahren wurden häufiger Fälle von Ertaubung nach lokaler Anwendung von Antibiotika und Antiseptika in die Pauke veröffentlicht, auch liegen mehrere diesbezügliche experimentelle Untersuchungsberichte über die Ototoxizität der lokalen Anwendung von Antiseptika, Antibiotika und auch von Lösungsmitteln in der Pauke vor, so daß es angebracht erscheint, etwas näher auf das Problem der Ototoxizität und Toxizität der lokalen Behandlung der chronischen Otitis media einzugehen.

2.2.1. Klinische und experimentelle Daten

Auf eine tabellarische Aufstellung aller in der Weltliteratur veröffentlichten Fälle von Ertaubung nach lokaler Anwendung von Antibiotika und Antiseptika in die Paukenhöhle wird verzichtet; es erscheint jedoch wichtig anzugeben, daß allein 1978 und 1979 in der Literatur 39 einschlägige ototoxische Schäden, in der Mehrzahl Ertaubungen, mitgeteilt wurden. Bei diesen sicheren ototoxischen Fällen nach lokaler Applikation von Antibiotika in die Paukenhöhle wurden Framycetin (= Neomycin B), Neomycin (Neomycin B + C) oder Neomycin plus Polymyxin B angewandt. Unter den 39 Fällen finden sich zwei Fälle von einseitiger Schwerhörigkeit und einer von beiderseitiger Taubheit nach Verabreichung von Framycetin bzw. Neomycin bei Paukendrainage. Auch bezeugen zahlreiche Untersuchungen an Katzen und Meerschweinchen die *Möglichkeit ototoxischer Schäden nach lokaler Applikation hoher Dosen von AA oder anderen Antibiotika (Polymyxin, Chloramphenicol, Tetracyclin, Erythromycin) in die Pauke* (Schuknecht 1957, Spoendlin 1966, Kohonen und Tarkkanen 1969, Wersäll et al. 1969 und 1971, Webster et al. 1971, Mittelman 1972, Stupp et al. 1973, Morizono und Johnstone 1975, Brummett et al. 1976 sowie Parker und James 1978).

Trotzdem sind auch heute noch fast ausschließlich *Ohrentropfen mit hohen Antibiotikakonzentrationen* im Handel. Dies erscheint um so erstaunlicher, als die Konzentrationen dieser Tropfen meistens das 1000-fache der minimalen Hemmkonzentrationen der in Frage kommenden Keime übersteigen. Diese hohen Konzentrationen der Ohrentropfen sind aus therapeutischer und toxikologischer Sicht ebenso inadäquat wie die von den meisten Forschern angewandten hohen Konzentrationen, deren Ergebnisse dadurch in ihrer Übertragbarkeit auf die klinischen Verhältnisse sicherlich eingeschränkt sind. Bei diesen Untersuchungen sollte besonders die *Bedeutung osmotischer Phänomene* nicht unterschätzt werden.

Da heute die lokale Applikation des Gentamicins oder des Sisomicins in Anbetracht ihres Spektrums, das die hauptsächlichen Erreger der chronischen Otitis media, Staphylococcus aureus, Pseudomonas und Proteus umfaßt und darüber hinaus in Anbetracht ihrer Ototoxizität dem Neomycin vorzuziehen ist, befassen wir uns eingehender mit den Untersuchungsergebnissen über die Ototoxizität dieser lokal angewandten AA.

Das im folgenden Ausgeführte kann in seinen Grundzügen auch für die anderen AA übernommen werden. Hierzu sind u.a. die Versuche von Küpper et al. (1971) zu erwähnen, die nach 3maliger Verabreichung von 0,2 ml 5%iger Gentamicinlösung in die Bulla des Meerschweinchens eine praktisch totale Zerstörung des Corti-Organs herbeiführten sowie die Untersuchungen von Wersäll et al. (1969), die nach 13tägiger Anwendung einer 0,3%igen Gentamicinlösung deutliche Schäden des peripheren Hör- und Gleichgewichtsapparates des Meerschweinchens erzeugten. Hohe Gentamicinkonzentrationen im Innenohr, welche durch die Applikation dieser relativ großen Mengen stark konzentrierter Gentamicinlösungen in die Bulla hervorgerufen werden, erklären diese Innenohrschäden. In der Tat liegen die Volumina von Peri- und Endolymphe beim Meerschweinchen im Mikroliterbereich, während das applizierte Volumen 0,2 ml = 200 μl entspricht. Andererseits übertreffen die von Küpper et al. bzw. Wersäll et al. verabreichten Gentamicinkonzentrationen von 5 bzw. 0,3% 5000fach bzw. 300fach den therapeutischen Bereich. Reduzieren wir unter Beibehaltung der großen Volumina (0,2 ml) die angewandte Konzentration um das 100fache, so erreichen wir im ersten Falle Gentamicinkonzentrationen von 5 mg/l in der Perilymphe, die nach unseren s.k.-Versuchen beim Meerschweinchen bis zum Erreichen deutlich erkennbarer Innenohrschäden eine Behandlungsdauer von über 20 Tagen notwendig machen, und im zweiten Falle eine Gentamicinkonzentration von 0,3 mg/l, welche nach unseren parenteralen Versuchen monatelang im Innenohr konstant bleiben kann, ohne Innenohrschäden hervorzurufen (Federspil 1973).

Diese experimentellen Ergebnisse veranlassen uns zu der Annahme, daß die Applikation desselben Volumens (0,2 ml) einer 0,003%igen Gentamicinlösung in die Pauke eines an Otitis media erkrankten Patienten auch nach 14tägiger und sogar nach 4wöchiger Behandlung nicht zu Innenohrschäden führt. Selbstverständlich beinhalten diese Schlußfolgerungen aus experimentellen Untersuchungen und ihre Übertragung in die Humanmedizin einen gewissen Unsicherheitsfaktor. Aus diesem Grunde haben wir nur eine 14tägige anstelle einer mehrmonatigen Behandlung angegeben und möchten als zusätzliche *Sicherheitsfaktoren* – die für die experimentellen Untersuchungen nicht gegeben waren – folgende aufzählen:

1. das größere Perilymphvolumen des Menschen,
2. die Verdünnung des applizierten Gentamicins durch das Paukensekret,
3. die stärkere Resorption des Gentamicins durch die entzündlich veränderte Paukenschleimhaut und *die größere Schranke,* welche diese verdickte Schleimhaut zum Innenohr darstellt.

Nach Applikation von Gentamicin in die Pauke konnte Spoendlin (1966) bei den an Otitis media erkrankten Katzen keine Innenohrschäden feststellen, während bei gesunden Katzen derartige Schäden auftraten. Eine Gentamicinkonzentration von 0,003%, d.h. 30 mg/l, ist sicherlich sehr wirksam und weniger gefährlich als die zahlreichen im Handel befindlichen *Ohrentropfen, die Neomycin oder Polymyxin B in hohen Konzen-*

trationen enthalten und *um das 10- bis 100fache verdünnt werden* sollten. Zur Unterstützung dieser Ausführungen verabreichten wir 10 Meerschweinchen 0,2 ml einer Sisomicinlösung (Extramycin) à 50 mg/l während 14 Tagen in ein Ohr und stellten in keinem Falle im Histokochleogramm Schäden dieser Ohren fest. 1969 haben wir über die Anwendung von Gentamicinlösungen à 40 mg/l zur lokalen Behandlung der chronischen Otitis media oder der Radikalhöhlen berichtet. Andere Autoren sahen auch keine ototoxischen Schäden nach der lokalen Applikation von 3%igen Gentamicin-Augentropfen (= 3000 mg/l), während Chüden (1970) über ototoxische Schäden nach 10- bis 14tägiger Anwendung hochkonzentrierter Gentamicinlösung bei Otitis media berichtete. Wie klinisch zu erwarten, wiesen Quante et al. (1977) in experimentellen Untersuchungen beim Meerschweinchen eine *Herabsetzung der Ototoxizität des in die Bulla applizierten Neomycins durch Verabreichung in Salbenform* nach.

2.2.2. Ototoxizität und Toxizität anderer Antibiotika

Handelt es sich bei den lokal angewandten Medikamenten um Substanzen, deren Ototoxizität bekannt ist, wie z.B. die AA, so liegt auf der Hand, daß ihr Einbringen in hoher Konzentration in die Mittelohrräume eine Schädigung der Hör- und Gleichgewichtssinneszellen und damit Innenohr- und Gleichgewichtsschäden zur Folge haben kann. Experimentelle Untersuchungen zeigten jedoch auch – wie oben bereits ausgeführt – daß *andere Antibiotika,* die bei allgemeiner Anwendung nicht als gehörschädigend gelten, dann zu Schäden des Innenohres führen, wenn sie in relativ hoher Konzentration in die Pauke appliziert werden. Eine solche lokalototoxische Wirkung wurde experimentell beispielsweise für *Chloramphenicol* (Patterson und Gulick 1963, Küpper et al. 1971, Morizono und Johnstone 1975), *Erythromycin* (Küpper et al. 1970) und *Tetracyclin* (Küpper et al. 1971, Parker und James 1978) nachgewiesen. Klinisch liegt jedoch bis jetzt nur ein fraglicher ototoxischer Fall nach Chloramphenicol-Ohrentropfen (Matsumaru 1964) in der Literatur vor. Auch handelte es sich hierbei um eine sofortige hochgradige Innenohrschwerhörigkeit mit Ohrensausen und Schwindelbeschwerden nach Verabreichung einiger Chloramphenicol-Ohrentropfen, die aus einer Lösung von 0,5% Chloramphenicol und 1% Äthylaminobenzoat in 100% Propylenglykol bestanden, so daß Propylenglykol oder die Mischung noch eher als Chloramphenicol allein in Frage kommt. Darüber hinaus lastet dem lokal applizierten Chloramphenicol eine weitere, zumindest theoretisch schwerwiegende Nebenwirkung an, die in den äußerst *seltenen, dosisunabhängigen Knochenmarksschäden* besteht. Diese Nebenwirkung wurde bis heute lediglich nach unsachgemäßer Applikation von Augentropfen dreimal in der Literatur beschrieben, so daß u.a. Simon und Stille (1979) keine Bedenken gegen eine lokale Anwendung von Chloramphenicol als Hautsalbe, Augensalbe (1%), Augentropfen sowie Ohrentropfen (5%) äußern. Neuerdings müssen alle in den USA zum Vertrieb kommenden Chloramphenicol-Augentropfen den Hinweis tragen: „Als Folge der Lokalanwendung von Chloramphenicol-Augentropfen ist eine Knochenmarkshypoplasie bekannt geworden". 1980 wurde ein Fall von tödlicher Knochenmarksaplasie bei einem 33jährigen Patienten veröffentlicht, der sich während 4 Monaten intermittierend mit Chloramphenicol-Polymyxin-B-Augentropfen behandelt hatte.

Andererseits enthalten gewisse zur Zeit im Handel befindliche Chloramphenicol-Ohrentropfen das Lösungsmittel *Propylenglykol in hoher Konzentration,* dem Küpper et al. (1970) experimentell nach 3maliger lokaler Applikation in die Pauke des Meerschweinchens 20 bis 30% Haarzellschäden des Corti-Organs nachwiesen und dem Morizono und Johnstone (1975) ebenfalls beim Meerschweinchen in elektrophysiologischen Untersuchungen nach 6tägiger Verabreichung in 10%iger Konzentration eine völlige Ertaubung zusprachen. Obwohl auch diesen Chloramphenicol-Ohrentropfen in Propylenglykol oder 1,3-Butylenglykol-Lösung (neben dem oben erwähnten fraglichen ototoxischen Fall) außer häufigen allergischen Reaktionen klinisch keine Nebenwirkungen nachzuweisen waren, würden wir ihre Indikation streng stellen und sie in Zukunft *durch Azidamfenicol-(Leukomycin-N)-Augentropfen in wäßriger Lösung ersetzen,* um den Patienten wenigstens das Brennen in der Pauken- oder Radikalhöhle zu ersparen und die eigene und möglicherweise potenzierende ototoxische Wirkung des Propylenglykols zu vermeiden.

2.2.3. Ototoxizität von Oberflächendesinfizientien

Klinisch und experimentell eindeutig ist die Ototoxizität zahlreicher *Oberflächendesinfizientien,* vor allem quartäre Ammoniumbasen (Benzalkoniumchlorid) oder Iodochlorhydroxyquinolon und Chlorhexidin sowie Alkohol in mehr als 50%iger Konzentration, die u.a. zur Desinfektion vor Ohrenoperationen angewandt wurden.

2.2.4. Lokale Penicillinbehandlung

Die 5tägige Applikation von 0,1 ml *Penicillin G* oder *Carbenicillin* in 5%iger Lösung ließen keine Haarzellschäden beim Meerschweinchen erkennen (Parker und James 1978), ebenso wie die 3tägige Verabreichung einer 0,1 M-Lösung von Penicillin in die Bulla des Meerschweinchens nach Küpper et al. (1970) und die einmalige Verabreichung einer hochkonzentrierten Ampicillinlösung in die Gegend des runden Fensters durch Mittelman (1972). Darüber hinaus liegen praktische Erfahrungen mit der lokalen Anwendung von Carbenicillin, Azlocillin und Mezlocillin und Ticarcillin-Lösungen in Radikalhöhlen ohne Nebenwirkungen vor (Majkus et al. 1972, Theopold 1976 und Glaninger 1981). *Vom Standpunkt der Ototoxizität her erscheinen adäquat dosierte lokale Anwendungen dieser modernen Penicilline ins Mittelohr unproblematisch.* Wir würden ihre Anwendung jedoch auf seltene, besonders schwierige Fälle beschränken, in denen z.B. eine parenterale Verabreichung nicht durchgeführt werden kann oder zusätzlich zur parenteralen Therapie. In der Tat werden die Indikationen der lokalen Penicillin-Behandlung einerseits durch die gute Wirksamkeit der parenteral verabreichten Acylureido-Penicilline und Cephalosporine und andererseits durch die *Möglichkeit einer Sensibilisierung* durch die lokale Applikation eingeschränkt.

2.2.5. Schlußfolgerung

Insgesamt gesehen sollte die lokale Anwendung von Ohrentropfen bei *Otitis media* besonders gut überlegt sein. Die Therapie der akuten Otitis media besteht vorwiegend in einer peroralen Verabreichung von Penicillin und die Therapie der Wahl der chronischen Otitis media in der Mikrochirurgie des Ohres. Optimal erscheint eine gezielte allgemeinantibiotische Behandlung, die zur Verbesserung der Resultate der Mikrochirurgie und Verminderung von Komplikationen beiträgt. Als lokale Zusatztherapie bzw. einzige Therapie kommt neben der lokalen Säuberung des Ohres die lokale Chemotherapie in den Fällen in Frage, in denen eine gezielte allgemeine Antibiotikatherapie nicht möglich ist oder in gewissen, besonders schwierig zu behandelnden Fällen.

Literatur

Arcieri GM, Falco FG, Smith HM, Hobson LB (1970) Clinical research experience with Gentamicin incidence of adverse reactions. Med J Aust Suppl 1:30

Ballantyne J (1973) Ototoxicity: A clinical review. Audiology 12:325

Bendusch CL, Weber R (1976) Tobramycin sulfate: A summary of world-wide experience from clinical trials. J Infect Dis [Suppl] 134:219

Black RE, Lau WK, Weinstein RJ (1976) Ototoxicity of amikacin. Antimicrob Agents Chemother 9:956

Brown Don R, Feldman AM (1978) Pharmacology of hearing and ototoxicity. Am Rev Pharmacol Toxicol 18:233

Brummett RE (1980) Drug-induced ototoxicity. Drugs 19:412

Brummett RE, Harris RF, Lindgren JA (1976) Detection of ototoxicity from drugs applied topically to the middle ear space. Laryngoscope 86:1177

Caussé R (1949) Action toxique vestibulaire et cochléaire de la streptomycine au point de vue expérimental. Ann Otolaryngol Chir Cervicofac 66:518

Darrouzet J, de Lima Sobrinho E (1962) Oreille interne, kanamycine et traumatisme acoustique: Etude expérimentale. Rev Laryngol Otol Rhinol (Bord) 83:781

Darrouzet J, Guilhaume A (1976) Ototoxicité cochléaire comparée de trois antibiotiques: kanamycine, gentamicine, tobramycine. Etude histologique et ultrastructurale. Rev Laryngol Otol Rhinol (Bord) 97:655

Douek E, Didson HC, Bannister LH, Ashcroft P, Humphries KN (1976) Effect of incubator noise on the cochlea of the newborn. Lancet: 1110

Fairbanks DNF (1980) Otic topical agents. Otolaryngol Head Neck Surg 88/4:327

Federspil P (1969) Clinical use of gentamicin in ear, nose, and throat infections. J Infect Dis 119:465

Federspil P (1971) Übersicht über die in Deutschland beobachteten Fälle von Gentamycin-Ototoxizität. HNO 19:328

Federspil P (1973) Morphologische Untersuchungen zur Ototoxizität von Gentamycin und Tobramycin. Arzneim Forsch 23:1739

Federspil P (1976) Zur Ototoxizität der Aminoglykosid-Antibiotika. – Referat vor der Paul-Ehrlich-Gesellschaft, 1.10.1976, Frankfurt. Infection 4:239

Federspil P (1976) Oto-Rhino-Laryngologie. In: Kuemmerle HP, Garrett ER, Spitzy KH (Hrsg) Klinische Pharmakologie und Pharmakotherapie. Urban & Schwarzenberg, München Berlin Wien

Federspil P (1979) Antibiotikaschäden des Ohres. Barth, Leipzig, 1979

Federspil P (1981) Experimentelle Untersuchungen zur Ototoxizität der Aminoglykosid-Antibiotika und ihre klinische Bedeutung. Laryngol Rhinol Otol 60:553

Federspil P, Schätzle W, Tiesler E (1976) Pharmacokinetics and ototoxicity of gentamicin, tobramycin, and amikacin. J Infect Dis [Suppl] 134:200

Federspil P, Schätzle W (1977) Experimental evaluation of the ototoxicity of tobramycin, sisomicin, amikacin, and netilmicin. In: Portmann M, Aran J-M (eds). INSERM vol 68, p 319

Federspil P, Schindler K, Weich C, Tiesler E, Schätzle W, Ziegler M (1979) Zur klinischen Wirksamkeit, Ototoxizität und Nephrotoxizität des Amikacins. Infection 7:81

Federspil PJ, Schätzle W, Kayser M, Sack K, Schentag J (1980) Influence of total dose, division of daily dose, age, and pregnancy on aminoglycoside ototoxicity. Curr Chemother Infect Dis 1:607

Finitzo-Hieber T, McCracken GH Jr, Roeser RJ, Allen DA, Chrane DF, Morrow J (1979) Ototoxicity in neonates treated with gentamicin and kanamycin: Results of a four-year controlled follow-up study. Pediatrics 63:443

Freirich EJ, Gehan EA, Rall DP, Schmidt LH, Skipper HE (1966) Quantitative comparison of toxicity of anticancer agents in mouse, rat, hamster, dog, monkey, and man. Cancer Chemother Rep 50:219

Ganguin P, Rempt E (1970) Streptomycinbehandlung in der Schwangerschaft und ihre Auswirkung auf das Gehör des Kindes. Laryngol Rhinol Otol 49:496

Glorig A (1973) Clinical manifestations of ototoxicity and noise. Fortschr HNO 20:2

Hawkins JE Jr (1976) Drug ototoxicity. In: Handbook of sensory physiology, vol V/3. Springer, Berlin Heidelberg New York

Hewitt WL (1974) Gentamycin: toxicity in perspective. Postgrad Med J 50, Suppl 7: 55

Huizing EH Jr (1966) Toxische Schäden des Hörorgans. In: Hals-Nasen-Ohren-Heilkunde, Bd III/3. Thieme, Stuttgart

Ilberg C von (1980) Toxische Schäden des Hörorgans. In: Hals-Nasen-Ohren-Heilkunde, Bd VI. Thieme, Stuttgart New York

Jackson GG (1977) Present status of aminoglycoside antibiotics and their safe, effective use. Clin Therap 1:371

Jackson GG, Arcieri GM (1971) Ototoxicity of gentamicin in man: a survey and controlled analysis of clinical experience in the United States. J Infect Dis [Suppl] 124:130

Jakobi H, Kuhl K-D, Haberland EJ (1973) Zur Ototoxizität gebräuchlicher Medikamente. In: Funktion und Therapie des Innenohres. Barth, Leipzig

Jauhiainen J, Kohonen A, Jauhiainen M (1972) Combined effect of noise and neomycin on the cochlea. Acta Ototlaryngol (Stockh) 73:387

Keller H, Bircher J (1980) Miscellaneous antibiotics. In: Meyler's side effects of drugs, 9th ed, M.N.G. Dukes (Excerpta Medica), p 452

Kern G (1962) Zur Frage der intrauterinen Streptomycinschädigung. Schweiz Med Wochenschr 92:77

Klinke R (1979) Der Einfluß ototoxischer Pharmaka auf das Gehör: Morphologie und Physiologie. In: Physiologische und pharmakologische Grundlagen der Therapie. Berliner Seminar 2. Vieweg, Braunschweig

Knaul E (1965) Schwerhörigkeit durch Knalltraumen im Anschluß an die Behandlung mit einem Streptomycinkombinationspräparat. Wehrmed. Mschr 9:205

Küpper K (1969) Die ototoxische Wirkung des Gentamycin beim Menschen. Arch Klin Exp Ohr Nas Kehlk Heilk 194:596

Lange G (1977) Die iatrogene Behandlung des Morbus Menière mit ototoxischen Antibiotika. Laryngol Rhinol Otol 56:414

Lane AZ, Wright GE, Blair DC (1977) Ototoxicity and nephrotoxicity of amikacin. An overview of phase II and phase III experience in the United States. Am J Med 62:160

Lau WK, Young LS, Black RE, Winston JJ, Linne SR, Weinstein RJ, Hewitt WL (1977) Comparative efficacy and toxicity of amikacin/carbenicillin versus gentamicin/carbenicillin in leukopenic patients. Am J Med 62:212

Lehnhardt E (1970) Zur Ototoxizität der Antibiotica. HNO 18:97

Liden G (1953) Loss of hearing following treatment with dihydrostreptomycin or streptomycin. Acta Otolaryngol (Stockh) 43:551

Lotz P (1977) Die Ursache der Ototoxizität basischer Zuckerantibiotika. Wiss Z Univ Halle 26:87

Misrahy GA, Spradley JF, Dzinovic S, Brooks CJ (1961) Effect of intense sound, hypoxia and kanamycin on the permeability of cochlear partitions. Ann Otol Rhinol Laryngol 70:572

Mittelman H (1972) Ototoxicity of "ototopical" antibiotics: Past, present, and future, Tr Am Acad Ophthal Otol 76:1432

Morizono T, Johnstone BM (1975) Ototoxicity of topically applied gentamicin using a statistical analysis of electrophysiological measurement. Acta Otolaryngol (Stockh) 80:389

Nakai Y (1977) Combined effect of 3',4'-dideoxykanamycin B and potent diuretics on the cochlea. Laryngoscope 87:1548

Patterson WC, Gulick WL (1963) Effect of chloramphenicol upon the electrical activity of the ear. Ann Otol Rhinol Laryngol 72:50

Pinel J, Hecker C, Trotoux J (1973) Etude audiométrique de 150 malades ayant reçu un traitement prolongé par la gentamicine. Ann Otolaryngol Chir Cervicofac 90: 599

Pirsig W, Rollin H (1968) Akute Ertaubung nach Gentamicinbehandlung bei Anurie. HNO 17:274

Postma DS, Pecorak JB, Prazma J, Logue SS, Fischer ND (1976) Outer hair cell loss and alterations in glycogen due to tobramycin sulfate. Arch Otolaryngol 102: 154

Quante M, Strauss P (1977) Wird das Innenohr durch eine neomycinhaltige Salbenstreifentamponade im äußeren Gehörgang oder im Mittelohr gefährdet? HNO 25:326

Schacht J (1976) Biochemistry of neomycin ototoxicity. J Acoust Soc Am 59:940

Schätzle W, Haubrich J (1975) Spezielle pathologische Anatomie. Springer, Berlin Heidelberg New York

Schönenberger U, Streit Ch, Hoigne R (1981) Nephro- und Ototoxizität von Aminoglykosid-Antibiotika unter besonderer Berücksichtigung von Gentamicin. Schweiz Rundschau Med (Praxis) 70:169

Schuknecht HF (1957) Ablation therapy on the management of Menière's disease. Acta Otolaryngol [Suppl] (Stockh) 132

Spoendlin H (1966) Zur Ototoxizität des Streptomycins. Pract. Otorhinol Laryngol (Basel) 28:305
Stange G (1977) Innenohrschwerhörigkeit durch Toxine. Laryngol Rhinol Otol (Stuttg) 45:317
Strauss P, Rosin H, Quante M, Harari G, Winter V, Löbner S (1977) Gentamycin im Verteilungsgleichgewicht zwischen Serum, Perilymphe und Liquor beim Meerschweinchen nach Dosierung im therapeutischen Bereich. Arch Otorhinolaryngol 218:79
Stone HH, Martin JD Jr, Kolb L (1964) Experiences in the use of gentamicin sulfate ointment. Antimicrob Agents Chemother 156
Strohm M (1979) Zur Behandlung von Ohrenerkrankungen mit Ohrentropfen. Med Mo Pharm 2:3
Stupp H (1970) Untersuchung der Antibiotikaspiegel in den Innenohrflüssigkeiten und ihre Bedeutung für die spezifische Ototoxizität der Aminoglykosidantibiotika. Acta Otolaryngol [Suppl] (Stockh) 262
Stupp H, Rauch S, Sous H, Lagler F, Brun JP (1965) Die Ursache der spezifischen Ototoxizität der basischen Streptomyces-Antibiotica – ein Permeabilitätsproblem. Med et Hyg 706:988
Theopold H-M (1976) Morphologische Untersuchungen zur Neurotoxizität von Aminoglykosidantibiotika – Elektronenmikroskopische Befunde dosisabhängig induzierter Mitochondrienschädigung im Nucleus cohlearis des Meerschweinchens. Laryngol Rhinol Otol (Stuttg) 55:786
Tompsett R (1948) Relation of dosage to streptomycin toxicity. Ann Otol Rhinol Laryngol 57:181
Weinstein MJ, Oden EM, Zeman WV, Wagman GH (1966) Antibiotic absorption after otic administration in dogs. Antimicrob Agents Chemother 1965:239
Wersäll J, Lundquist P-G, Björkroth B (1969) The ototoxicity of gentamicin. J Infect Dis 119:410
Winkel S, Bonding P, Kildegard Larsen P, Roosen J (1978) Possible effects of kanamycin and incubation in newborn children with low birth weight. Acta Paediatr Scand 67:709

Weitere Literatur beim Verfasser

Traumatische Hörstörungen

B. Kellerhals

1. Einleitung 35
2. Schalleitungsstörungen 38
2.1. Verletzungen des äußeren Ohres und des Trommelfells 38
2.2. Mittelohrverletzungen und latero-basale Frakturen 43
3. Schallempfindungsstörungen 48
3.1. Stumpfe Schädeltraumen 48
3.2. Barotraumen und Tauchunfälle 49
3.3. Akustische Traumen und akustisch ausgelöster Hörsturz 51
3.4. Hörstörungen bei traumatischen Halswirbelsäulen-Läsionen 61
Literatur 62

1. Einleitung

Wenn im folgenden die Traumatologie des Ohres aus dem Blickwinkel der Hörstörung behandelt werden soll, so muß man sich bewußt bleiben, daß dies eine eingeschränkte Betrachtungsweise darstellt. Sie rückt einen Gesichtspunkt in den Vordergrund, der bei der Behandlung traumatischer Ohrschäden nicht in jedem Fall erste Priorität genießen kann. Die Sorge um die Erhaltung oder Wiederherstellung eines normalen Hörvermögens – so wichtig sie auch ist – muß hintanstehen, wenn dringendere andere Gesichtspunkte vorrangig beachtet werden müssen. Bei großen Zertrümmerungen des Schläfen- und Felsenbeins ist man beispielsweise oft gezwungen, im Sinne der Infektionsprophylaxe ohne Rücksicht auf das Hörvermögen eine große, übersichtliche Radikalhöhle zu schaffen. Die *Zweiteilung der ohrenärztlichen Aufgabe* in das Bestreben, einerseits die anatomischen Verhältnisse entzündungsfrei zu gestalten, andererseits die Hörfunktion wiederherzustellen, ist uns von der Mittelohrchirurgie her geläufig. Wir haben dort gelernt, Prioritäten abzuwägen, um falsche Kompromisse zu vermeiden.

Der Beitrag soll der Fortbildung dienen und hat deshalb die Aufgabe, Neues besonders zu unterstreichen, während Altbekanntes nur kurz erwähnt werden muß. Neue Möglichkeiten ergaben sich auf dem Gebiet der traumatischen Hörstörungen in den letzten Jahre nur in wenigen Bereichen. Den *traumatischen Perilymphfisteln* ist eine wachsende Bedeutung zugekommen. Sie lassen manche traumatische Hörstörung besser erklären, als dies früher möglich war; sie eröffnen auch prinzipiell neue Wege, indem sie erstmals traumatische Innenohrschäden einer operativen Behandlung zugänglich machen, während die frühere Chirurgie sich ausschließlich mit den Schalleitungsstörungen befassen mußte. Die Häufigkeit und die diagnostische Erfassung derartiger traumatischer Perilymphfisteln wird sich jedoch erst in Zukunft genauer definieren lassen.

Weitere Fortschritte sind auf dem Gebiet der *Rekonstruktion lädierter Gehörknöchelchenketten* zu verzeichnen. Sie entsprechen den Fortschritten der allgemeinen Mittelohrchirurgie, welche sich auch bei traumatischen Veränderungen nutzbringend anwenden lassen.

Die im Innenohr lokalisierten traumatischen Hörstörungen müssen ebenfalls unter den Fortschritten erwähnt werden. Insbesondere auf dem Gebiet der *akuten Schalltraumen,* aber auch bei verwandten Schädigungen, beginnen die meist experimentell gewonnenen Eigenschaften über die pathogenetischen Abläufe langsam auch praktische, therapeutisch nutzbare Früchte zu tragen.

Auch sehr theoretisch scheinende Überlegungen wie die immer mehr von der Informationstheorie geprägte Auffassung des Hörvorganges und seiner Störungen dringen langsam in die tägliche Praxis ein. Sie lassen beispielsweise auf sehr einfache Weise erklären, weshalb eine Schalleitungsstörung den Schwerhörigen viel weniger belastet als eine gleich schwere Schallempfindungsstörung; und da dieser Unterschied auch bei den traumatischen Hörstörungen nicht unterschätzt werden darf, soll diese Einleitung mit einer kurzen Gegenüberstellung der Schalleitungsstörung und der cochleären Schwerhörigkeit aus informationstheoretischer Sicht abgegeschlossen werden (Abb. 1–3).

Information kann nur durch Parameter*änderungen* vermittelt werden. Ein gleichbleibender Ton enthält keine Information, wohl aber wenn sich Tonhöhe oder Intensität (um nur diese beiden Parameter zu berücksichtigen) um jenen minimalen Betrag ändern, den wir eben noch als Änderung wahrnehmen können. Vom informationstheoretischen Standpunkt her werden also die Tonhöhen- und Lautheitsunterschiedsschwellen plötzlich ebenso wichtig wie die Reintonschwellenkurven. Wenn man die Unterschiedsschwellen für Frequenz und Lautheit kombiniert im Hörfeld einträgt, so erhält man aus einem horizontalen und einem vertikalen Streifenmuster eine Punktrasterung. Die maximale Dichte der unterscheidbaren Tonvalenzen liegt verständlicherweise im Hauptsprachbereich, während sie gegen die Ränder der Hörfelder geringer wird. Jeder Punkt entspricht einer unterscheidbaren Tonvalenz, und jeder Sprung von einem Punkt zum nächstliegenden entspricht der minimalen Informationsmenge, also einem bit. Die Gesamtzahl der unterscheidbaren Tonvalenzen läßt sich aus den Unterschiedsschwellen ohne weiteres berechnen, sie entspricht der Aufnahmekapazität des Ohres für akustische Information.

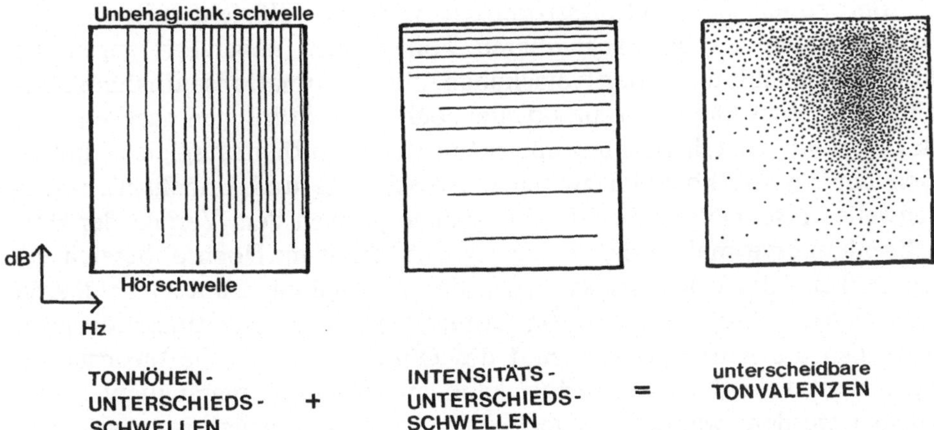

Abb. 1. Aus der Kombination der Tonhöhen- und Intensitäts-Unterschiedsschwellen ergibt sich das Punktraster der unterscheidbaren Tonvalenzen. Die Anzahl der unterscheidbaren Tonvalenzen entspricht der Aufnahmekapazität des Ohrs für akustische Information
(**Abb. 1–3** sind umgekehrt zu lesen wie ein Tonaudiogramm. Die Hörschwelle befindet sich jeweils *unten*)

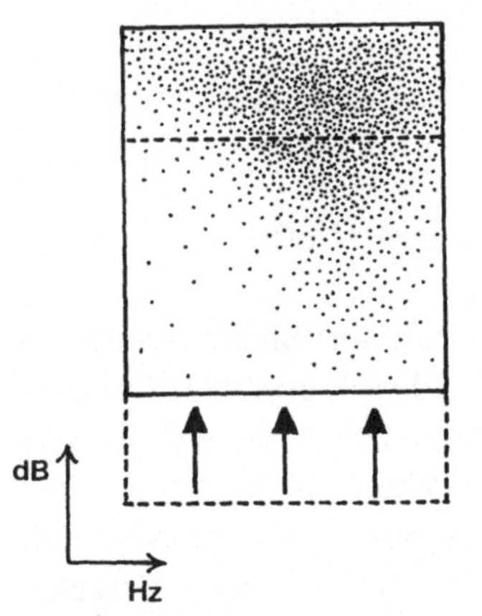

SCHALLEITUNGSSTÖRUNG

COCHLEÄRE SCHWERHÖRIGKEIT

Abb. 2. Bei Schalleitungsstörungen wird das Hörfeld praktisch unverzerrt und unbeschnitten gegen die höheren Schallintensitäten verschoben. Die Aufnahmekapazität des Ohrs für akustische Information bleibt voll erhalten

Abb. 3. Bei cochleären Schwerhörigkeiten wird das Hörfeld nicht nur verschoben, sondern zusätzlich komprimiert und beschnitten. Die Zahl der unterscheidbaren Tonvalenzen und damit die Aufnahmekapazität für akustische Information ist vermindert

Bei reinen Schalleitungsstörungen wird das Hörfeld mitsamt den darin enthaltenen unterscheidbaren Tonvalenzen unverzerrt gegen die höheren Schallintensitäten verschoben, die Informationsaufnahmekapazität des Ohres bleibt also intakt. Bei cochleären Störungen dagegen wird das Hörfeld zusätzlich komprimiert (positiver Lautheitsausgleich), indem sich der Dynamikbereich zwischen Hörschwelle und Unbehaglichkeitsschwelle verschmälert. Es fallen aber auch je nach dem Verlauf der Hörschwellenkurve mehr oder weniger große, meist im Hochtonbereich liegende Teile des Hörfeldes samt den darin enthaltenen unterscheidbaren Tonvalenzen endgültig weg. Im Unterschied zu Schalleitungsstörungen wird also die Aufnahmekapazität des Ohres für akustische Information herabgesetzt, und dieser Verlust kann mit einem Hörgerät nicht ausgeglichen werden, während es technisch durchaus möglich ist, den eingeschränkten Dynamikbereich weitgehend auszugleichen.

Für den Patienten wäre es deshalb ein enormer Fortschritt, wenn wir Ohrenärzte nicht nur bei Schalleitungsstörungen, sondern auch bei Innenohrschädigungen therapeutisch erfolgreich wären. Dies gilt auch für die traumatischen Hörstörungen, und deshalb sollen im folgenden Beitrag Ansätze zu einer derartigen Innenohrtherapie besonders hervorgehoben werden.

2. Schalleitungsstörungen

2.1. Verletzungen des äußeren Ohres und des Trommelfells

Verletzungen des *Gehörgangs* können zu Hörstörungen führen, wenn zirkuläre Läsionen nicht korrekt versorgt werden und sich eine Gehörgangsstenose oder -atresie ausbildet. Die allein schon zur Vermeidung von Retentionen und Entzündungen anzustrebende Wiederherstellung eines übersichtlichen und normal weiten Gehörgangs wird automatisch eine Normalisierung des Gehörs mit sich bringen. Eine definitive und korrekte Versorgung ist bereits primär anzustreben – ein Grundsatz, der selbst für schwere Zertrümmerungen wie etwa bei Schußverletzungen gilt. Risse der Gehörgangshaut werden sorgfältig adaptiert und durch Salbenstreifentamponade fixiert. Größere Substanzdefekte müssen schon bei der Primärversorgung durch Thiersch- oder Vollhauttransplantate gedeckt werden, und in manchen Fällen empfiehlt sich bereits primär eine gehörgangserweiternde Plastik. Ist bereits eine posttraumatische Gehörgangsstenose oder -atresie entstanden, so muß sie nach den üblichen Prinzipien plastisch korrigiert werden: Der retroauriculäre Zugang ergibt in den meisten Fällen eine bessere Übersicht als der endaurale. Das Narbengewebe wird unter möglichster Schonung des Epithels exzidiert, der unbedeckte Gehörgangsknochen mit Transplantaten gedeckt und eine Gehörgangserweiterung vorgenommen.

Eingekeilte *Gehörgangsfremdkörper* sind (wenn sie sich nicht durch einfache Maßnahmen wie Spülung oder Häkchenextraktion entfernen lassen, ganz besonders aber, wenn bereits erfolglose Extraktionsversuche vorausgegangen sind) vorzugsweise in Allgemeinnarkose unter dem Ohrmikroskop und nötigenfalls unter gehörgangserweiterndem Schnitt herauszulösen. Für sehr tiefliegende Fremdkörper ist sogar ein Retroauriculärschnitt zu empfehlen. Für die Fremdkörperextraktion gilt auch heute noch der uralte Grundsatz, daß sich der Arzt auf keinen Fall von der Nervosität des (meist kindlichen) Patienten und eventueller Angehöriger anstecken lassen darf, da er sich sonst leicht zu unverantwortlichen Gewaltversuchen hinreißen läßt. Nur so lassen sich jene auch heute noch vorkommenden, manchmal grotesken iatrogenen Verschlimmerungen bei Gehörgangsfremdkörpern erklären.

Die Ursachen traumatischer *Trommelfellverletzungen* haben sich nicht geändert; sie können in *direkte*, perforierende Verletzungen und *indirekte* Rupturen durch abrupte Druckveränderungen unterteilt werden. Bei den *direkten* Verletzungen überwiegen weiterhin die instrumentellen Perforationen bei Manipulationen im Gehörgang. Sie können kompliziert sein durch Läsionen der Gehörknöchelchenkette, durch Facialislähmung, durch eingebrachte Fremdkörper oder Fremdmaterialien und durch Eröffnung des Perilymphraums. Im Extremfall (Abb. 4) kann jedoch selbst eine Stricknadel ohne Verletzung der Gehörknöchelchenkette durch das Trommelfell in die Tube abgleiten und bis in den Epipharynx gelangen. Die *indirekten* Trommelfellrupturen entstehen durch Explosionen (auch Feuerwerksknallkörper sind durchaus geeignet, eine Trommelfellruptur hervorzurufen!), durch *Ohrfeigen* (wobei nicht die rohe Gewalt, sondern der mehr oder weniger luftdichte Abschluß des Ohres darüber entscheidet, ob im Gehörgang ein genügend hoher Druck entsteht), aber auch durch plötzlichen äußeren Unterdruck wie etwa bei einem *Kuß aufs Ohr.* Eine direkte Trommelfellruptur kann auch als *Barotrauma* entstehen, wenn bei einem raschen Anstieg des äußeren Drucks (rascher Abstieg beim Tauchen oder rasches Landen mit dem Flugzeug) die kritische Grenze von 90 mm Hg überschritten wird, bei welcher sich Die Tube ventilartig verschließt. Unangenehm ist eine iatrogene Trommelfellruptur bei *Gehörgangsspülung,* welche wohl meistens nicht als direkte Perforation mit der Konusspitze betrachtet werden darf. Wenn die Spülung im übrigen korrekt durchgeführt wurde, muß die Ruptur nicht als Kunstfehler, sondern darf als Mißgeschick angesehen werden. Es berührt deshalb doppelt unangenehm, wenn man als Zweituntersucher zu Vertuschungsversuchen des verantwortlichen Erstuntersuchers Stellung

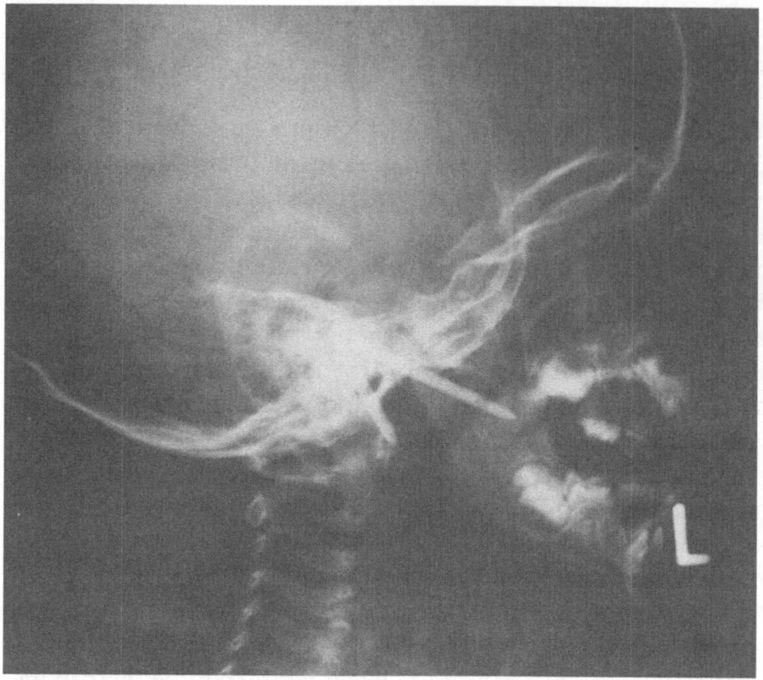

Abb. 4. 3jähriges Kind, Sturz in Stricknadel, welche ohne Läsion der Gehörknöchelchenkette in die Tube abglitt und bis zur Gegenseite des Epipharynx vordrang. Spontanheilung der Trommelfellverletzung

beziehen muß. Auch die indirekten Verletzungen können mit eingebrachten Fremdkörpern, Gehörknöchelchenläsionen oder Perilymphaustritt kompliziert sein. Bei beiden Verletzungsarten können Epithelanteile ins Mittelohr verlagert werden mit nachträglicher *Cholesteatombildung* hinter einem eventuell spontan verheilten Trommelfell.

Spezialfälle der Trommelfellverletzungen betreffen die recht häufigen *Schweißperlenperforationen,* aber auch Verbrühungen, Verätzungen und Blitzverletzungen. Sie alle haben gemeinsam, daß sie erfahrungsgemäß schlecht spontan heilen und auch einer tympanoplastischen Versorgung mit einer schlechten Einheilung des eingebrachten Faszienlappens erhebliche Schwierigkeiten entgegensetzen.

Diagnostisch bieten die Trommelfellverletzungen wenig Probleme. Es ist jedoch dringend zu empfehlen, daß *vor* jeglichen therapeutischen Schritten ein Audiogramm aufgenommen wird. *Die Schalleitungsstörung darf 20–30 dB nicht überschreiten,* andernfalls ist mit zusätzlichen Gehörknöchelchenläsionen zu rechnen. Eine ausführliche Beschreibung des otoskopischen (wenn möglich ohrmikroskopischen) Trommelfellbefundes ist oft schon allein aus juristischen Gründen schriftlich niederzulegen.

In den ersten Tagen nach dem Ereignis kann meistens entschieden werden, ob eine atrophische Trommelfellnarbe vorbestanden hat, oder ob eine normale Trommelfellpartie eingerissen ist: im ersten Fall ist die Perforation bereits zu Beginn kreisrund oder ovalär, ohne zackige Ränder und ohne Blutspuren. Anamnestisch wird das Platzen einer atrophischen Membran nicht als Schmerz empfunden. Später können Rupturen eines normalen Trommelfells nicht mehr von einer geplatzten atrophischen Membran unterschieden werden, da sich die gezackten Ränder zunehmend abrunden. Die in vielen Fällen innerhalb Stunden einsetzende profuse wäßrige Mittelohrsekretion kann mit Hilfe der einfachen Papierstreifenprobe auf Zucker von einer *Otoliquorrhoe* unterschieden werden.

Die *Versorgung* traumatischer Trommelfellverletzungen kann sich (sofern kein Verdacht auf eine Gehörknöchelchenläsion oder auf Paukenhöhlenfremdkörper besteht) auf eine einfache Trommelfellreposition beschränken. Schlitzförmige Perforationen, wie sie beispielsweise bei Pyramidenlängsfrakturen häufig vorkommen, brauchen nicht gedeckt zu werden, da dann keine Trommelfellanteile umgeschlagen sind. Derartige schlitzförmige Perforationen heilen in der Regel ohne Schwierigkeiten zu. Kontraindiziert ist eine Trommelfellreposition, wenn bereits stärkere myringitische Veränderungen bestehen, oder wenn sogar eine Otitis media entstanden ist. Eine offensichtlich durch das Trauma hervorgerufene *Schallempfindungsstörung mit oder ohne Schwindel weist auf die Möglichkeit einer Perilymphfistel hin,* welche eine Mittelohrrevision ebenso erfordert wie der Verdacht auf Läsionen der Gehörknöchelchenkette. Neuere Untersuchungen von Strebel (1979) haben gezeigt, daß man sich bei der Primärversorgung traumatischer Trommelfelläsionen nicht mehr an die frühere Grenze von wenigen Stunden zu halten hat. Wenn stärkere entzündliche Veränderungen fehlen, kann selbst nach einigen Tagen mit guter Erfolgsaussicht eine Trommelfellreposition vorgenommen werden. Aus diesem Grunde kann bei Kindern ohne weiteres zugewartet werden, bis die für eine Narkose notwendige Stundenzahl seit der letzten Nahrungsaufnahme abgelaufen ist. Erwachsene erhalten eine Prämedikation und werden in lokaler Quadrantenanästhesie operiert. Der *Eingriff muß unter dem Operationsmikroskop durchgeführt werden,* da nur dann alle eingerollten Trommelfellteile sorgfältig zurückgeschlagen werden können. Bei größeren Perforationen kann ein Stück Gelatineschwamm (Gelfoam, Spongostan) unterfüttert werden, ein Auffüllen der Paukenhöhle mit derartigen Materialien ist jedoch zu vermeiden. Der Trommelfelldefekt wird nach Reposition aller umgeschlagenen Teile mit einem kleinen Telfa-Plätzchen, mit Gelfilm oder mit angefeuchtetem Zigarettenpapier gedeckt. Die auch empfohlene Silasticfolie eignet sich wegen ihrer Steifigkeit weniger; sie schmiegt sich der oft nicht ganz planen Trommelfellfläche zu wenig an. Um den Heilungsverlauf besser beobachten zu können, kann die Watteschicht des Telfa-Plätzchens weitgehend oder ganz entfernt werden, so daß nur die durchsichtige gelochte Membran übrigbleibt. Das zur Schienung benutzte Plättchen muß den Defekt allseits um mindestens 1 mm überragen. Auf eine Gehörgangstamponade kann verzichtet werden, nicht jedoch auf eine *antibiotische Prophylaxe,* auf eine abschwellende Behandlung der Nasenschleimhäute bei jedem Verdacht auf entzündliche oder allergische Schleimhautschwellung sowie auf ein Bade- und Schneuzverbot. Es empfiehlt sich, den Patienten allwöchentlich zu kontrollieren. Die antibiotische Abschirmung kann nach 7–10 Tagen abgesetzt werden, und das Telfa-Plätzchen kann nach 2–3 Wochen in jedem Fall entfernt werden. In vielen Fällen hat es sich bis dahin teilweise von der Unterlage abgehoben, und ein längeres Verbleiben auf dem Trommelfell würde die Aussichten für einen Perforationsschluß nicht weiter erhöhen. Falls nach 3 Wochen kein Perforationsschluß eingetreten ist, können die Perforationsränder angeätzt und eine erneute Trommelfelldeckung versucht werden. Um einer manchmal auch jetzt noch möglichen Spontanheilung nicht vorzugreifen, wird die *definitive tympanoplastische Defektschließung meistens nicht früher als 6 Monate nach der Verletzung* vorgenommen. Die Wiederherstellung eines normalen Hörvermögens ist audiometrisch zu kontrollieren. Ebenso ist eine Spätkontrolle des Patienten vorzusehen, wenn der geringste Verdacht besteht, daß Epithelteile ins Mittelohr versprengt wurden. Es kann sich dann im Laufe der folgenden Monate ein Cholesteatom hinter dem wieder intakten Trommelfell entwickelt haben.

Wenn die primäre Versorung eine *Mittelohrrevision* erfordert (kontaminierte perforierende Verletzungen, Verdacht auf Läsion der Gehörknöchelchenkette oder auf Perilymphfistel, Facialislähmung), so kann bereits primär eine Faszien- oder Perichondriumunterfütterung vorgenommen werden. Für ein derartiges Vorgehen gelten die üblichen Prinzipien, wie sie bei jeder Tympanoplastik beachtet werden müssen. Wenn weder eine Perilymphfistel noch eine Facialislähmung zu sofortigem Eingreifen zwingen, hat ein zweizeitiges Vorgehen mit einer Mittelohrrevision einige Monate nach primärem Verschluß der Trommelfellverletzung den Vorteil, daß die primären Verletzungsfolgen abgeklungen sind und die Verhältnisse übersichtlicher geworden sind. Einige wichtige Punkte zur Versorgung der Mittelohrverletzungen werden im nächsten Abschnitt zusammengestellt.

2.2. Mittelohrverletzungen und latero-basale Frakturen

Die *latero-basalen Frakturen* sind die häufigste Ursache traumatischer Mittelohrverletzungen. Es können jedoch auch die im vorherigen Abschnitt beschriebenen *indirekten oder direkten Trommelfellverletzungen* mit Läsionen im Mittelohr verbunden sein. In seltenen Fällen kann selbst ein *stumpfes Schädeltrauma* ohne Felsenbeinfraktur und ohne Trommelfellruptur zur Unterbrechung der Gehörknöchelchenkette führen. Die schwierigsten Probleme bieten ausgedehnte Zertrümmerungen, wie sie oft bei suizidalen *Schußverletzungen* vorkommen.

Wenn immer möglich, sollte der operativen Versorgung eine gründliche diagnostische Abklärung vorausgehen. Sie umfaßt in erster Linie eine sorgfältige audiometrische Untersuchung, wobei der Bestimmung der Knochenleitungsschwellenkurve besonderes Gewicht zukommt. Eine offensichtlich auf das Trauma zurückzuführende *Schallempfindungsstörung* sollte frühzeitig erkannt und in die Planungsüberlegungen einbezogen werden: es kann sich dabei um eine therapeutisch nicht beeinflußbare Innenohrschädigung handeln (Felsenbeinquerfraktur, Knalltrauma durch die beim Aufschlag freigesetzte akustische Energie), sie kann aber auch das einzige Symptom einer *Perilymphfistel* bleiben. Diese wichtige Differentialdiagnose läßt sich leider nicht aufgrund des Fehlens oder des Vorhandenseins vestibulärer Begleitsymptome klären, indem Perilymphfisteln nicht notwendigerweise mit Schwindel verbunden sein müssen; andererseits können auch stumpfe Schädeltraumen zu Schallempfindungsstörungen mit oder ohne begleitende vestibuläre Ausfälle führen. Es ist zu bedenken, daß wohl *manche sogenannte Commotio auris internae in Wirklichkeit eine Perilymphfistel* dargestellt hat. Da keine eindeutige diagnostische Methode zum Beweis einer Perilymphfistel bekannt ist, sollte in Zweifelsfällen mit einer derartigen Eröffnung des Perilymphraums gerechnet und *frühzeitig eine Mittelohrrevision* vorgenommen werden. Die Schalleitungsstörungen dagegen bieten geringere differentialdiagnostische Schwierigkeiten, auch wenn ein anfängliches Hämatotympanon und ein Unterbruch der Schalleitungskette eventuell nicht auseinander gehalten werden können. *Eine reine Schalleitungsstörung erfordert keine notfallmäßige Versorgung,* und in vielen Fällen empfiehlt es sich zuzuwarten, bis die Blutungen und Schwellungen im Mittelohr einigermaßen abgeklungen sind. Ein Unterbruch der Schalleitungskette kann bei intaktem Trommelfell am sichersten dadurch nachgewiesen werden, daß kein *Stapediusreflex* ausgelöst werden kann. Die Prüfung des Stapediusreflexes ist einfacher und sicherer als die Resultate der Tympanometrie (große Compliance bei Unterbruch der Schalleitungskette).

Die *radiologische* Abklärung muß dem Einzelfall angepaßt werden. Unmittelbar nach dem Trauma erlaubt der Allgemeinzustand des Patienten oft keine komplizierten radiologischen Abklärungen. Es muß deshalb oft auf einfache Schädelübersichts- und Mastoidaufnahmen abgestellt werden. Die tomographische Abklärung ist nicht unbedingt erforderlich. Sie läßt oft manche Frage ungelöst, so daß man sie nur dann einsetzen sollte, wenn wirklich jede Möglichkeit ausgeschöpft werden muß, präoperative Informationen zu gewinnen. Ein unkomplizierter Unterbruch der Schallleitungskette kann beispielsweise bedenkenlos direkt operativ angegangen werden, ohne daß vorher versucht wurde, die Art des Unterbruchs tomographisch vorauszusagen.

Die *vestibuläre* Funktionsprüfung kann häufig nicht mit der wünschenswerten Gründlichkeit durchgeführt werden, wenn Trommelfelldefekte eine kalorische Reizung erschweren (die Luftspülung läßt immerhin entscheiden, ob ein Labyrinthausfall vorliegt) oder wenn postcommotionelle Beschwerden oder störende anderweitige Verletzungen die Mobilität des Patienten einschränken. Die Untersuchung muß oft am Krankenbett durchgeführt werden und beschränkt sich in solchen Fällen auf eine sorgfältige Prüfung auf einen *Spontannystagmus.* Eine den Umständen angepaßte Vestibularisprüfung ist indiziert, wenn die Verletzung mit traumatischen Innenohrstörungen verbunden ist; es kann darauf verzichtet werden in Fällen mit reiner Schalleitungsstörung.

Die Unterscheidung einer *Otoliquorrhoe* von einer serösen Mittelohrsekretion ist nicht einfach, wenn der Ausfluß bluthaltig ist. Die Bildung eines hellen Hofs beim Aufsaugen eines Ohrflußtropfens auf Filterpapier oder einem Stoffstück ist nicht absolut beweisend. Da jedoch eine Otoliquorrhoe viel weniger als eine Rhinoliquorrhoe eine absolute Indikation zur operativen Revision darstellt, kann in fraglichen Fällen unter antibiotischem Schutz ohne weiteres einige Tage zugewartet werden. Wenn der Ohrfluß bis dahin nicht versiegt, kann nun am blutfreien Sekret eine Zuckerprobe vorgenommen werden. Schwierigkeiten bieten viel öfter *unklare Rhinoliquorrhoen,* bei denen eine latero-basale Fraktur mit Liquorabfluß durch die Tube nicht ausgeschlossen werden kann. In solchen Fällen empfiehlt es sich, durch Parazentese nach Liquor in der Paukenhöhle zu suchen.

Unter den einzelnen Verletzungsfolgen im Mittelohr ist ein reines *Hämatotympanon* die einfachste Ursache einer traumatischen Schalleitungsstörung. Auch wenn sich auf den üblichen Mastoid- und Felsenbeinaufnahmen keine Frakturlinien nachweisen lassen, kann ein Hämatotympanon als *Beweis für eine Felsenbeinfraktur* betrachtet werden. Trotz intaktem Trommelfell ist eine solche Fraktur wegen der Gefahr einer aufsteigenden Infektion durch die Tube als *offene* Fraktur anzusehen. Sie erfordert deshalb die gleichen prophylaktischen Maßnahmen wie eine mit einer Trommelfellruptur verbundene Felsenbeinfraktur (Antibiotikum, Abschwellung der Nasenschleimhäute, Schneuzverbot). Die spontane

Entleerung des Hämatotympanon läuft meistens rasch und reibungslos ab. Ein Abschlußaudiogramm sollte jedoch in allen Fällen die Normalisierung des Hörvermögens objektivieren, damit keine zusätzlichen Schäden an der Gehörknöchelchenkette übersehen werden.

Unter den *Läsionen der Gehörknöchelchenkette* mit oder ohne Trommelfellruptur überwiegen *Amboßluxationen.* Dabei ist leicht verständlich, daß das am längeren Hebelarm sitzende und viel zartere Amboß/Stapes-Gelenk viel leichter lädiert wird als das Hammer/Amboß-Gelenk. Nicht selten sind zusätzliche *Stapesschenkelfrakturen* zu beobachten. Amboßluxationen sind sowohl bei Felsenbeinlängsfrakturen wie bei direkten oder auch indirekten Trommelfellverletzungen häufig, sie kommen aber auch bei stumpfen Schädeltraumen vor, ohne daß eine Fraktur nachweisbar wäre. Als iatrogene Verletzung anläßlich einer Antrotomie sollte eine Amboßluxation möglichst bereits während des Eingriffs erkannt werden. In vielen Fällen läßt sich dann der Schaden durch sorgfältige Readaptation des Amboß in sein Lager ohne spätere Höreinbuße beheben. Bei den übrigen Amboßluxationen dagegen empfiehlt es sich, die Resorption des Hämatotympanon oder die Heilung des Trommelfellrisses abzuwarten und nach audiometrischer Abklärung *2–3 Monate nach dem Trauma eine Mittelohrrevision* vorzunehmen. Ein endaurales Vorgehen gibt dabei meistens eine bessere Übersicht über die Gehörknöchelchenkette. Eine gute Zusammenstellung der gebräuchlichsten Rekonstruktionsmethoden bei Amboßluxation findet sich bei Boenninghaus (1979). Wenn keine starken posttraumatischen Vernarbungen vorliegen, sollte sich die Schalleitungsstörung in 80–90% der Fälle weitgehend beheben lassen. Einzelne Mißerfolge lassen sich jedoch auch bei sorgfältigster Technik nicht vermeiden, sei es weil Interponate abrutschen oder weil sekundäre Vernarbungen die Schwingungsfähigkeit der neu aufgebauten Kette beeinträchtigen.

Unter den *Verletzungen mit Eröffnung des Perilymphraumes* ist die *Luxation des Stapes* am häufigsten. Sie ist auch eine gefürchtete Komplikation aller Eingriffe im Mittelohr, aber auch einer bloßen Parazentese oder einer ohrmikroskopischen Polypabtragung. Spontanheilungen sind möglich, wenn die Fußplatte das ovale Fenster noch weitgehend abdeckt. Eine abwartende Haltung unter antibiotischem Schutz darf jedoch nur eingenommen werden, wenn der Befund durch Freilegung des Mittelohres genau festgestellt wurde. In Zweifelsfällen wird es sich empfehlen, die Nische des ovalen Fensters mit Faszie oder Perichondrium oder Vene abzudecken und (sofern der Stapes intakt geblieben ist und auch die Verbindung zum Amboß nicht unterbrochen ist) den Stapes auf diese Abdeckung zu adaptieren. Wenn der Stapes nicht mehr verwendungsfähig ist, muß eine Interposition wie bei einer Otoskleroseoperation vorgenommen werden. Die *Symptome* einer traumatischen Stapesluxation sind meist eindeutig mit massivem Drehschwindel, Nystagmus und rasch einsetzender Schallempfindungsschwerhörigkeit bis zur Ertaubung.

Handelt es sich jedoch um eine traumatische *Perilymphfistel,* so sind die klinischen Symptome oft viel weniger eindrücklich: die Menge der austretenden Perilymphe reicht bei weitem nicht aus, um als Flüssigkeitsspiegel otoskopisch erkannt zu werden; der Hörverlust braucht nicht größer zu sein als 30–50 dB, und Schwindel wie Tinnitus können fehlen. So können selbst Autoren mit größerer eigener Erfahrung wie Goodhill (1979) weder audiologische noch andere klinische Tests angeben, welche eine Perilymphfistel beweisen. Eine *posttraumatische Fluktuation des Gehörs* kann jedoch als Hinweis verwendet werden. Die Schwierigkeiten der Diagnostik und damit der Auswahl jener Patienten, bei denen innerhalb 10–12 Tagen eine chirurgische Mittelohrexploration vorgenommen werden sollte, sind besonders groß in Fällen von leichten Traumen, die schwer von einem Hörsturz vaskulärer oder viraler Genese abzugrenzen sind. Es ist jedoch daran zu denken, daß nicht nur Gewalteinwirkung auf den Schädel (mit oder ohne Schädelfrakturen oder Commotio cerebri), sondern auch plötzliche Erhöhung des Liquordruckes (Heben von Lasten, Einsatz der Bauchpresse, Husten) eine traumatische Perilymphfistel hervorrufen können. Im ersten Fall spricht man von „explosiven" Druckübertragungswegen, indem eine Liquordruckerhöhung sich über den Aquaeductus cochleae und den inneren Gehörgang auf den Perilymphraum übertragen kann. Läsionen der Membran des runden Fensters oder des Stapesringbandes entstehen dann durch Kräfte, welche von innen nach außen wirken. Im zweiten Fall spricht man von „implosiver" Druckübertragung. Eine plötzliche Druckerhöhung im Mittelohr belastet die beiden Fenster mit von außen einwirkenden Kräften. Goodhill weist darauf hin, daß eine alleinige Perilymphfistel im Grunde keine schwerwiegende Hörstörung verursachen sollte; er nimmt deshalb an, daß solche schweren Innenohrschäden bis zur Ertaubung nur durch zusätzliche Membranverletzungen *innerhalb* der Cochlea erklärbar sind. Dabei ist denkbar, daß sowohl implosive wie explosive Kräfte solche zusätzlichen intracochleären Läsionen auslösen können (Verletzung der Reissner- oder der Basilarmembran). Als praktische Richtlinien schlägt Goodhill vor, Fälle mit fraglicher Perilymphfistel und leichter bis mittelgradiger Hörstörung (30–50 dB) unter Bettruhe mit um 30° nach vorn geneigtem Kopf zu beobachten. Alle 3–4 Tage wird ein Audiogramm aufgenommen. Ergeben diese Kontrollen eine zunehmende Besserung des Hörverlustes, kann auf eine Mittelohrexploration verzichtet werden. Tritt jedoch keine Besserung ein, und ist aufgrund der Anamnese mit der Möglichkeit einer Perilymphfistel zu rechnen, so wäre eine Mittelohrrevision angezeigt. In Fällen mit fraglicher Perilymphfistel und schwerer Schallempfindungsstörung (80–100 dB) wird der Patient sofort hospitalisiert mit absoluter

Bettruhe und um 30° nach vorn geneigtem Kopf. Wenn die Untersuchung keine klaren Hinweise auf eine virale oder vaskuläre Genese der Hörstörung ergibt, ist die Mittelohrexploration angezeigt.

Die in Lokalanästhesie durchzuführende *Mittelohrexploration* hat nicht nur die Stapesfußplatte zu kontrollieren, sondern auch die Nische des runden Fensters. Goodhill (1979) fand in 4 von 47 Fistelfällen eine Fistel allein im runden Fenster, 19mal sowohl im runden wie am ovalen Fenster und 24mal nur am ovalen Fenster. Das linke Ohr war 2mal häufiger betroffen als das rechte. Zarte fibröse Stränge oder Netze im Bereich des einen oder anderen Fensters weisen oft auf den Ort der Fistel hin. Kompression der Vena jugularis erhöht den Perilymphausfluß und kann damit eine sonst kaum erkennbare Fistel besser sichtbar machen. Ebenso kann ein trockenes Stück Gelatineschwamm auf den Ort der vermuteten Fistel gelegt werden: es wird sich in kurzer Zeit mit Perilymphe vollsaugen. Ist eine Fistel sichergestellt, wird das Mukoperiost ringsum abgelöst und ein Perichondriumplätzchen darüber adaptiert. Der Perilymphfluß nimmt danach stark ab, braucht jedoch bis zum Schluß des Eingriffs nicht vollständig zu verschwinden. Postoperativ wird wiederum für 48 Stunden absolute Bettruhe mit erhöhtem Kopf verordnet und für 10 Tage ein Antibiotikum gegeben. Ebenfalls für 10 Tage werden dem Patienten jegliche körperliche Anstrengungen verboten.

Goodhill erzielte in 25% einen Hörgewinn von mehr als 30 dB: 62% der operativ versorgten Perilymphfisteln zeigten jedoch keinen Hörgewinn. Es ist bemerkenswert, daß in dieser Serie von 59 Mittelohrexplorationen nicht weniger als 47 Fisteln gefunden wurden. Alle wiesen einen Hörverlust auf, aber nur 37 Fälle litten unter Tinnitus und nur 24 unter Vertigo. Gülzow (1980) berichtete über 8 wegen Verdacht auf Perilymphfistel operierte Fälle. In zwei Fällen ergab die Mittelohrrevision einen negativen Befund, in drei Fällen schlitzförmige Risse in der Membran des runden Fensters und zweimal ein völliges Fehlen der runden Fenstermembran. In einem länger zurückliegenden Fall fand er eine auffallende Segel- und Narbenbildung in der Nische des runden Fensters. Postoperative Hörgewinne konnten nur bei den schlitzförmigen Rupturen erzielt werden, nicht jedoch bei den Fällen mit vollständigem Fehlen der Fenstermembran. Aufgrund seiner Erfahrungen empfiehlt Gülzow ein frühzeitiges operatives Vorgehen, auch wenn Spontanheilungen durchaus möglich sind.

Es kann also angenommen werden, daß Perilymphfisteln viel häufiger vorkommen, als bisher vermutet werden konnte. Sie sind nicht immer auf den ersten Blick als traumatischen Ursprungs zu erkennen. Es ist deshalb dringend zu fordern, daß *bei jedem plötzlichen Hörverlust eine genaue Befragung nicht nur nach äußeren, sondern auch nach inneren Gewalteinwirkungen vorgenommen wird.*

Schußverletzungen des Schläfen- und Felsenbeins sind bei stärkeren Zertrümmerungen schwer zu versorgen. Das chirurgische Vorgehen kann selbst bei sorgfältigster präoperativer radiologischer und klinischer Abklärung durch unerwartete Befunde komplizierter werden, als vorausgesehen wurde. Es ist eine alte Erfahrung, daß die Zertrümmerungen immer ausgedehnter und schwerer sind, als die radiologische Abklärung vermuten läßt. Für die chirurgische Versorgung kommt der Infektionsprophylaxe und der Wiederherstellung übersichtlicher Verhältnisse absolute Priorität zu; die Sorge um das Hörvermögen muß auf den zweiten Platz verwiesen werden, in vielen Fällen muß eine große, übersichtliche *Radikalhöhle* geschaffen werden.

Komplizierte Fragen werfen auch die *Strom- und Blitzverletzungen* des Ohres auf. Einfache Trommelfellrupturen heilen wegen der Schädigung der Gefäße erfahrungsgemäß schlecht, und tympanoplastische Eingriffe müssen um mehrere Monate hinausgeschoben werden, bis eine genügende Revaskularisation eingetreten ist. Die Hörstörung kann bei reinen Trommelfell- und Mittelohrläsionen einer reinen Schalleitungsstörung entsprechen, oft jedoch finden sich auch Schallempfindungsstörungen, welche sowohl cochleär wie retrocochleär lokalisiert sein können. Neben der akustischen Energie spielen dabei Gefäßveränderungen, Blutungen in der Cochlea sowie neurale Schäden durch Stromfluß entlang den Nerven eine Rolle. Zusätzlich ist zu berücksichtigen, daß der elektrische Unfall oft zu Stürzen führt, die sekundär im Sinne eines Schädeltraumas wirken und weitere Hörschäden verursachen können.

3. Schallempfindungsstörungen

3.1. Stumpfe Schädeltraumen

Stumpfe Schädeltraumen ohne nachweisbare Frakturen können selbst bei geringer Intensität zu mehr oder weniger ausgeprägten Hörstörungen führen. In seltenen Fällen handelt es sich um eine Schalleitungsstörung (Läsionen der Gehörknöchelchenkette hinter intaktem Trommelfell), meistens jedoch um *Schallempfindungsstörungen bis zur vollständigen Ertaubung* des betroffenen Ohres. Die Pathogenese derartiger Schäden muß in manchem Einzelfall offen bleiben. Aus der Tatsache, daß fast die Hälfte der nicht ins Felsenbein ausstrahlenden Schädelfrakturen eine mehr oder weniger stark ausgeprägte *Senke bei 4000 Hz* auslösen, könnte geschlossen werden, daß auch bei stumpfen Schädeltraumen ohne Fraktur häufig durch den Aufschlag soviel akustische Energie frei wird, daß das Ereignis als akustisches Trauma wirken kann. Ebenso ist jedoch auch möglich, daß die mechanische Energie zu Mikroblutungen im Innenohr mit oder ohne Läsionen der intracochleären Membranen führt.

Auch Perilymphfisteln sind als mögliche Ursache derartiger Hörschäden nach stumpfen Schädeltraumen zu betrachten. In einzelnen Fällen scheint die Gewalteinwirkung derart gering, daß auch an die *Möglichkeit eines durch das Trauma ausgelösten Hörsturzes* gedacht werden muß. In diesem Fall wäre das Trauma in Analogie zum akustisch ausgelösten Hörsturz („akustischer Unfall") nur sehr indirekt beteiligt, indem viel eher die Stresswirkung des Ereignisses als auslösendes Moment für einen Hörsturz betrachtet werden müßte.

Alle diese Überlegungen führen dazu, den alten Begriff der *Commotio auris internae* als *überholt* zu bezeichnen, da sich unter dieser Bezeichnung wohl recht verschiedene pathogenetische Mechanismen verbergen. Die häufig zu beobachtenden vestibulären Begleitausfälle helfen differentialdiagnostisch nicht weiter, da sie mit Ausnahme einer reinen akustischen Schädigung bei allen anderen in Frage kommenden Mechanismen ebenfalls erklärbar wären. Die genaue audiometrische Abklärung läßt zwar eine topische Diagnostik zu, jedoch bei reinen peripheren Innenohrschäden keine Aussage über den Schädigungsmechanismus.

Retrocochleäre oder zentrale Hörstörungen können mit Hilfe der evozierten Potentiale genauer lokalisiert werden, sie sind als Folge einer Commotio oder Contusio cerebri zu betrachten. Über die Häufigkeit derartiger retrocochleärer Hörstörungen nach Schädeltraumen sind noch keine brauchbaren Unterlagen vorhanden, sie scheinen vor allem bei *Gewalteinwirkung auf den Hinterkopf* vorzukommen. Therapeutisch sind cochleäre Hörstörungen nach stumpfen Schädeltraumen schwer zu beeinflussen. Ein Verdacht auf eine Perilymphfistel erfordert eine Mittelohrrevision innerhalb 10–12 Tagen. Die übrigen pathogenetischen Mechanismen können im Einzelfall nicht näher differenziert werden, so daß sich für die übliche durchblutungsfördernde Innenohrtherapie die Frage stellt, ob dadurch der Schaden nicht vergrößert werden könnte; dies wäre der Fall, wenn die Hörstörung durch Mikroblutungen im Innenohr verursacht wäre. In Zweifelsfällen wird man deshalb auf eine Therapie verzichten und den Spontanverlauf beobachten.

3.2. Barotraumen und Tauchunfälle

Barotraumen können recht verschiedenartige Schäden verursachen. Es scheint deshalb angebracht, die möglichen Verletzungsarten in einem gesonderten Kapitel zusammenzustellen (Tabelle 1).

Ein *rascher äußerer Druckanstieg* beispielsweise beim Tauchen kann Cerumen oder Ohrpfropfen so fest in den Gehörgang einpressen, daß Schmerzen und Blutungen aus der Gehörgangshaut entstehen. Schwerer wiegen die bei einem raschen Anstrieg des äußeren Drucks entstehende *Baro-Otitis* oder die *Eröffnung des Perilymphraums.* Im ersten Fall verschließt sich die Tube ventilartig, sobald die Druckdifferenz 90 mm Hg übersteigt. Das Trommelfell erscheint retrahiert, hyperämisch oder mit Suffusionen, im Mittelohr findet sich ein seröser Erguß oder ein Hämatotympanon. Eine derartige Barootitis entsteht nur, wenn die Tubendurchgängigkeit behindert ist durch katarrhalische Infekte oder Allergien. Bei behinderter Tubendurchgängigkeit kann der notwendige Druckausgleich unterbleiben, z.B. wenn der Patient beim Landen eines Flugzeuges schläft und erst erwacht, wenn die kritische Druckdifferenz bereits eingetreten ist. Systemische und lokale Abschwellung der Nasenschleimhäute, Anti-

Tabelle 1. Barotraumen und Tauchunfälle

		Bedingung	Hörstörung
Rascher äußerer Druckanstieg	Einpressen eines Ceruminal- oder Ohrpfropfens	Dichter Abschluß des Gehörgangs	Schalleitungsstörung
	Barootitis	Tubenfunktionsstörung	Schalleitungsstörung
	Implosive Eröffnung des Perilymphraums	Tubenfunktionsstörung oder massiver Valsalva	Schallempfindungsstörung
	„Barootitis" durch O_2-Resorption aus dem Mittelohr nach O_2-Atmung	Tubenfunktionsstörung	Schalleitungsstörung
Rascher Abfall des äußeren Drucks	Dekompressionskrankheit	Zu rascher Aufstieg in Relation zu Tauchtiefe und -dauer	Schallempfindungsstörung
	Längere Flüge in extremer Höhe	Mehr als 6000 m und Dauer von Stunden	Schallempfindungsstörung
	„alternobaric vertigo"	Asymmetrischer Druckausgleich beim Tauchaufstieg	keine
Gasvergiftungen	Stickstoffnarkose, Sauerstoffvergiftung	Tauchtiefe mehr als 12 m, unabh. vom Druckausgleich	Zentrale Hörstörung + Gleichgewichtsstörungen

biotika und vorsichtiges Politzern sind meistens genügend, schlimmstenfalls wird eine Parazentese notwendig. Bei Personen, die regelmäßig zu Barootitis neigen und dennoch fliegen müssen, wird manchmal die prophylaktische Einlage eines transtympanalen Drains notwendig. Eine „Barootitis" kann auch einige Stunden nach Einatmung hochkonzentrierter Sauerstoffgemische beobachtet werden, wenn der Sauerstoff aus der Paukenhöhle allmählich resorbiert wird, sofern die Tube nicht genügend durchgängig ist. Derartige Zwischenfälle können beispielsweise eintreten, wenn ein Militärpilot sich unmittelbar nach einem Einsatz schlafen legt.

Eine *Eröffnung des Perilymphraums* kann eintreten, wenn der rasche äußere Druckanstieg nicht durch die Tube ausgeglichen werden kann. Die Perilymphfistel kann am runden wie am ovalen Fenster entstehen. In seltenen Fällen genügt ein forciertes Valsalva-Manöver, den Stapes soweit lateral zu ziehen, daß das Ringband einreißt.

Unabhängig von allen Druckdifferenzen kann beim Tauchen ab einer Tiefe von rund 12 m eine Stickstoff- oder Sauerstoffvergiftung eintreten. Für größere Tauchtiefen wird deshalb der Stickstoff durch Helium ersetzt. Die *Stickstoffnarkose* erinnert an einen Alkoholrausch mit Euphorie, Verwirrungszuständen und Gleichgewichtsstörungen. Die *Sauerstoffvergiftung* zeigt sich an mit Nausea, Schwindel, Seh- und Hörstörungen, und führt schließlich zu Konvulsionen. Für beide Gasvergiftungen müssen der Schwindel und wahrscheinlich auch die eventuellen Hörstörungen als zentral und nicht als peripher betrachtet werden.

Ein *rasches Aufsteigen* beim Tauchen verursacht die klassische *Dekompressionskrankheit,* welche manchmal als einzige Symptome eine Hörstörung mit Tinnitus und Vertigo aufweisen kann. Die Gefahr einer Dekompressionskrankheit ist umso größer, je länger die Tauchzeit und je größer die Tauchtiefe war, da die Menge des gelösten Stickstoffs proportional zu Tauchzeit und Tauchtiefe ansteigt. Wird beim langsamen Aufstieg dem gelösten Stickstoff nicht genügend Gelegenheit zum Abrauchen in die Ausatmungsluft gegeben, so entstehen Stickstoffbläschen, welche wie kleine Emboli wirken. Auch im Falle alleiniger Hörstörungen ist es angezeigt, den Patienten sofort in eine Kompressionskammer zu bringen. Dabei sollte man sich allerdings vergewissern, daß die Hörstörung erst beim Auftauchen entstand: ist sie bereits beim Abstieg entstanden, könnte eine Perilymphfistel vorliegen, und in diesem Fall wäre eine nochmalige Kompression kontraindiziert. Ähnliche Dekompressionszwischenfälle sind auch bei längeren Flügen in extremer Höhe beschrieben worden (selten unter Flughöhen von 6000 m und Flugdauern von weniger als einer Stunde).

3.3. Akustische Traumen und akustisch ausgelöster Hörsturz

Wohl über keine andere Innenohrschädigung liegen so viele experimentelle und klinische Ergebnisse vor wie über die akustisch ausgelösten Hörstörungen. Trotzdem bleiben viele Fragen offen, so daß die folgende Zusammenfassung der heute allgemein anerkannten Vorstellungen über die pathogenetischen Mechanismen notwendigerweise unvollkommen bleiben muß.

Da die Nomenklatur (Tabelle 2) der akustischen Innenohrschäden nicht immer präzise gehandhabt wird, müssen zuerst die gebräuchlichen Bezeichnungen diskutiert werden. Je nach dem Blickwinkel, von welchem man an die akuten Schallschädigungen des Innenohres herangeht, wird man unterschiedliche Gesichtspunkte in den Vordergrund rücken und deshalb auch zu verschiedenen Einteilungsprinzipien kommen.

Die klassische, international anerkannte *Einteilung von Rüedi und Furrer* (1946) ist sicher revisionsbedürftig: die Bezeichnung Lärmtrauma

Tabelle 2. Terminologie der Schallschäden

Rüedi u. Furrer (1946)	akustisches Trauma	– Lärmtrauma – Knalltrauma – Explosionstrauma	
Kellerhals (1972) u.a. Autoren	akustische Innenohrschäden	– akutes akustisches Trauma – chronische Lärmschwerhörigkeit	
Spoendlin (1980)	akustische Schäden	– spezifisch (frequenzabhängig)	– durch chronischen kontinuierlichen Lärm – durch Impulsereignisse
		– unspezifisch	– akustisch ausgelöster Hörsturz (pancochleär) – extraaurale Effekte
Kellerhals (1981)	akute akustische Schäden	– akutes akustisches Trauma (Innenohrschaden durch Impulsereignisse oder kurze exzessive Lärmbelastung; bei extremen Impulsen auch Schäden an schallleitenden Strukturen möglich) – akustisch ausgelöster Hörsturz („akustischer Unfall") – extraaurale Effekte	
	chronische akustische Schäden	– durch chronische Lärmbelastung oder durch multiple akustische Traumen	

für die chronische, meist berufliche Lärmschwerhörigkeit ist unglücklich, und anstelle der doch mehr graduellen als prinzipiellen Unterscheidung zwischen Knall- und Explosionstrauma möchte man heute aufgrund der seither erarbeiteten Einsichten wichtigere, prinzipielle Unterschiede berücksichtigt wissen. Die damals angegebene Grenze zwischen Knall- und Explosionstrauma (Schalldruckspitzendauer 1,5 msec) wie auch die entsprechenden Sprengstoffmengenangaben sind überholt. Zudem verursachen nicht nur Impulsereignisse wie Knalle oder Explosionen ein akutes akustisches Trauma, sondern auch *kurze extreme Lärmbelastungen,* welche in der damaligen Einteilung nirgends untergebracht werden können.

Wenn man von der Frage einer möglichen Therapie an das akustische Trauma herangeht (Kellerhals 1972), so *genügt eine grobe Unterteilung in die therapieresistente chronische Lärmschwerhörigkeit und in akute Schallschäden des Innenohres,* bei denen eine Behandlung nicht von vornherein als sinnlos betrachtet werden muß. Spoendlin (1980) geht viel mehr von experimentell-wissenschaftlichen Befunden aus und kommt deshalb zu einer differenzierteren Einteilung, welche möglichst viele

Gesichtspunkte vereint, welche aber vom praktisch tätigen Arzt eine beträchtliche Einsicht in die Problematik verlangt. Die von Spoendlin vorgeschlagene Einteilung wäre jedoch vom klinischen Standpunkt aus noch in akute und in chronische Schäden zu unterteilen, so daß sich die letzte der in Tabelle 2 aufgeführten Varianten ergibt. Vom audiologischen Standpunkt aus würde man nochmals eine andere Einteilung vorziehen, welche den betroffenen Frequenzbereich und das Ausmaß des Hörschadens besser berücksichtigt, und erst recht verschieden wären die Gesichtspunkte, die für die Begutachtung von Lärmschäden wichtig wären.

Es ist sicher richtig, die sogenannten *akustischen Unfälle* als unspezifische indirekte Innenohrschädigung mit oft pancochleärem, aber durchaus nicht immer flachem oder wannenförmigem Kurvenverlauf auszusondern. Der akustische Unfall (Synonyma: industrial sudden deafness, micro-noise trauma, akute Lärmschwerhörigkeit, akuter Lärmschaden) sollte besser als *akustisch ausgelöster Hörsturz* bezeichnet werden; man sollte den Begriff für jene Fälle reservieren, bei denen die akustische Energie des auslösenden Ereignisses unmöglich einen schalltraumatischen Innenohrschaden verursachen konnte. Die von Boenninghaus (1962) und kürzlich von Seiler (1980) geforderte *Extremhaltung der Halswirbelsäule* während des akustischen Ereignisses spielt nicht in allen Fällen eine entscheidende Rolle; wichtiger ist vielmehr das meist eindeutige *Schreckerlebnis* über ein völlig unerwartetes, aber gar nicht extrem lautes Geräusch. Die als Schreckreaktion ausgelösten vegetativ-vaskulären Funktionsänderungen müssen als direkte Ursache einer vorübergehenden Minderdurchblutung der Cochlea mit den typischen Folgen einer derartigen Mikrozirkulationsstörung (Verlangsamung des kapillären Blutflusses führt zu einer exponentiell ansteigenden Erhöhung der Viskosität bis zum Sludging und damit zum Stillstand des kapillären Blutflusses) betrachtet werden. Die Forderung von Feldmann (1980), das auslösende Schallereignis müsse eine Intensität von mehr als 90 dB (A) aufweisen, darf nicht als absolute Bedingung betrachtet werden für die versicherungsrechtliche Beurteilung der Kausalität: wichtig ist, ob das Ereignis ein Schreckerlebnis bedeutet hat und ob der *zeitliche Zusammenhang* der Hörstörung mit dem angeschuldigten akustischen Ereignis *gesichert* werden kann. Akustisch ausgelöste Hörstürze sollten versicherungsrechtlich den „echten" Unfällen gleichgesetzt werden, indem sie auf eine unerwartete, von außen kommende Einwirkung zurückgehen, welche den gesetzlichen Definitionen des Unfallbegriffs durchaus genügt. Auch die von Spoendlin (1980) geforderte pancochleäre Flach- oder Wannenkurve im Audiogramm braucht nicht in allen Fällen vorhanden zu sein. In Analogie zu den übrigen Hörstürzen können sehr *verschiedene Schwellenkurven* vorkommen; denn es ist nicht einzusehen, weshalb die Mikrozirkulationsstörung immer gleichmäßig im ganzen Innenohr sich ausbreiten sollte. Wohl aber wäre zu fordern, daß die audiologische Untersuchung den Schaden ins periphere Endorgan lokalisieren läßt (positiver Lautheitsausgleich). Begleitende vestibuläre Ausfälle sprechen deshalb ebenfalls nicht gegen die Annahme eines akustisch ausgelösten Hörsturzes, indem die Mikrozirkulationsstörung durchaus auch auf das Labyrinth übergreifen kann.

Als Beispiele für derartige Ereignisse seien die folgenden Fälle angeführt: Hörsturz im Restaurant nach Umstürzen einer Tellerbeige, Hörsturz auf dem Gehsteig nach Fehlzündung eines vorbeifahrenden Mopeds, Hörsturz beim Malen einer Decke in einem Raum, in welchem gleichzeitig auf Blech gehämmert wurde, Hörsturz auf der Straße beim Tiefflug eines Militärflugzeugs. Nur in den beiden letzten Beispielen kann eine Extremstellung der Halswirbelsäule eine Rolle gespielt haben. In allen Fällen wurde das akustische Ereignis rekonstruiert und ausgemessen, in keinem Fall wurden Schallintensitäten erreicht, welche eine akustische Innenohrschädigung erklären könnten.

Der akustisch ausgelöste Hörsturz ist für das Verständnis des ursprünglichen Hörsturzbegriffs ausgesprochen wichtig geworden. Besser als bei den übrigen hörsturzauslösenden Mechanismen läßt er die Kette der pathogenetischen Vorgänge erkennen.

Die *Therapie* der akustisch ausgelösten Hörstürze unterscheidet sich in keiner Weise von den Regeln der Behandlung bei „gewöhnlichen" Hörstürzen. Da es sich jedoch mit praktischer Sicherheit um eine Störung der Mikrozirkulation handelt (unabhängig von der Frage, ob Spasmen der größeren zuführenden Arterien eine Rolle spielen), ist das Schwergewicht auf eine Verbesserung der Mikrozirkulation zu legen.

Zum Verständnis der *pathogenetischen Abläufe* bei akuter Schallschädigung des Innenohrs hat sich die experimentell-morphologisch nachweisbare Unterteilung in *mechanisch erklärbare* und *mechanisch nicht erklärbare* Schäden als sehr hilfreich erwiesen.

Diese prinzipielle Zweiteilung (Tabelle 3) der akuten schalltraumatischen Innenohrschäden ist in den letzten Jahren nie mehr angezweifelt worden. Die mechanisch nicht erklärbaren Veränderungen weisen auf irgendwelche metabolischen Störungen hin. Dabei muß offen bleiben, ob der Ausdruck Stoffwechselüberlastung gerechtfertigt ist. Dieser Begriff geht davon aus, daß die Schallverarbeitung im Innenohr sehr viel Stoffwechselenergie benötigt (während ein Mikrophon für die gleiche Energietransformation von mechanischer Schallenergie bis zur elektrischen Energie keine zusätzliche Energiezufuhr braucht!), so daß eine übermäßige Schallbelastung notwendigerweise eine Hypoxie auslösen muß. Für diese Annahme spricht die Tatsache, daß experimentelle Hypoxie genau die gleichen morphologischen Veränderungen im Cortischen Organ auslöst, wie sie als mechanisch nicht erklärbare Veränderungen nach akuter Schallbelastung gefunden werden. Es wäre jedoch denkbar, daß derartige metabolische Schäden auch als sekundäre Folgen primär mechanischer Schäden erklärt werden könnten (z.B. Vermischung der Innenohrflüssigkeiten nach Membranrupturen etc.). Die Bedeutung der einzelnen morphologisch faßbaren Innenohrveränderungen für die klinische Symptomatik und den klinischen Verlauf ist noch weitgehend unbekannt. Es ist deshalb nicht sinnvoll, auf die einzelnen Veränderungen im Detail einzugehen. Die Unterteilung in mechanische und metabolische Schäden wirft jedoch die klinisch wichtige Frage auf, welche Veränderungen als spontan oder therapeutisch reversibel zu betrachten sind. Mechanische Schäden sind sicher irreversibel. während die metabolischen Schäden – soweit sich das experimentell beweisen ließ –

Tabelle 3. Morphologische Innenohrveränderungen nach akuter Schallbelastung

Mechanische Schäden	– Desintegration des Corti-Organs mit multiplen Zellmembranrupturen – Distorsion der Haarzellen – Veränderungen der Stereozilien (Verbiegung, Fusion, Riesenhaarbildung) – Ablösung der Zellen von der Basilarmembran – Ruptur der Reissner-Membran – Eröffnung des Corti-Tunnels – Abschüttelung der Belegzellen unterhalb der Basilarmembran
Metabolische Schäden	– Proliferation und Vakuolisation des endoplasmatischen Retikulums – Schwellung der Haarzellkerne – Schwellung der efferenten Dendriten unterhalb der inneren Haarzellen
Sekundäre Veränderungen	– langsame Degeneration schwer geschädigter Haarzellen – aufsteigende Degeneration der afferenten peripheren Neurone – „Reparatur"vorgänge (Heilung von Membranrupturen, Epithelisierung der entblößten Basilarmembran, Gefäßeinsprossung etc.)

meist als reversibel gelten müssen. Es drängt sich nun die Annahme auf, die irreversiblen mechanischen Schäden für den bleibenden Hörschaden verantwortlich zu machen, während die Stoffwechselschäden eine ideale Erklärung für die vorübergehende Schwellenabwanderung (temporary threshold shift) abgeben könnten. Diese einfache und einleuchtende Annahme ist jedoch höchstens teilweise richtig. Sie läßt sich unter anderem dadurch widerlegen, daß die verschiedenen Vorgänge im zeitlichen Ablauf nicht übereinstimmen (Abb. 5): Obwohl man sich in der graphischen Darstellung des Spontanverlaufs eines typischen akustischen Traumas durchaus vorstellen könnte, die Kurve des funktionellen Schadens (Addition des bleibenden Hörschadens und der vorübergehenden Schwellenabwanderung) könnte aus der Addition der Verlaufskurven für die metabolischen Veränderungen und für die morphologisch faßbaren definitiven Sinneszellausfälle entstanden sein, laufen die verschiedenen Vorgänge mit ganz verschiedenen Geschwindigkeiten ab. Die nach morphologischen Kriterien sicher irreversiblen Sinneszellausfälle und die übrigen Sekundärveränderungen („Reparatur" des zerstörten Cortischen Organs durch Überwachsen mit flachem Epithel, aufsteigende sekundäre Degeneration der zugehörigen afferenten Neurone etc.) nehmen über Wochen bis Monate stetig zu, während die vorübergehende Schwellenabwanderung definitionsgemäß innerhalb 16 Stunden verschwunden sein sollte und die metabolischen Schäden mindestens einige Tage bestehen bleiben. Nur für die sogenannte pathologische Schwellenabwanderung, welche sich im Unterschied zur normalen Schwellenabwanderung nicht exponentiell, sondern linear zurückbildet und zudem länger als 16 Stunden anhält, könnte man sich eine Übereinstimmung mit den morphologisch faßbaren metabolischen Schäden vorstellen, während das morphologische Substrat der physiologischen Schwellenabwanderung unbekannt geblieben ist.

Spoendlin (1980) weist darauf hin, daß das Verhältnis zwischen mechanischen und metabolischen Schäden zumindest nach Geräuschbelastung beim Meerschweinchen intensitätsabhängig ist: nach Belastung mit mehr

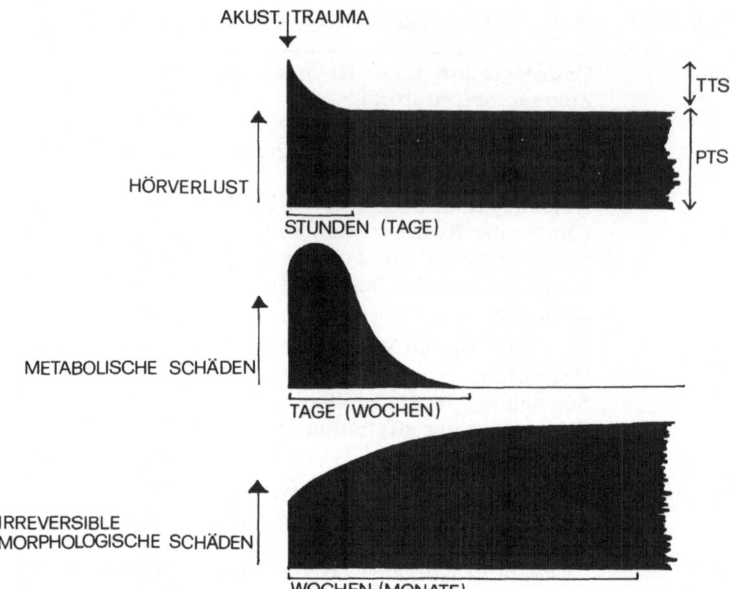

Abb. 5. Schematische Darstellung des Spontanverlaufs der Funktion (Hörverlust), der metabolischen und der morphologisch irreversiblen Schäden bei einem akuten akustischen Trauma. *TTS*, vorübergehende Schwellenabwanderung; *PTS*, bleibender Hörschaden

als 130 dB überwiegen die mechanischen Schäden, während geringere Belastungen eher metabolische Schäden in den Vordergrund treten lassen. Die mechanischen Schäden sind zudem viel besser reproduzierbar, während die metabolischen Schäden bei gleichartigen experimentellen Beschallungsbedingungen eine enorme Streubreite aufweisen. Bei akuten Schalltraumen haben wir es jedoch fast ausschließlich mit *Impulsereignissen* zu tun. Als Impulse werden alle Schallereignisse bezeichnet, welche nicht länger als 1 s dauern. Es ist nun seit langem bekannt, daß Impulslärm in mancher Beziehung nicht mit Dauerlärm verglichen werden kann. Impulsereignisse sind viel gefährlicher, wobei dieser Unterschied nicht allein dadurch erklärt werden kann, daß die Schutzwirkung der Mittelohrmuskeln sich bei Impulsereignissen wegen der viel zu langen Reflexzeit gar nicht auswirken kann.

Die von Impulsereignissen verursachten Innenohrschäden lassen sich viel weniger gut voraussagen als bei kurzen Lärmexpositionen. Es sind offensichtlich zu viele Faktoren im Spiel: allein schon die Zahl der physikalischen Parameter bei Impulsereignissen ist sehr groß (Höhe und Dauer der Druckspitze, Frequenzspektrum, Druckanstiegszeit, Repetitionsrate); dazu kommt noch eine Unzahl anatomischer und biologischer Faktoren, unter denen die individuell stark variierende Empfindlichkeit für akustische Traumen ein noch immer nicht gelöstes Problem darstellt: die für die Erfassung lärmempfindlicher Personen vorgeschlagenen Testmethoden sind für die Gefährdung durch Impulsereignisse viel weniger tauglich als für die Gefährdung durch berufliche Lärmexpositionen.

Für die Klinik der akuten Schalltraumen ist auch die immer wieder aufgeworfene Frage wichtig, ob bei der Entstehung schalltraumatischer Innenohrschäden *Mikrozirkulationsstörungen* eine Rolle spielen. Die experimentellen Befunde über akustisch induzierte cochleäre Mikrozirkulationsstörungen haben bis heute kein einheitliches Resultat ergeben, sondern widersprechen sich stark, besonders in bezug auf die Lokalisation derartiger Störungen. Wo positive Ergebnisse publiziert wurden, liegen sie in ganz verschiedenen Gefäßbereichen. Schallbedingte Gefäß- und Zirkulationsveränderungen können deshalb nicht als Erklärungsgrundlage für irgendwelche Innenohrveränderungen nach einem Schalltrauma verwendet werden. Sie dürften jedoch – wie bereits ausgeführt – als Ursache für akustisch ausgelöste Hörstürze betrachtet werden. Es ist anzunehmen, daß im Einzelfall auch alle Übergänge zwischen einem reinen akustischen Schaden und einem reinen akustisch ausgelösten Hörsturz vorkommen und in Betracht gezogen werden müssen.

Die *audiometrischen Befunde* bei akutem Schalltrauma sind allgemein bekannt. Die Schädigung liegt immer im Innenohr (positiver Lautheitsausgleich) und entspricht mit Ausnahme sehr schwerer einmaliger Traumen (Explosionen!) immer einer Senke, welche in dem Sinne vom Frequenzspektrum des auslösenden Ereignisses abhängig ist, daß die resultierende Senke sich sowohl von tieferen wie von höheren Frequenzbereichen dem Bereich um 4000 Hz annähert. Die physiologische *temporäre Schwellenabwanderung* erholt sich innerhalb maximal 16 Stunden, eine pathologische temporäre Schwellenabwanderung innerhalb einigen Tagen. Bei reinen akuten Schalltraumen wird normalerweise keine spätere Progression des Hörschadens beobachtet; eine solche kann auf zusätzliche Läsionen hinweisen (Mikrofrakturen mit Innenohrblutung?). Ausnahmen von dieser Regel sind jedoch nicht von vornherein abzulehnen. Eibach und Boerger (1980) haben erst kürzlich wieder darauf hingewiesen, daß Langzeitbeobachtungen nach akuten Schalltraumen unerwartete Spätverschlechterungen, aber auch ebenso unerwartete Spätbesserungen zeigen können. Beide Abweichungen vom klassischen Verlauf sind nicht so selten. Sie zeigen, daß wir über die funktionellen Auswirkungen der *Spätveränderungen im Innenohr* noch viel zu wenig wissen. Sie können sich offensichtlich sowohl günstig wie schädlich auswirken, wobei die erste Verlaufsvariante glücklicherweise häufiger vorkommt.

Vestibuläre Störungen, welche das unmittelbare akute Schalltrauma überdauern, gehören sicher nicht zum Bild eines reinen Schalltraumas. Der *Tinnitus* als häufiges Begleitsymptom eines akuten akustischen Innenohrschadens kann sich zu einem schweren ärztlichen Problem entwickeln. Er ist medikamentös schwer zu beeinflussen, kann jedoch in einzelnen Fällen zum zentralen Lebensproblem eines Patienten werden. Obwohl der Tinnitus im audiometrischen Vergleich nur wenige dB über der Hörschwelle liegt, kann er in solchen Fällen offensichtlich psychisch nicht verarbeitet werden. Eine psychische Fixierung auf den Tinnitus ist einfühlbar, wenn der Betroffene mit einem gewissen Recht den Anspruch erheben kann, der „Schuldige" – sei es nun eine Einzelperson oder eine Institution wie die Arbeitgeberfirma oder die Armee – habe den angerichteten Schaden wieder gutzumachen. Erfahrungsgemäß sind psychiatrische Anstrengungen, dem Patienten die Verarbeitung zu erleichtern, nur in seltenen Fällen erfolgreich, besonders wenig bei älteren Personen. Da die Problematik vorwiegend auf psychischer Ebene liegt, sind auch von einer *Tinnitusmaskierung* bei schalltraumatischem Tinnitus eher schlechtere Resultate zu erwarten als bei den übrigen Tinnitusursachen.

Die theoretische Grundlage einer *Therapie* akustischer Traumen liegt darin, daß gewisse Innenohrelemente offensichtlich vorerst ein *potentiell reversibles Schädigungsstadium* durchlaufen, bevor sie definitiv zugrunde gehen. Und diese Elemente sollte man mit therapeutischen Maßnahmen vor dem Übertritt ins irreversible Schädigungsstadium retten können, während die mechanischen Innenohrschäden auch heute noch als unbeeinflußbar zu gelten haben. Der therapeutisch beeinflußbare Bereich liegt also zwischen den spontan reversiblen Schäden und den auf jeden Fall irreversiblen mechanischen Läsionen. Da nach einem akuten Schalltrauma die Zahl der potentiell beeinflußbaren Innenohrelemente fortwährend abnimmt, sind die *Erfolgsaussichten einer Behandlung umso günstiger, je früher sie einsetzt und je größer der Anteil der nicht-mechanischen Schäden ist.* Es ergibt sich daraus die Annahme, es müßten sich die akustisch ausgelösten Hörstürze am besten beeinflussen lassen, da bei ihnen mechanische Innenohrschäden völlig fehlen.

Eine sinnvolle Therapie kann nur darin bestehen, die Innenohrdurchblutung zu steigern und damit die Stoffwechselsituation der noch nicht irreversibel geschädigten Innenohrelemente zu verbessern. Die vielen vorgeschlagenen Behandlungsmethoden (Tabelle 4) sind praktisch die gleichen, wie sie auch für die Behandlung des Hörsturzes vorgeschlagen wurden. Die Fülle der Behandlungsmethoden macht den praktisch tätigen Otologen zu Recht mißtrauisch. Es liegt nahe, einem therapeutischen Nihilismus zu verfallen und zu folgern, je größer die Zahl der Behandlungsmethoden, desto weniger fundiert sei deren Anwendung. Diese Haltung wird gefördert durch die Erfahrung, daß beim Hörsturz fast alle Behandlungsmethoden mit ähnlichen Erfolgsquoten aufwarten können.

Obwohl beim akuten Schalltrauma über dessen therapeutische Beeinflußbarkeit sehr divergierende Arbeiten vorliegen, darf daraus so wenig wie beim Hörsturz abgeleitet werden, mehr als Placeboeffekte seien von den vorgeschlagenen und von allfälligen, zukünftigen Behandlungsmethoden nicht zu erwarten. Es ist zu berücksichtigen, daß sowohl beim Hörsturz wie beim akustischen Trauma die Wirksamkeit einer Therapie sehr

Tabelle 4. Liste der vorgeschlagenen Behandlungsmethoden bei akutem Schalltrauma

Vasodilatantien	Nikotinsäurederivate Xanthinderivate Papaverin + Derivate Adenosin-Triphosphat Stellatumblockaden CO_2-Inhalationen $NaHCO_3$-Infusionen
Verbesserung der Mikrozirkulation	Dextran 40 Bencyclan Pentoxifyllin
Verbesserung der O_2-Sättigung	hyperbare Sauerstofftherapie
Verschiedene Wirkungsmechanismen	Steroide Heparin Procain Mutterkornalkaloide Vitamine

schwer (d.h. nur mit großen, korrekten statistisch ausgewerteten Studien) zu objektivieren ist, weil *Therapieerfolg und Spontanbesserung schlecht auseinanderzuhalten* sind.

Eine eingehende Besprechung der Therapie des akuten Schalltraumas ist vorläufig noch unmöglich. Es lassen sich aber doch einige Grundsätze formulieren, welche unbestritten sind und die Fülle der vorgeschlagenen Behandlungsmethoden auf ein vernünftiges Maß reduzieren lassen.

Unter den vasodilatierenden Maßnahmen sollten jene Medikamente verlassen werden, welche die intrakranielle Durchblutung vermindern. Es gilt dies für die Xanthinderivate wie für die Nikotinsäurederivate (Herrschaft 1975). Bei Papaverin und seinen Derivaten ist zu berücksichtigen, daß eine Blutdrucksenkung unbedingt vermieden werden sollte, da der Sauerstoffgehalt der Perilymphe erwiesenermaßen sehr blutdruckabhängig ist. Am wirksamsten ist die Durchblutungsförderung durch Oxycarboninhalation (95% O_2 + 5% CO_2). Unter den Medikamenten, welche die Mikrozirkulation beeinflussen, wird man auch in Zukunft am ehesten nach wirksamen Mitteln suchen müssen. Es läßt sich heute noch nicht absehen, welchem Medikament dabei der Vorzug gebührt. Die hyperbare Sauerstofftherapie ist an die wenigen Orte gebunden, wo derartige Überdruckkammern zur Verfügung stehen. Ihre Wirksamkeit ist zudem sehr fraglich. Den restlichen Medikamenten mit ihrem völlig unbewiesenen und unklaren Wirkungsmechanismus ist bei akuten Schalltraumen bis zum Beweis des Gegenteils jede Wirksamkeit abzusprechen.

Es ist ausgesprochen erfreulich, daß sich experimentelle und klinische Arbeiten über eine mögliche Beeinflussung akuter Innenohrschäden in den letzten Jahren immer mehr häufen. Eine kleine Auswahl soll einen Einblick geben in die Probleme – sie zeigt auch, welche gegensätzlichen Ergebnisse auch sauber aufgebaute Studien zeitigen können.

Mit der 1972 vorgeschlagenen *Dextranbehandlung akuter Schalltraumen* (Kellerhals 1972) wurde erstmals eine experimentell und klinisch-statistisch untermauerte Monotherapie verwendet, die allein schon dadurch wohltuend von der oft üblichen Polypragmasie absticht (Eibach und Borger veröffentlichten 1980 vergleichende Behandlungsresultate von Patientengruppen, bei denen 4–7 verschiedene Medikamente gleichzeitig verabreicht wurden!). Die sowohl tierexperimentell wie klinisch signifikant positiven Resultate von Kellerhals wurden bestätigt durch Arbeiten von Jakobs und Martin (1977) und Martin und Jakobs (1977). Die kürzliche Nachprüfung durch Eibach und Boerger (1980) konnte die ermutigenden Ergebnisse der vorausgegangenen Untersuchungen jedoch nicht bestätigen. Ihre statistisch sehr genaue Auswertung von 200 Fällen basiert jedoch auf den Frühergebnissen (Kontrollaudiogramme 10 Tage nach Therapiebeginn), während wegen der auch nach diesem Zeitpunkt eintretenden Spätbesserungen mindestens 3 Monate abgewartet werden sollten bis zur Beurteilung des endgültigen Resultats. Auch Handrock (1980) fand tierexperimentell keine signifikante Besserung der Hörschwelle und der Amplitude der Summenaktionspotentiale nach akustischer Belastung nach Gabe von Naftidrofuryl (Dusodril®), Pentoxifyllin (Trental®), Dextran und Sympathektomie. Die Dextranbehandlung erwies sich jedoch als wirksam bei Kryoschädigung der Cochlea. Ott und von Felten (1980) verglichen ihre an 36 Fällen mit Oxycarboninhalationen erzielten Resultate mit den Dextranresultaten der Literatur. Die Resultate werden als gleich gut beurteilt. Auch diese Autoren betonten, daß *Frühresultate nicht geeignet* sind, *den Therapieerfolg abzuschätzen.*

Was läßt sich aus derart widersprüchlichen Resultaten schließen? Offensichtlich hat sich noch keine bestimmte Therapie der akuten akustischen Innenohrschäden durchgesetzt; es sind jedoch immer wieder ermutigende Hinweise erhalten worden, welche eine Fortsetzung unserer Anstrengungen sinnvoll erscheinen lassen. Es werden noch viele weitere klinische Studien notwendig sein mit korrekter statistischer Planung und korrekter Auswertung nicht nur der Frühresultate, sondern auch des weiteren Verlaufs. Möglicherweise werden sich Richtlinien herauskristallisieren, welche Fälle sich für eine therapeutische Beeinflussung besonders eignen: so wäre denkbar, daß vor allem Fälle mit atypisch breiten Senken oder gar flachem Kurvenverlauf sich beeinflussen lassen, da bei derartigen atypischen Kurven Verdacht besteht auf zusätzliche Mikrozirkulationsstörungen.

Aber da selbst eine durch zukünftige Arbeiten beweiskräftig untermauerte Therapie nur begrenzt Erfolg bringen kann, indem mechanische Innenohrschäden sich auch in Zukunft medikamentös nicht werden heilen lassen, sollten zusätzlich zu weiteren klinischen und experimentellen Arbeiten auf diesem Gebiet alle Anstrengungen unternommen werden, *durch Aufklärung und mit gesetzlichen Maßnahmen auch auf dem Gebiet der Schallschutzmaßnahmen Fortschritte zu erzielen.*

3.4. Hörstörungen bei traumatischen Halswirbelsäulen-Läsionen

Hörstörungen nach Schleudertraumen der Halswirbelsäule spielen in der Gutachtentätigkeit des Ohrenarztes immer wieder eine Rolle. Dabei geht es meist nur noch um die Abklärung eines eventuellen Kausalzusammenhanges, aber nicht mehr um eine therapeutische Beeinflussung des Hörschadens. Halswirbelsäulenveränderungen traumatischer oder nicht-traumatischer Genese sind als Ursache von Hörstörungen mit oder ohne vestibuläre Ausfälle nicht unumstritten. Sie können einerseits Folge einer *vertebrobasilären Zirkulationsstörung* sein, andererseits könnten sie auch auf vegetativem Weg durch *Reizung des Halssympathicus* zustande kommen. Die Hörstörung ist häufig progredient, und zwar meistens schubweise im Sinne rezidivierender Hörstürze. Audiometrisch findet sich vorwiegend ein pancochleärer Hörverlust mit flachem Kurvenverlauf. Aber auch bei fluktuierenden Hörstörungen ist eine cervicogene Ursache nicht ausgeschlossen, besonders wenn das Hörvermögen und/oder die vestibulären Symptome sich im zeitlichen Verlauf in ihrer Stärke parallel zur Stärke des Zervikalsymdroms verhalten. Für die Bejahung eines Kausalzusammenhangs ist jedoch zu fordern (Feldmann 1980), daß die Schallempfindungsschwerhörigkeit unmittelbar oder innerhalb 1/2 bis 3/4 Jahren nach dem Halswirbelsäulentrauma aufgetreten ist, und daß sich durch extreme Kopfhaltungen irgendwelche Symptome auslösen lassen. *Die radiologische Abklärung der Halswirbelsäule ergibt keine beweiskräftige Information,* indem wahrscheinlich auch radiologisch nicht sehr imponierende Veränderungen im Einzelfall otoneurologische Ausfälle verursachen können, andererseits aber derartige radiologische Veränderungen in der Durchschnittbevölkerung ausgesprochen häufig sind. Von anderen Autoren wird für die Annahme eines Kausalzusammenhangs auch das Vorhandensein von *Brückensymptomen* zwischen dem Trauma und dem Eintreten der cochleären oder vestibulären Ausfälle gefordert. Kommt ausnahmsweise eine derartige Hörstörung in den ersten Tagen oder Wochen in ohrenärztliche Behandlung, so wäre eine übliche Hörsturztherapie einzuleiten.

Literatur

Boenninghaus HG (1962) Wann soll eine akute Hörstörung als Arbeitsunfall anerkannt werden? Z Laryngol Rhinol 41:661

Boenninghaus HG (1979) Ohrverletzungen. In: Berendes, Link, Zoellner (Hrsg) Hals-Nasen-Ohrenheilkunde, Bd V/1. Thieme, Stuttgart

Eibach H, Boerger U (1980) Therapeutische Ergebnisse in der Behandlung des akuten akustischen Traumas. Arch Otorhinolaryngol 226:177

Eibach H, Boerger U, Beck C (1980) Dextran 40-Behandlung des akuten akustischen Traumas. Arch Otorhinolaryngol 227:389

Feldmann H (1980) Begutachtung und Simulationsprüfungen. In: Berendes, Link, Zoellner (Hrsg) Hals-Nasen-Ohrenheilkunde, Bd. V/2. Thieme, Stuttgart

Goodhill V (1979) Sudden hearing loss syndrome. In: Doodhill V (ed) Ear diseases, deafness and dizziness. Harper and Row, Hagerstown

Guelzow J (1980) Die Ruptur der runden Fenstermembran. Arch Otorhinolaryngol 227:365

Handrock H (1980) Die Behandlung der akuten Innenohrschwerhörigkeit – Ergebnisse tierexperimenteller Untersuchungen. Arch Otorhinolaryngol 227:385

Herrschaft HF (1975) Die regionale Gehirndurchblutung. Schriftenreihe Neurologie, Bd 15. Springer, Berlin Heidelberg New York

Jakobs P, Marin G (1977) Die Behandlung knalltraumatischer Innenohrschäden mit Dextran 40. HNO 25:349

Martin G, Jakobs P (1977) Klinischer Vergleich der Monosubstanzen Dextran 40 und Xantinol-nicotinat in der Therapie des Knalltraumas. Laryngol Rhinol Otol (Stuttg) 56:860

Ott PM, von Felten M (1980) Therapieresultate der Oxycarboninhalation beim Knalltrauma. Vortrag Frühjahrsversammlung 1980 der Schweiz. Gesellschaft für Oto-Rhino-Laryngologie, Hals- und Gesichtschirurgie

Rüedi L, Furrer W (1946) Das akustische Trauma. Pract Otorhinolaryngol 8:177

Seiler CF (1979) Der akustische Unfall. Laryngol Rhinol Otol (Stuttg) 59:438

Spoendlin H (1980) Akustisches Trauma. In: Berendes, Link, Zoellner (Hrsg) Hals-Nasen-Ohrenheilkunde, Bd. V/2. Thieme, Stuttgart

Strebel P (1979) Therapie der traumatischen Trommelfellperforation. Aktuelle Probleme der Otorhinolaryngologie 2:19

Impedanzaudiometrie in der HNO-Fachpraxis

J. Kießling

1. Einleitung 63
2. Grundlagen 64
3. Meßtechnik 66
4. Tympanometrie 67
5. Tubenfunktionsprüfung 70
   5.1. Prüfung bei intaktem Trommelfell 70
   5.2. Prüfung bei defektem Trommelfell 72
6. Stapediusreflexaudiometrie 73
   6.1. Topische Diagnostik 74
   6.2. Fazialisdiagnostik 78
   6.3. Abschätzung des Hörvermögens 78
7. Fehlerquellen 79
8. Schlußbemerkungen 81

Literatur 82

1. Einleitung

Als primäres *Indikationsgebiet der Impedanzaudiometrie* ist die *Funktionsprüfung des Mittelohres* anzusehen. Damit eng verknüpft ist die Funktionsprüfung der Eustachischen Tube (7, 8, 18). Unter diesem Aspekt ist die Impedanzprüfung des Mittelohres zunächst in die Gruppe der Tuben- und Mittelohrfunktionsprüfungen einzureihen, die bereits auf Valsalva (20) und den Beginn des 18. Jahrhunderts zurückgehen. Neben der optischen Inspektion von Trommelfell, Nase und Nasenrachen wurden über lange Zeit ausschließlich qualitative Tubenfunktionsprüfungen vorgenommen. In diesem Zusammenhang sind in erster Linie die Durchgängigkeitsprüfungen nach Valsalva (20), Toynbee (19) und Politzer (15) zu nennen. Unter den quantitativen Verfahren zur indirekten Bestimmung des Paukendruckes hat das Pneumophon nach van Dishoeck (3) vor Einführung der Impedanzmessung besondere Bedeutung erlangt. Ferner wurden verschiedene Verfahren zur Tubendurchgängigkeitsprüfung, wie z.B. die Tubenwiderstandsmessung (21) und die Sonomanometrie (5), sowie Methoden der Tubenfunktionsprüfung in der Druckkammer (11) entwickelt. Neben diesen Untersuchungsverfahren hat sich die Impedanzmessung im Rahmen der Mittelohrdiagnostik als nützliches Instrumentarium erwiesen und dementsprechend starke Verbreitung gefunden.

Ein weiteres wichtiges Einsatzgebiet der Impedanzmessung umfaßt, aufbauend auf den Arbeiten von Metz (9, 10), den *objektiven Nachweis der Mittelohrmuskelreflexe.* So kann die Registrierung der Stapediusreflexschwelle zur Erkennung eines Rekruitments (4, 10) ebenso von Nutzen sein wie zur objektiven Abschätzung des Hörvermögens (12). Auch im Rahmen der Differentialdiagnostik von Hörstörungen und Hirnstammläsionen (6) sowie der Fazialisdiagnostik leistet der objektive Nachweis der Mittelohrmuskelreflexe auf der Grundlage von Impedanzmessungen wertvolle Dienste.

Diese vielseitige Verwendung der Impedanzmessung im Rahmen der Gehördiagnostik wäre undenkbar ohne die Entwicklung geeigneter Impedanzmeßgeräte für die klinische und fachärztliche Praxis. Am Anfang dieser Entwicklung stand die Registrierung von Impedanzänderungen mit Hilfe der akustischen Meßbrücke nach Schuster (16), welche in ähnlicher Form auch von Metz (9) verwendet wurde. Die später entwickelte Zwislocki-Impedanzmeßbrücke stellt eine Verbesserung der Schuster-Brücke dar und ermöglicht die Ermittlung absoluter Impedanzwerte (22). Die breite Anwendung der Impedanzaudiometrie wurde jedoch erst nach Entwicklung der elektro-akustischen Meßbrücke durch Terkildsen und Scott Nielsen (17) möglich. So findet man heute eine Vielzahl verschiedener Impedanzmeßgeräte auf dem Markt, von denen manche eher für klinische Zwecke geeignet sind. Zunehmend werden aber auch solche Geräte angeboten, die unter dem Aspekt des Leistungsangebots sowie des Preises für die Praxis des niedergelassenen HNO-Arztes zu empfehlen sind.

2. Grundlagen

Beschallt man das menschliche Mittelohr mit einem Probeton, so wird ein Teil der Schallenergie über das Mittelohr zum Innenohr fortgeleitet, während der andere Teil reflektiert wird. Das Mittelohr setzt der einfallenden Schallwelle also einen gewissen *Widerstand* entgegen, den man als *Impedanz* bezeichnet. Die akustische Impedanz ist definiert als das Verhältnis von Schalldruck zu Schallfluß und ist abhängig von der verwendeten Frequenz (7, 22).

Ein Analogon aus der Strömungslehre soll diese Definition verständlicher machen: Läßt man eine Flüssigkeit durch zwei Röhren mit unterschiedlichem Querschnitt (entspricht der Impedanz) bei gleichem Gefälle (entspricht dem Schalldruck) fließen, so strömt durch die Röhre mit größerem Querschnitt naheliegenderweise mehr Flüssigkeit pro Zeiteinheit (entspricht dem Schallfluß). Also ist die durchgelaufene Flüssigkeitsmenge abhängig vom Leitungsquerschnitt, sofern gleiches Gefälle gegeben ist. Analog bedeutet dies für das Mittelohrsystem einen erhöhten Schallfluß bei verbesserter Durchlässigkeit – also bei geringerer Impedanz.

Wie die Abb. 1 A deutlich macht, kann man das Mittelohr physikalisch als schwingungsfähiges System auffassen, dessen Eigenschaften durch die Parameter *Federkraft, Masse* und *Reibung* vorgegeben sind (13). Insbesondere hängt die Impedanz eines solchen Systems von diesen drei Faktoren

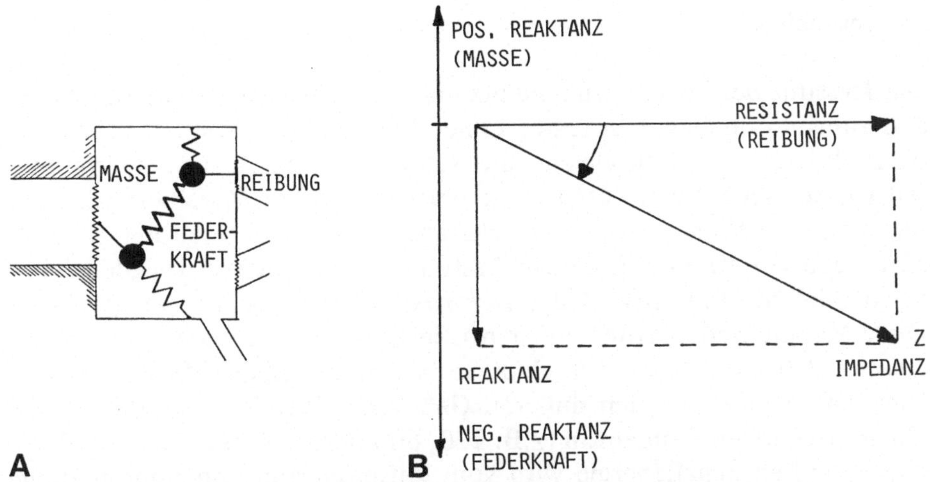

Abb. 1. A Das Mittelohr als schwingungsfähiges System, bestehend aus Federkräften, Massen und Reibungen. **B** Vektorielle Zusammensetzung der Impedanz *Z* aus Resistanz und Reaktanz

ab, und kann daher nicht als eindimensionale Größe beschrieben werden. Deshalb stellt man die akustische Impedanz in Form einer gerichteten Größe (Vektor) dar, die sich vektoriell aus den drei Komponenten:

- negative Reaktanz (Federkraft)
- positive Reaktanz (Masse) und
- Resistanz (Reibung)

in der Weise zusammensetzt, wie es die Abb. 1 B zeigt. So kann man die Impedanz durch Reaktanz und Resistanz oder durch den Betrag der Impedanz (Länge des Vektorpfeils Z) und den zugehörigen Drehwinkel vollständig beschreiben. Wählt man eine Probetonfrequenz unterhalb 500 Hz (z.B. 220 Hz), dann vereinfachen sich die hier dargestellten Zusammenhänge. Der Einfluß der Reibung und der Masse wird vernachlässigbar klein, und man mißt ausschließlich den Anteil der Reaktanz, der durch die Nachgiebigkeit (Kompleanz) des Systems bestimmt wird.

Neben den bisher erwähnten Größen (Impedanz, Resistanz, Reaktanz und Kompleanz) findet man gelegentlich den Begriff der *Admittanz*. Diese Größe beschreibt die *akustische Durchlässigkeit eines Systems* (z.B. Mittelohr) und ist demzufolge als der Kehrwert der Impedanz definiert. Selbstverständlich ist auch die Admittanz als vektorielle Größe aufzufassen, die sich aus Suszeptanz und Konduktanz zusammensetzt. Gegenüber der Impedanz hat die Admittanz den Vorteil, mathematisch einfacher behandelt werden zu können. Insofern stellt die Einführung der Admittanz keine zusätzliche Erschwernis dar, wie man vielleicht meinen möchte, sonder ist in manchen Fällen einer Beschreibung mittels Impedanzen durchaus vorzuziehen.

3. Meßtechnik

Die Messung der Mittelohrimpedanz und die Registrierung von Impedanzänderungen ermöglicht in erster Linie eine objektive Prüfung der Mittelohrfunktion. Eine Methode zur direkten Impedanzmessung am Trommelfell wurde von Schuster (16) vorgeschlagen und von Zwislocki (22) später modifiziert und verbessert. Weitaus stärkere Verbreitung als diese Methoden zur direkten Impedanzbestimmung hat die von Terkildsen und Scott Nielsen (17) entwickelte *elektro-akustische Meßbrücke* gefunden. Diese Meßmethode beruht auf den Überlegungen, die bereits im vorigen Abschnitt behandelt worden sind. So beschallt man das Mittelohrsystem über eine Sonde, die den äußeren Gehörgang luftdicht verschließt, mit einem geeigneten Sondenton (z.B. 220, 660 oder 800 Hz). Ein Anteil der eingestrahlten Schallenergie wird vom Mittelohr zum Innenohr weitergeleitet, während der andere Teil vom Trommelfell reflektiert wird. Das Verhältnis von durchgelassenem zu reflektiertem Schallanteil ist von der Mittelohrimpedanz abhängig. So baut sich im äußeren Gehörgang ein Schalldruckpegel auf, der, wie in Abb. 2 dargestellt, mittels Mikrofon über eine weitere Sondenöffnung gemessen werden kann. Die Mikrofonspannung wird gleichgerichtet, einer Meßbrücke zugeführt und mit einer Referenzspannung verglichen. Der Abgleich dieser Meßbrücke erfolgt durch Variation der eingestrahlten Sondentonenergie am Regler zwischen Tongenerator und Lautsprecher. Mit dieser Anordnung können Impedanzänderungen in der Trommelfellebene objektiv registriert werden. Sobald sich eine Impedanzänderung des Mittelohrsystems (z.B. durch Druckvariation im äußeren Gehörgang oder durch Kontraktion der Mittelohrmuskeln) einstellt, ändert sich der vom Trommelfell reflektierte Schallanteil und damit auch der Schalldruckpegel im Gehörgang. Die zuvor abgestimmte Meßbrücke wird verstimmt, und das Balancemeter zeigt die Impedanzänderung an.

Eine Möglichkeit, Impedanzänderungen unter definierten Bedingungen herbeizuführen, bietet die ebenfalls an die Sonde angeschlossene *Druckpumpe* (Abb. 2). Solche Druckänderungen, die mittels Manometer gemessen werden können, bewirken Impedanzänderungen in der Trommelfellebene. *Die Registrierung dieser Impedanzänderungen in Abhängigkeit vom äußeren Druck bezeichnet man als Tympanometrie.* Die Tympanometrie stellt das grundlegende Untersuchungsverfahren zur Funktionsprüfung des Mittelohres im Rahmen der Impedanzaudiometrie dar (vgl. Abschnitt 4).

Weitere Möglichkeiten zur Impedanzänderung in der Trommelfellebene sind durch *reflektorische Kontraktion der Mittelohrmuskeln* gegeben. Insbesondere ist die Registrierung des akustisch ausgelösten Stapediusreflexes von hohem diagnostischem Wert (vgl. Abschnitt 6). Die *Auslösung des Stapediusreflexes* kann durch *Beschallung des Gegenohres* mit

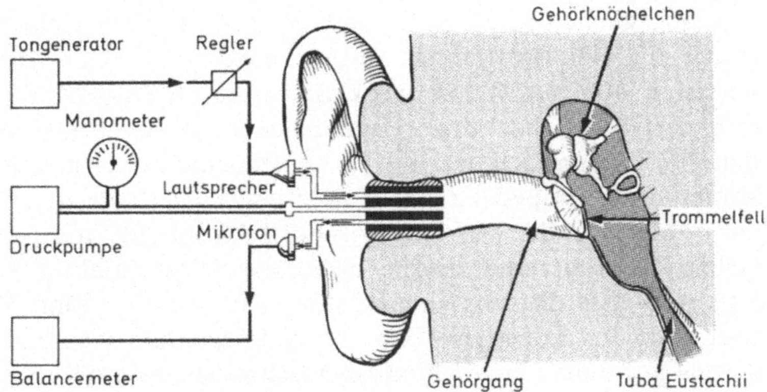

Abb. 2. Schematische Darstellung einer elektro-akustischen Brücke zur Impedanzmessung (nach Opitz)

Sinustönen oder Rauschsignalen erfolgen. Diese akustischen Stimuli werden entweder vom integrierten Audiometerteil des Impedanzmeßgerätes oder von einem externen Audiometer über einen Kopfhörer dem Gegenohr angeboten (kontralateral ausgelöster Reflex). Moderne Impedanzmeßgeräte bieten daneben häufig die Möglichkeit der ipsilateralen Reflexauslösung über die Meßsonde. Auch die taktile Auslösung und der Nachweis des Tensorreflexes haben in der objektiven Mittelohrdiagnostik ihren festen Platz. Sowohl die *Kontraktion des Musculus stapedius* als auch die des *Musculus tensor tympani* verursacht eine Versteifung der Gehörknöchelchenkette und führt somit zu einem *Anstieg der Trommelfellimpedanz,* der mit Hilfe einer elektro-akustischen Impedanzmeßbrücke sicher und objektiv nachgewiesen werden kann.

Neben solchen Geräten, die die Messung der Mittelohrimpedanz ermöglichen, sind auch Geräte zur Admittanzmessung auf dem Markt. Manche dieser Geräte gestatten zusätzlich die Registrierung der Admittanzkomponenten Suszeptanz und Konduktanz. Als Sondenton wird im allgemeinen ein 220 Hz-Ton verwendet, wobei sich die Impedanzmessung auf eine Kompleanzmessung reduziert (vgl. Abschnitt 2). Ferner werden Geräte mit zusätzlichen Sondenfrequenzen im mittleren Frequenzbereich (660 bzw. 800 Hz) angeboten, um die Schalleitungseigenschaften im Bereich größerer Mittelohrempfindlichkeit erfassen zu können. Der diagnostische Wert zusätzlicher Sondenfrequenzen ist jedoch noch umstritten.

4. Tympanometrie

Die Tympanometrie erfaßt die Mittelohrimpedanz (bzw. -admittanz) *in Abhängigkeit vom äußeren Druck.* Dazu wird die Meßsonde in den äußeren Gehörgang des zu untersuchenden Ohres eingeführt, die Meßbrücke wird abgeglichen (je nach Gerätetyp manuell oder automatisch), und der Druck im Gehörgang wird mittels motorgetriebener Druckpumpe im Bereich ± 400 mm WS (1 mm Wassersäule = 9.807 Pascal) kontinuierlich verändert. Bei Über- bzw. Unterdruck im äußeren Gehörgang versteift sich das Trommelfell, was mit einem Impedanzanstieg verbunden ist. Das Minimum der Impedanz findet man jeweils bei dem Druckwert im äußeren Gehörgang, der den Druck in der Paukenhöhle kompensiert. Bei normalen Mittelohrverhältnissen, insbesondere bei intakter Tubenfunktion, registriert man das Impedanzminimum folglich bei 0 mm WS. Dokumentiert man den Impedanz- bzw. Admittanzverlauf während der Druckänderung auf einem angeschlossenen Schreiber, so erhält man eine Darstellung des Tympanogramms. Sofern kein Schreiber zur Verfügung steht, können die Impedanzwerte zu den jeweiligen Druckangaben manuell in ein Tympanogramm-Formular eingetragen werden. Wie die Praxis zeigt, ist dies jedoch ein sehr zeitraubender Vorgang, der zusätzliche Fehlerquellen in sich birgt. Deshalb sollte ein *Tympanometer möglichst mit einem Schreiber ausgerüstet* sein.

Die so registrierten Tympanogramme können klassifiziert und einem spezifischen Krankheitsbild zugeordnet werden. Einige *typische Tympanogramme* sind in Abb. 3 zusammengestellt.

So zeigt Abb. 3 A ein *normales Tympanogramm* mit dem Minimum der Impedanz (d.h. Beweglichkeitsmaximum) bei 0 mm WS. Die Höhe des tympanometrischen Gipfels ist als ein grobes Maß für die Beweglichkeit des Mittelohrsystems aufzufassen und ist im Fall der Abb. 3 A als normal anzusehen.

Das Tympanogramm in Abb. 3 B weist eine starke Verschiebung des Maximums in den negativen Druckbereich (ca. – 200 mm WS) auf und signalisiert einen entsprechenden *Unterdruck in der Paukenhöhle.* Falls sich dieser Unterdruck durch Schlucken oder Valsalva-Versuch nicht abbauen läßt, ist das Tympanogramm der Abb. 3 B als *Tubenfunktionsstörung* zu interpretieren. Geringe Unterdrucke (0 bis – 100 mm WS) im Mittelohrsystem sind nicht als pathognomonisch anzusehen und haben oft nur flüchtigen Charakter.

Grundsätzlich sind auch *Überdrucke* in der Paukenhöhle denkbar und sind im Tympanogramm mit einer entsprechenden *Rechtsverschiebung des Maximums* verbunden. Solche Erscheinungen sind jedoch unphysiologischer Natur und stellen sich nur nach externen Druckänderungen (beim Fliegen, Tauchen, Valsalva-Versuch u.ä.) ein.

Besonders hilfreich erweist sich die Tympanometrie bei der Erkennung von *Paukenergüssen.* Bei Vorliegen eines Paukenhöhlenergusses ist die Schwingungsfähigkeit des Mittelohres stark eingeschränkt, und das Trommelfell verhält sich gegenüber dem Probeton weitgehend schallhart. Ein solches System weist kein ausgeprägtes Impedanzminimum auf.

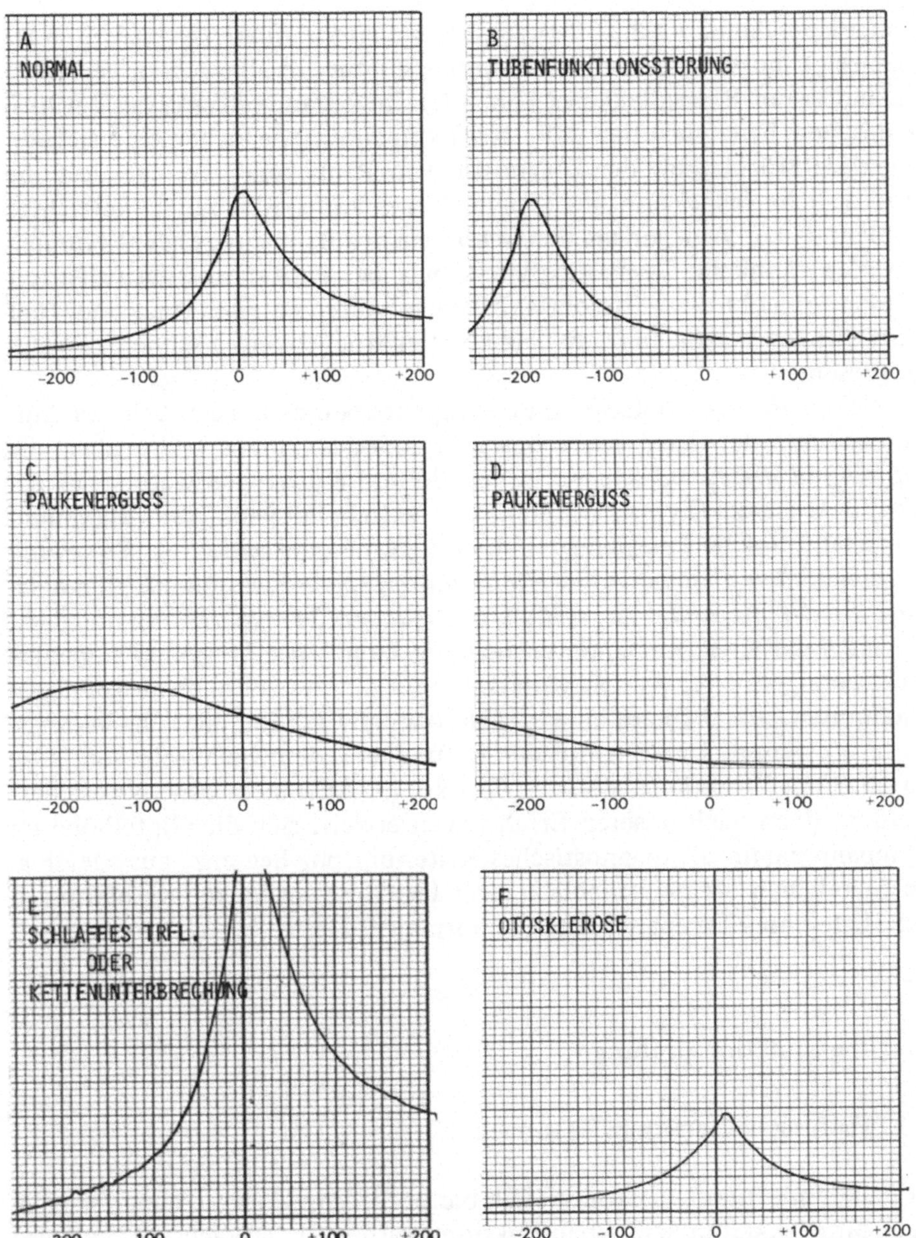

Abb. 3. Charakteristische Tympanogramme bei **A** normalem Mittelohr, **B** Tubenfunktionsstörung (mit Unterdruck von ca. −200 mm Wassersäule), **C** Paukenerguß (Anfangsstadium), **D** ausgeprägtem Paukenerguß, **E** schlaffem Trommelfell oder Kettenunterbrechung, **F** otosklerotischer Fixation

Dementsprechend verläuft die *tympanometrische Kurve flach* (Abb. 3 D) oder zeigt im Anfangsstadium des Ergusses nur ein schwach ausgeprägtes Maximum der Beweglichkeit (Abb. 3 C). Im Zusammenhang mit der otoskopischen Untersuchung stellt die Tympanometrie daher eine sichere, objektive Möglichkeit der Diagnostik von Paukenergüssen dar. Auf die otoskopische Inspektion des Trommelfelles kann jedoch nicht verzichtet werden, da bei Verlegungen des Gehörgangs (z.B. obturierender Cerumenpfropfen) ähnliche Tympanogramme wie bei Paukenergüssen registriert werden, obwohl die Mittelohrverhältnisse vollkommen normal sind. Hier führt blindes Vertrauen in die technischen Möglichkeiten schnell zu Fehldiagnosen.

Neben der Beurteilung eines Tympanogramms hinsichtlich des Auftretens und der Lage eines Beweglichkeitsmaximums sollte auch die *Gipfelhöhe dieses Maximums* in den Befund einbezogen werden. In der Abb. 3 E ist ein Tympanogramm mit extrem ausgeprägtem Maximum dargestellt. Solche Tympanogramme findet man bei *schlaffen, vernarbten Trommelfellen* ebenso wie bei *Kettenunterbrechungen.* Eine *Differenzierung beider Befunde* ist *mittels Stapediusreflexregistrierung* möglich, die im Falle einer Kettenunterbrechung lateral des Musculus stapedius nicht gelingen wird. Andererseits kann ein extrem schwach ausgeprägtes Maximum (Abb. 3 F) auf eine otosklerotische Fixation der Schalleitungskette hinweisen. Dabei sollte der Befund in jedem Falle sehr sorgfältig durch Stapediusreflexauslösung, Otoskopie, Anamnese usw. abgesichert werden, denn nach unseren Erfahrungen erweist sich die Gipfelhöhe im Tympanogramm als diagnostisches Kriterium nur begrenzt aussagefähig. So findet man oft bei erheblich veränderten Beweglichkeitsverhältnissen des Mittelohres Tympanogramme „normaler" Höhe.

5. Tubenfunktionsprüfung

5.1. Prüfung bei intaktem Trommelfell

In Fällen mit intaktem Trommelfell bietet die Impedanzmessung verschiedene Möglichkeiten der Tubenfunktionsprüfung. Im einfachsten Fall wird der Patient angewiesen zu schlucken bzw. den *Versuch nach Valsalva und Toynbee* durchzuführen, während sich die Sonde im betreffenden Ohr befindet und derjenige Druck eingestellt ist, bei dem das Maximum im Tympanogramm gefunden wurde. Beim Schluckakt ist bei erhaltener Tubenfunktion ein Ausschlag auf dem Balancemeter zu beobachten. Danach befindet sich die Balanceanzeige wieder in der Ausgangsposition. Bei *Tubenblockade* sollte der Schuckakt keinen Balanceausschlag verursachen.

Wird der Valsalva- bzw. Toynbee-Versuch durchgeführt, stellt sich am Balancemeter ein Ausschlag im Sinne eines Impedanzanstieges ein, sofern die Tube durchgängig ist. Dieser Ausschlag bleibt so lange erhalten, bis der Patient durch Schlucken einen Druckausgleich in der Paukenhöhle herstellt. Eine Tubenfunktionsprüfung in dieser Form sollte möglichst mit dem angeschlossenen Schreiber dokumentiert werden, um die Beurteilung der Befunde zu erleichtern. Zu diesem Zweck muß der Schreiber mit einem Zeitvorschub ausgerüstet sein, damit die Impedanz in Abhängigkeit von der Zeit registriert werden kann.

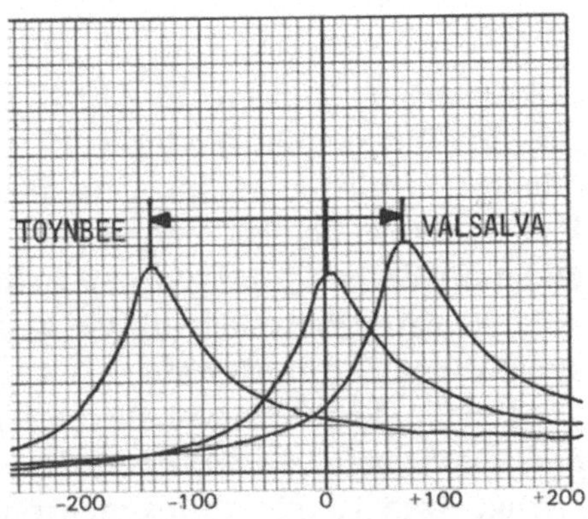

Abb. 4. Tubenfunktionsprüfung bei intaktem Trommelfell. Tympanometrie nach Valsalva- und Toynbee-Versuch

Eine andere Möglichkeit, die Durchgängigkeit der Eustachischen Tube nachzuweisen, besteht darin, Tympanogramme nach Durchführung der Prüfungen nach Valsalva und Toynbee aufzuzeichnen. Die Abb. 4 zeigt das Beispiel eines normal belüfteten Mittelohres. *Nach Toynbee-Versuch verschiebt sich das Maximum des Tympanogramms in den Bereich negativen Druckes, während nach Valsalva-Test eine Verschiebung in Richtung positiven Druckes beobachtet wird.* Nach ein bis drei Schluckakten ist der Druckausgleich vollständig hergestellt, und das tympanometrische Maximum liegt bei 0 mm WS.

Neben Fällen mit blockierter Tube findet man gelegentlich Ohren mit *klaffender Tube.* Bei diesen Patienten, die häufig über *Autophonie-Phänomene* klagen, registriert man *atemsynchrone Impedanzschwankungen.* Diese Schwankungen deuten sich im allgemeinen bereits bei der routinemäßigen Messung des Tympanogramms an. Ursache dieser Impedanzänderungen sind die atembedingten Druckänderungen im Nasenrachenraum, die sich über die klaffende Tube der Paukenhöhle mitteilen. Falls das zur Verfügung stehende Meßgerät eine zeitabhängige Impedanzregistrierung ermöglicht, können solche Befunde sehr eindrucksvoll auf dem Schreiber

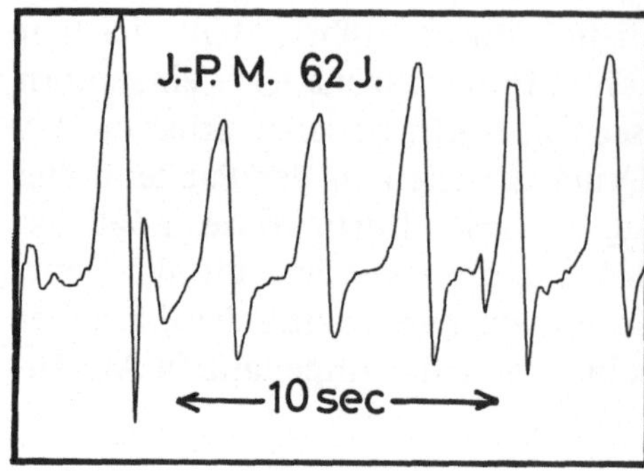

Abb. 5. Atemsynchrone Impedanzschwankungen bei klaffender Tube

dokumentiert werden. In Abb. 5 ist die Impedanzänderung über der Zeit für ein Ohr mit klaffender Tube wiedergegeben. Die hier gezeigte zeitabhängige Struktur ist durchaus nicht charakteristisch für alle Ohren mit klaffender Tube. So beobachtet man in jedem Einzelfall einen etwas anderen Verlauf, der vom jeweiligen Druckgradienten bestimmt wird. Alle Registrierbeispiele dieser Art zeichnen sich jedoch durch ein atemsynchrones Zeitmuster aus.

Eine andere Form synchronisierter Impedanzschwankungen stellen die *pulssynchronen Änderungen* dar, deren Registrierung in gleicher Weise erfolgt, wie es für atemsynchrone Schwankungen beschrieben wurde. Pulsierende Impedanzänderungen können bei *Glomustumoren* des Mittelohres auftreten. Häufig findet man jedoch auch in Fällen ohne pathologischen Gefäßprozeß pulssynchrone Schwankungen der Impedanz. Sofern keine Schalleitungskomponente im Tonaudiogramm und kein flaches Tympanogramm vorliegt, sind pulsierende Impedanzschwankungen sicher nicht als Hinweis auf einen Glomustumor zu interpretieren.

5.2. Prüfung bei defektem Trommelfell

Liegt ein Trommelfelldefekt vor, so scheidet die Impedanzmessung am Trommelfell zur objektiven Tubenfunktionsprüfung aus. In diesen Fällen ist die Methode der Tubenmanometrie angezeigt (14). Manche Impedanzmeßgeräte sind bereits für die Durchführung der Tubenmanometrie vorbereitet, während andere diesem Zweck entsprechend umgerüstet werden müssen. Die *Tubenmanometrie* stellt eine Druckmessung und -registrierung in der Paukenhöhle über den äußeren Gehörgang und durch das perforierte Trommelfell dar. Dazu wird die Sonde wie bei der Tympanometrie in den äußeren Gehörgang eingeführt. Die Probetonbeschallung des Mittelohres entfällt jedoch. Zweckmäßigerweise prüft man sowohl den aktiven als auch den passiven Tubenöffnungsmechanismus. Der Unter-

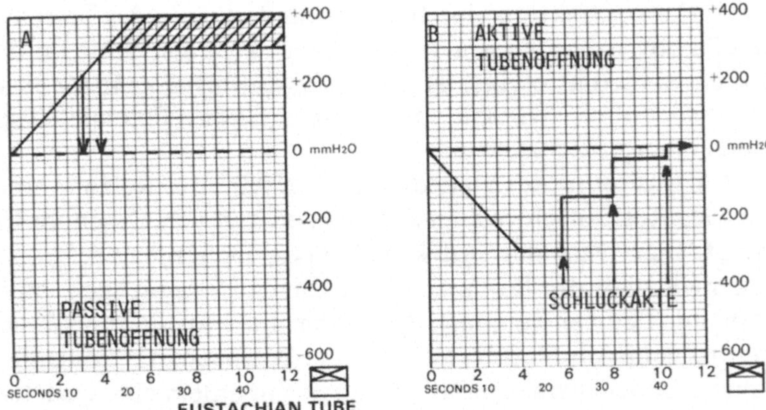

Abb. 6. Tubenfunktionsprüfung bei defektem Trommelfell: **A** Passive Tubenöffnung durch Überdruck in der Paukenhöhle. **B** Aktive Tubenöffnung durch Schluckakte bei Unterdruck in der Paukenhöhle

suchungsablauf zur *passiven Tubenöffnung* ist in Abb. 6 A skizziert. Dabei wird die Paukenhöhle mit einem kontinuierlich ansteigenden Druck beaufschlagt. Bei normaler Tubenfunktion wird die Tube bei Drucken von + 200 bis + 300 WS passiv geöffnet, und der Druck sinkt unmittelbar ab.

Die *aktive Tubenöffnung* wird, ausgehend von einem Unterdruck in der Paukenhöhle (z.B. – 300 mm WS), geprüft. Der Patient wird zum Schlukken aufgefordert, während der Druckverlauf in der Paukenhöhle mittels Schreiber registriert wird. Die Abb. 6 B zeigt den idealisierten Verlauf bei *normaler Tubenfunktion.* In solchen Fällen wird der negative Druck in den Mittelohrräumen durch 2–3 Schluckakte abgebaut. Bei *gestörter Tubenfunktion* kann der Unterdruck auch durch wiederholtes Schlucken nicht vollständig ausgeglichen werden, und es bleibt ein negativer Restdruck erhalten. Liegt ein *kompletter Tubenverschluß* vor, so bleibt der anfänglich eingestellte Unterdruck auch nach mehreren Schluckakten unverändert.

6. Stapediusreflexaudiometrie

Bekanntlich ist der *akustische Stapediusreflex* ein akustikofazialer Reflex, dessen afferenter Schenkel durch Innenohr, Hörnerv und Hörbahn der Reizseite gebildet wird, während der Fazialisnerv zum efferenten Schenkel gehört. Wie der Reflexbogen im Bereich des Hirnstamms geschlossen wird, ist nicht exakt bekannt. Der Reflex erfolgt *konsensuell,* d.h. bei Beschallung eines Ohres ist eine beidseitige Kontraktion des Musculus stapedius zu beobachten. Wie bereits in Abschnitt 3 dargestellt, bewirkt die Muskelkontraktion eine Impedanzänderung in der Trommelfellebene, die objektiv nachgewiesen werden kann. *Voraussetzung* für die Registrierung des Stapediusreflexes ist das *Vorliegen normaler Mittelohrverhältnisse* des Sondenohres. Das gilt sowohl für die kontralaterale als auch für die ipsilaterale Reflexauslösung.

Zur Auslösung des Stapediusreflexes wird das Reizohr beschallt, während der Reflexnachweis im allgemeinen auf dem Gegenohr (Sondenohr) erfolgt. Dazu wird der Druck im äußeren Gehörgang des Sondenohres so eingestellt, daß das Trommelfell maximale Beweglichkeit aufweist (Maximum im Tympanogramm). Nachdem die Impedanzmeßbrücke abgeglichen ist, kann die Reflexauslösung am Balancemeter kontrolliert werden. Manche Impedanzmeßgeräte gestatten außerdem eine ipsilaterale Reflexauslösung. Dabei wird das Sondenohr über die Impedanzmeßsonde akustisch stimuliert – Auslösung und Nachweis des Reflexes erfolgen auf demselben Ohr.

Wie die Erfahrung zeigt, überlagert sich bei hohen Reizpegeln (> 100 dB) dem ipsilateralen Stapediusreflex häufig ein gegenphasiger Ausschlag, der auf Nichtlinearitäten des Mittelohres zurückzuführen ist. Dieser Effekt darf nicht als reflektorische Impedanzänderung gedeutet werden, denn er ist ebenso am Mittelohrmodell wie auch am Leichenohr zu beobachten. Um beide Komponenten (Stapediusreflex und gegenphasigen Artefakt) sicher trennen zu können, ist es ratsam, den Impedanzverlauf auf einem Schreiber zu registrieren. Aufgrund des unterschiedlichen Latenzverhaltens beider Komponenten ist dadurch im allgemeinen ein eindeutiger Reflexnachweis möglich. So stellt das Auftreten des gegenphasigen Artefakts in der Praxis eine bedeutsame Fehlerquelle bei der Interpretation der Befunde dar, die durch sorgfältige Registrierung der Balanceanzeige ausgeschlossen werden kann.

6.1. Topische Diagnostik

Die *Stapediusreflexschwelle* liegt beim Normalhörigen in den Hauptsprachfrequenzen (0.5, 1, 2 und 4 kHz) bei etwa 80 dB HL. Dieser Wert gilt für Stimulation mit Sinustönen. Bei Verwendung von Rauschsignalen zur Reflexauslösung findet man die Reflexschwelle bereits bei geringeren Pegeln. Das Aufsuchen der Reflexschwelle soll bei einem mittleren Pegel (etwa 70 dB) beginnen, um die akustische Belastung des geprüften Ohres möglichst gering zu halten. *Beschallt wird das zu untersuchende Ohr, während die Sonde im Gegenohr nur dem Reflexnachweis dient.* Anders als bei der Tympanometrie hat das Sondenohr bei der kontralateralen Reflexauslösung also nur Monitorfunktion. Insofern beziehen sich die Befunde jeweils auf das Hörvermögen des beschallten Ohres.

Der Nachweis des Reflexes erfolgt im einfachsten Fall durch Beobachtung des Balancemeters. Wenn bei Stimulierung des Reizohres eine deutlich sichtbare, reproduzierbare Impedanzänderung registriert wird, muß dies als Zeichen der Stapediusreflexauslösung gedeutet werden. Eine verläßlichere Möglichkeit des Reflexnachweises bietet die Registrierung

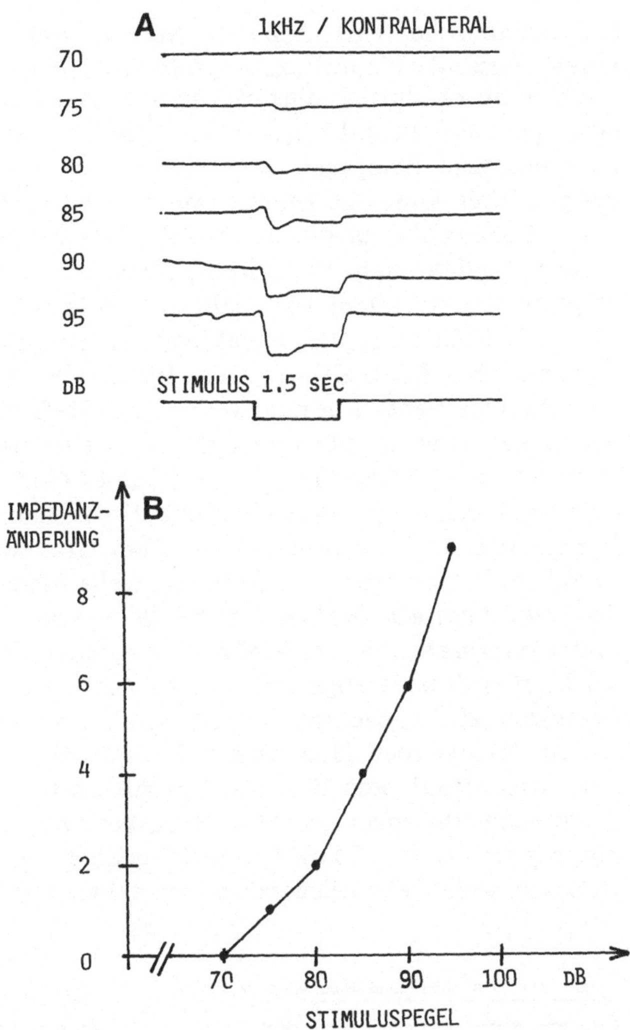

Abb. 7. Kontralateral ausgelöster akustischer Stapediusreflex bei normalem Gehör: **A** Zeitlicher Impedanzverlauf bei Reflexauslösung mit unterschiedlichen Stimuluspegeln. **B** Eingangs-Ausgangs-Kennlinie des Stapediusreflexes

von Impedanzänderungen mittels Schreiber. In Abb. 7 A ist der Reflexnachweis für ein normales Ohr dargestellt. Bei 75 dB HL (1 kHz) ist der Reflex in diesem Fall bereits schwellenhaft nachweisbar. Die *Reflexamplitude wächst mit steigendem Reizpegel.* Bei Stimuluspegeln oberhalb 100–110 dB zeigt die Reflexamplitude ein Sättigungsverhalten, d.h. die Amplitude wächst bei steigender Reizintensität nicht mehr oder nur noch unwesentlich an. In Abb. 7 B ist die registrierte Impedanzänderung (aus Abb. 7 A) in Abhängigkeit vom Stimuluspegel aufgetragen, wodurch das dynamische Verhalten des Stapediusreflexes im überschwelligen Bereich besonders eindrucksvoll demonstriert wird.

Wie die Erfahrung lehrt, ist die Reflexauslösung von der im Innenohr erzielten Lautheit abhängig. Diese Größe der subjektiven Lautheit wird einerseits vom Reizpegel, andererseits aber auch von den Eigenschaften des geprüften Ohres bestimmt. Daher bietet sich die Messung der Stapediusreflexschwelle für die Diagnostik überschwelliger Gehöreigenschaften – insbesondere den *Rekruitmentnachweis* – unmittelbar an. Dieser objektive Rekruitment-Test geht auf Metz (10) zurück und stellt eine wertvolle Ergänzung der subjektiven topodiagnostischen Tests dar. Bei vorhandenem Lautheitsausgleich findet man trotz abgesenkter Hörschwelle eine nahezu normal verlaufende Reflexschwelle. In solchen Fällen rücken Hörschwelle und Reflexschwelle oft auf 20–30 dB zusammen. Wie das Beispiel in Abb. 8 (rechtes Ohr) zeigt, findet man dieses Phänomen häufig im Bereich hoher Frequenzen. Als Kriterium für das Vorliegen eines Rekruitments kann ein Grenzwert von 60 dB Abstand zwischen Hörschwelle und Reflexschwelle dienen. *Ist die Differenz beider Schwellenwerte geringer als 60 dB, so kann das als Rekruitmentäquivalent interpretiert werden.* Wie im folgenden noch ausgeführt wird, sind solche rekruitmentartige Phänomene auch bei manchen zentralen Hörstörungen zu beobachten (6). Ermittelt man einen Abstand von mehr als 60 dB zwischen Hör- und Reflexschwelle, so spricht das gegen ein Rekruitment auf dem Reizohr. Das gilt auch für das Beispiel einer Hörnervenschwerhörigkeit in Abb. 8 (linkes Ohr), wo die Reflexauslösung mit Pegeln bis zu 120 dB HL nicht gelingt. Die Befunde bezüglich der Reflexschwelle bei vorliegendem bzw. fehlendem Lautheitsausgleich fügen

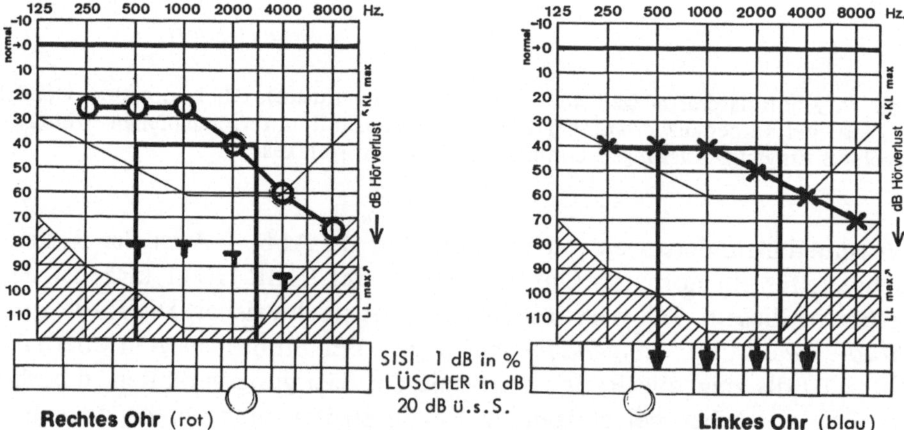

Abb. 8. Hörschwelle und Stapediusreflexschwelle für Sinustöne bei Metz-Rekruitment *(rechtes Ohr)* und Hörnervenschwerhörigkeit *(linkes Ohr)*

sich gut in das Bild der subjektiven, überschwelligen Prüfungen ein (4). So kann die Reflexauslösung bei relativ geringen Reizpegeln ebenso als Zeichen einer herabgesetzten Unbehaglichkeitsschwelle (Dynamikeinengung), wie auch als Hinweis auf ein steil ansteigendes Lautheitsempfinden im überschwelligen Bereich gelten.

Wie bereits angedeutet, findet man jedoch auch bei solchen Hirnstammschwerhörigkeiten, deren Ursache oberhalb des Reflexbogens lokalisiert ist, normal verlaufende Reflexschwellen, die bei abgesenkter Hörschwelle ein Rekruitment vortäuschen. Deshalb ist es notwendig, die Befunde der Stapediusreflexaudiometrie mit denen subjektiver, topischer Tests (z.B. SISI-Test, Fowler-Test, Langenbeck-Geräuschaudiometrie usw.) zu korrelieren. Sprechen die Ergebnisse dieser Prüfungen für eine cochleäre Läsion, dann ist ein verringerter Abstand zwischen Hör- und Reflexschwelle als Ausdruck eines Lautheitsausgleichs aufzufassen. Andernfalls muß an das Vorliegen einer höher liegenden Hirnstammläsion gedacht werden. Insofern ist der Stellenwert des Metz-Rekruitments nicht höher anzusetzen als die Aussagekraft subjektiver, überschwelliger Tests.

Neben der Beurteilung der Reflexschwelle unter dem Aspekt der Rekruitmenterkennung ist auch der *qualitative Nachweis der kontra- und ipsilateralen Stapediusreflexe* von hohem differentialdiagnostischem Wert. Der Ausfall oder das Auftreten der kontra- und ipsilateralen Reflexe kann in verschiedenen Konstellationen beobachtet und unter Berücksichtigung der akustiko-fazialen Stapediusreflexverbindungen topodiagnostisch nach Lehnhardt (6) interpretiert werden. Bei der Bewertung der Befunde muß jedoch auch hier daran gedacht werden, daß das Vorliegen einer Mittelohrschwerhörigkeit auf dem Sondenohr den Reflexnachweis unmöglich macht.

Die Erkennung eines *raumfordernden Prozesses* im Bereich der Hörbahn gelingt im Anfangsstadium der Erkrankung, sofern der Reflex noch auslösbar ist, durch *Stapediusreflexregistrierung während längerer akustischer Belastung.* Wie zuerst von Anderson et al. (1) berichtet wurde, findet man in Fällen mit Akustikustumor bei Sinustonbeschallung über 10 s einen pathologischen *Reflexschwund* in den Frequenzen 0.5 und 1 kHz. Wenn die Reflexamplitude innerhalb der ersten 5–6 s auf die Hälfte ihres Anfangswertes absinkt, ist dieser Befund als Hinweis auf das Vorliegen eines raumfordernden Prozesses im Bereich der Hörbahn anzusehen. Ein entsprechender Reflexschwund in den Frequenzen oberhalb 1 kHz (z.B. 2 und 4 kHz) ist dagegen nicht als pathognomonisch einzustufen, denn auch in Fällen von normalem Gehör oder bei Schwerhörigkeit anderer Natur werden in diesen Frequenzen erhebliche Reflexschwundphänomene beobachtet. Für die Untersuchung des Stapediusreflexschwundes ist die Registrierung der Impedanzänderung während der Stimulierung (10 s) mittels Schreiber erforderlich. Die visuelle Kontrolle des Balancemeters ist für eine geeignete Dokumentation und eine sichere Beurteilung des Befundes unzureichend. Selbstverständlich beziehen sich die Befunde bezüglich des Reflexschwundes auf das Reizohr, während das Sondenohr ausschließlich dem Nachweis dient. Die Registrierung eines auffälligen Reflexschwundes bei Akustikusneurinomen paßt sich, ebenso wie die Beobachtungen hinsichtlich der Reflexschwelle bei Lautheitsausgleich, zwanglos in die subjektiv gemessenen Befunde ein. Denn man findet in diesen Fällen auch subjektiv einen pathologischen Schwellenschwund als Ausdruck einer krankhaften Ermüdbarkeit des Gehörs.

6.2. Fazialisdiagnostik

Ein weiteres Indikationsgebiet für die Stapediusreflexprüfung ist die Funktionsprüfung des Nervus facialis, der den efferenten Schenkel des Reflexbogens bildet. So liefert das Auftreten bzw. das Ausbleiben des akustisch ausgelösten Stapediusreflexes wertvolle Hinweise über den Sitz der Lähmung bei peripheren Fazialisparesen. Häufig ist die Parese jedoch nicht eng umschriebener Natur, so daß die qualitative Reflexprüfung den Sitz der Lähmung nicht eindeutig erkennen läßt (6).

6.3. Abschätzung des Hörvermögens

Wie bereits dargelegt, ist der Stapediusreflex bei Normalgehör mit Sinustönen von etwa 80 dB HL auslösbar. Dieser Zusammenhang zwischen Hörschwelle und Reflexschwelle ist aber nicht auf pathologische Fälle übertragbar. Insbesondere ist das Vorliegen eines Rekruitments mit einer Annäherung der Hörschwelle an die Reflexschwelle verbunden. Aus diesem Grunde ist eine *direkte Berechnung der Hörschwelle aus der Reflexschwelle nicht möglich.* Da die Auslösung des Reflexes von der subjektiven Lautheit abhängt, die sich dem Reizohr mitteilt, ist zumindest folgende Schlußfolgerung zulässig: *Wenn der Reflex durch akustische Reizung eindeutig auslösbar ist, dann ist das beschallte Ohr mit Sicherheit nicht absolut taub.* Selbstverständlich darf das Ausbleiben des Reflexes nicht als Ausdruck einer Taubheit auf dem Reizohr aufgefaßt werden.

Darüber hinaus sind verschiedene Verfahren bekannt, die eine grobe Kalkulation der Hörschwelle aus der Reflexschwelle erlauben. An dieser Stelle sei das Verfahren nach Niemeyer und Sesterhenn (12) erwähnt, das auf der Ermittlung der gemittelten Reflexschwelle (0.5, 1, 2, 4 kHz) bei Sinustonreizung SRS_{SINUS} und der Reflexschwelle für weißes Rauschen SRS_{WR} basiert. Unter Zugrundelegung dieser Größen berechnet sich der mittlere Hörverlust HV als

$$HV = SRS_{SINUS} - 2{,}5\,(SRS_{SINUS} - SRS_{WR}).$$

Diese Beziehung liefert für pancochleäre Hörverluste gute Näherungswerte, während man bei abfallender Reflexschwelle weniger exakte Angaben erhält. Auf diesem Wege ist zumindest eine grobe Klassifizierung des Hörvermögens bei nicht kooperativen Patienten wie Kindern, Ausländern, Simulanten o.ä. möglich. So stellt die Messung der Stapediusreflexschwelle auch unter diesem Gesichtspunkt eine interessante Erweiterung der diagnostischen Möglichkeiten einer HNO-Fachpraxis dar.

7. Fehlerquellen

Neben den beschriebenen, vielfältigen diagnostischen Möglichkeiten birgt die Impedanzaudiometrie auch verschiedene Fehlerquellen, die bei kritikloser Bewertung der Befunde leicht zu Fehldiagnosen führen können. Grundvoraussetzung einer artefaktfreien Impedanzprüfung ist der *luftdichte Abschluß des Gehörgangs durch die Meßsonde,* die möglichst koaxial im äußeren Gehörgang liegen soll. Das Einsetzen der Sonde in den Gehörgang sollte unter leichter Drehung erfolgen, wobei die Ohrmuschel nach hinten oben gezogen wird. Für den luftdichten Abschluß ist die Wahl eines geeigneten Paßstopfens erforderlich. Sollte eine Abdichtung mittels der mitgelieferten Paßstopfen nicht möglich sein, so bietet sich die Verwendung eines aufblasbaren Ohrstöpsels an. Solche Dichtungsstopfen können entweder bei den jeweiligen Vertriebsfirmen bezogen werden oder für manche Fabrikate aus aufblasbaren Gummimanschetten geeigneter Größe (Kindertrachealkanülen) selbst angefertigt werden. Mit Hilfe solcher Maßnahmen kann der Gehörgang schallhart abgedichtet werden, ohne daß dadurch zusätzliche Fehlerquellen auftreten.

Im übrigen muß die Meßsonde so im äußeren Gehörgang liegen, daß der Sondenton aufs Trommelfell auftrifft (2). Liegt dagegen die Sonde an der Wandung des Gehörgangs an, so trifft der Meßschall auf die Gehörgangswand statt aufs Trommelfell. Die Folge ist ein flach verlaufendes Tympanogramm, welches irrtümlich als Ergußtyp eingestuft werden könnte. Ähnliche „Tympanogramme" registriert man mit einer Sonde, deren Öffnung mit Cerumen verstopft ist. In beiden Fällen sind die schallharten Wandungen und das geringe eingeschlossene Volumen Ursache der Fehlmessung. *Regelmäßige Reinigung und Kontrolle der Meßsonde* sowie otoskopische Inspektion der Trommelfelle und Gehörgänge reduzieren die Zahl der Fehlmessungen auf ein Minimum. Absolut flach verlaufende tympanometrische Kurven ohne die Andeutung eines Anstieges im negativen Druckbereich sind in jedem Fall als Artefakt anzusehen. Bei Impedanzmeßgeräten, die das Gehörgangsvolumen analog oder digital anzeigen, sind Tympanogramme bei einem Volumen von weniger als 0,1 cm^3 ebenfalls als Fehlmessung einzuordnen. Das gilt insbesondere dann, wenn es sich um die Untersuchung eines Erwachsenen handelt, wo mit größeren Gehörgangsvolumina gerechnet werden muß.

Ferner darf die Gipfelhöhe im Tympanogramm als diagnostisches Kriterium nicht überfordert werden. So liefert die Tympanometrie nicht in allen Fällen eine eindeutige Differenzierung zwischen einer Otosklerose und einem Adhäsivprozeß (2). Das ist besonders bei atrophischen Trommelfellen gegeben, wenn sich Komponenten, die zu einer Kompleanzerhöhung beitragen, gegenläufigen Effekten (Otosklerose usw.) überlagern. Auch aus diesem Grunde sollte das Tympanogramm immer unter Einbeziehung des otoskopischen Befundes ausgewertet werden.

Auf einige Möglichkeiten der Fehlinterpretation bei der Stapediusreflexauslösung wurde bereits in Abschnitt 6 hingewiesen. Dabei ist insbesondere bei ipsilateraler Auslösung das Auftreten des gegenphasigen Artefakts bei Pegeln oberhalb 100 dB zu beachten. Dieser Effekt bewirkt Ausschläge am Balancemeter im Sinne einer Impedanzminderung, die sich somit gegenphasig zu Impedanzänderungen durch Reflexauslösung verhalten. Die biologische Antwort läßt sich vom Artefakt aufgrund des unterschiedlichen Zeitgangs trennen. Während der gegenphasige Artefakt unmittelbar mit Reizeinsatz auftritt, weist der akustisch ausgelöste Stapediusreflex eine deutlich meßbare Latenz auf.

Gleiches gilt bei Reizende. Durch Registrierung der Impedanzänderung mittels Schreiber ist im allgemeinen eine eindeutige Differenzierung beider Komponeten möglich. Im übrigen bietet die Dokumentation der Reflexantwort auf einem angeschlossenen Schreiber auch bei kontralateraler Reizung die Möglichkeit, die Reflexschwelle sicherer zu erkennen, als das bei visueller Kontrolle des Balancemeters möglich ist.

Eine weitere Fehlerquelle bei der Interpretation von Reflexbefunden stellen *Mittelohrläsionen auf dem Sondenohr* dar. Deshalb ist ein weitgehend normales Tympanogramm auf dem Sondenohr Voraussetzung für den sicheren Nachweis des Stapediusreflexes. Andernfalls mag der Reflex wohl akustisch auslösbar sein, die Registrierung gelingt jedoch nicht, weil die krankhaft veränderten Mittelohrverhältnisse eine Impedanzänderung in der Trommelfellebene verhindern. Ferner ist häufig eine Reflexermüdung insbesondere bei Stimulierung mit Frequenzen oberhalb 1 kHz zu beobachten. Dadurch kann die Reflexschwelle zu höheren Pegeln verschoben werden. Aus diesem Grunde sollte die *Reflexschwelle* unter Vermeidung überflüssiger Beschallung des zu prüfenden Ohres möglichst *zügig ermittelt* werden. Letztlich sollte bei der Beurteilung solcher Fälle, in denen der Abstand zwischen Hör- und Reflexschwelle weniger als 60 dB beträgt, nicht nur an ein Metz-Rekruitment, sondern auch an die Möglichkeit einer zentralen Läsion gedacht werden. Unter diesem Aspekt ist die Berücksichtigung von Befunden anderer überschwelliger Tests unbedingt erforderlich.

8. Schlußbemerkungen

Die Impedanzaudiometrie stellt für die klinische Gehördiagnostik bereits seit einigen Jahren ein wesentliches Element dar. Auf der Grundlage der klinischen Erfahrungen erscheint es sinnvoll und naheliegend, daß diese Form der objektiven Gehörprüfung nun auch zunehmend Eingang in das diagnostische Repertoire des niedergelassenen HNO-Facharztes findet. Diese Tendenz wird auch durch die Entwicklung geeigneter Impedanzmeßgeräte für die Fachpraxis seitens der Hersteller unterstützt. Selbstverständlich muß ein Impedanzmeßgerät, das in der Praxis eines Facharztes Verwendung finden soll, nicht unbedingt klinischen Anforderungen genügen. Die Erfahrung zeigt jedoch, daß auch der niedergelassene HNO-Facharzt über eine gewisse *Mindestausstattung* bei diesen Geräten verfügen muß. So erscheint zum Beispiel die *Anschaffung eines Schreibers* sowohl für die Tympanometrie als auch für die Reflexregistrierung unumgänglich, auch wenn die Investition für den Schreiber vergleichsweise hoch ist. Bei Geräten mit integriertem Schreiber erübrigen sich solche Erwägungen. Außerdem sollte sich der niedergelassene Facharzt nicht mit der Möglichkeit der ipsilateralen Reflexauslösung (evtl. nur bei einer Frequenz und festem Stimuluspegel) begnügen. Sofern das Impedanzmeßgerät nicht über ein eingebautes Audiometerteil verfügt, sollte die Möglichkeit der kontralateralen Reflexauslösung durch ein externes Audiometer gegeben sein. Dagegen erscheint die getrennte Messung der Impedanzkomponenten (Realteil und Imaginärteil) sowie die Wahlmöglichkeit zwischen zwei Sondentonfrequenzen für die fachärztliche Praxis aus heutiger Sicht verzichtbar.

Nachdem in diesem Beitrag die vielfältigen Möglichkeiten moderner Impedanzaudiometrie dargestellt worden sind, soll nicht versäumt werden, auch auf die Grenzen dieser Methoden hinzuweisen. Zum einen müssen die Fehlerquellen bekannt sein und dementsprechend sorgfältig ausgeschlossen werden. Andererseits muß aber auch einer kritiklosen Gläubigkeit in die technischen Möglichkeiten der Impedanzprüfung entgegengewirkt werden. Dabei sollte man nicht vergessen, daß die eigentliche Impedanzmessung wohl eine objektive Untersuchungsmethode darstellt, die frei von subjektiven Einflüssen ist, die Interpretation der Befunde jedoch besondere Sorgfalt erfordert. So wird die Impedanzmessung auch dem niedergelassenen HNO-Facharzt eine wertvolle Unterstützung im Rahmen der audiologischen Diagnostik bieten. Auf Anamnese, Otoskopie sowie andere audiometrische Prüfungen wird man bei der Bewertung der Impedanzbefunde jedoch nicht verzichten können.

Literatur

1. Anderson H, Barr B, Wedenberg E (1969) Intra-aural reflexes in retrocochlear lesions. In: Hamberger C-A, Wersäll J (eds) Nobel Symposium 10: Disorders of the skull base region, p 49
2. Dieroff H-G (1976) Fehlermöglichkeiten der Tympanometrie. HNO 24:439
3. Dishoeck HAE van (1938) Das Pneumophon. Ein Apparat zur Druckbestimmung im Mittelohr. Arch Ohr Nas Kehlk Heilk 144:53
4. Fleischer K, Kießling J (1980) Topodiagnostische Audiometrie. In: Ganz H (Hrsg) HNO-Praxis Heute, Bd I, S 1
5. Guillerm R, Riu R, Badré R, Le Den R, Heé J (1971) Pathophysiologische Aspekte der oberen Luftwege: Nase, Nasennebenhöhlen, Ohrtrompete. Arch Klin Exp Ohr Nas Kehlk Heilk 199:1
6. Lehnhardt E (1978) Praktische Audiometrie. Thieme, Stuttgart
7. Lehnhardt E (1979) Physiologie der Schalleitung einschließlich Ohrtrompete. In: Berendes J, Link R, Zöllner F (Hrsg) Hals-Nasen-Ohren-Heilkunde, Bd V, Ohr I. Thieme, Stuttgart
8. Lehnhardt E (1980) Pathophysiologie der Schalleitung einschließlich Ohrtrompete. In: Berendes J, Link R, Zöllner F (Hrsg) Hals-Nasen-Ohren-Heilkunde, Bd VI, Ohr II. Thieme, Stuttgart
9. Metz O (1946) The acoustic impedance measured on normal and pathological ears. Acta Otolaryngol [Suppl] (Stockh) 63:1
10. Metz O (1952) Threshold of reflex contractions of muscles of middle ear and recruitment of loudness. Arch Otolaryngol 55:536
11. Münker G (1972) Funktionsanalyse der Tuba Eustachii. Habilitationsschrift, Freiburg
12. Niemeyer W, Sesterhenn G (1974) Calculating the hearing threshold from the stapedius reflex threshold for different sound stimuli. Audiology 13:421
13. Opitz H-J (1972) Grundlagen und Methoden der Impedanzmessung. Audio-Technik 19:9
14. Opitz H-J, Wedel H v (1978) Unsere Erfahrungen mit der Tubenmanometrie bei chronischen Mittelohrentzündungen. 1. Teil: Laryngol Rhinol Otol (Stuttg) 57: 210; 2. Teil: Laryngol Rhinol Otol (Stuttg) 57:313
15. Politzer A (1870) Therapie der beweglichen Exsudate in der Trommelhöhle. Wien Med Wochenschr 35
16. Schuster K (1934) Eine Methode zum Vergleich akustischer Impedanzen. Phys Z 35:408
17. Terkildsen K, Scott Nielsen S (1960) An electroacoustic impedance measuring bridge for clinical use. Arch Otolaryngol 72:339
18. Thullen A (1979) Prüfung von Tubenfunktion und Paukendruck. In: Berendes J, Link R, Zöllner F (Hrsg) Hals-Nasen-Ohren-Heilkunde, Bd V, Ohr I. Thieme, Stuttgart
19. Toynbee J (1860) The diseasis of the ear. Churchill, London
20. Valsalva AM (1704) Tractatus de aure humana. Bolognia
21. Zöllner F (1942) Die Ohrtrompete. Springer, Berlin
22. Zwislocki J (1963) An acoustic method for clinical examination of the ear. J Speech Hear Res 6:303

Septumplastik oder Killiansche Resektion
Eine kritische Betrachtung aus der Praxis

H. Ganz

1. Einleitung . . . 83
2. Indikationen der Septumplastik . . . 85
3. Bedenken gegen die grundsätzliche Anwendung der Septumplastik . . . 86
4. Eigenes Vorgehen . . . 90
   4.1. Reimplantation ins hintere Septum . . . 91
   4.2. Fixation des operierten Septums . . . 92
   4.3. Korrektur des Knorpelsattels . . . 92
   4.4. Septumoperationen bei Kindern . . . 93
5. Zusammenfassung . . . 94
Literatur . . . 95

1. Einleitung

Seitdem um die Jahrhundertwende O. Freer in den Vereinigten Staaten und G. Killian in Deutschland voneinander unabhängig die *submuköse Fensterresektion der Nasenscheidewand* entwickelt haben, gehören Septumoperationen zu den von niedergelassenen Hals-Nasen-Ohrenärzten am häufigsten ausgeführten Eingriffen.

Um äußere Entstellungen zu vermeiden, muß man bei der submukösen, besser gesagt, subperichondrialen Septumresektion bekanntlich vorne und oben einen Knorpelrahmen erhalten (Abb. 1). Somit lassen sich vorne und oben gelegene Verbiegungen mit dieser Methode nicht befriedigend korrigieren.

Insbesondere die Korrektur von *Luxationen und Subluxationen* der Septumvorderkante ist ein Problem. Nimmt man den Knorpel bis zur Vorderkante weg, opfert man die Stütze für die Nasenspitze und riskiert ein Absinken derselben (Jacobs 1978), läßt man dabei unter dem Nasenrücken zuviel Knorpel stehen, wird die Atmung nicht frei.

Etwas günstiger ist die Methode, die mir von Hellmut Uffenorde beigebracht wurde: Man operiert zunächst das hintere Septum in typischer Weise, in der Regel von der Gegenseite der Subluxation aus. Dann macht man auf der Subluxationsseite einen neuen Schnitt – auf die Vorderkante zu – und entfernt den schräg stehenden Knorpel so, daß zwischen dieser und der hinteren Resektion eine Spange in ganzer Höhe stehen bleibt. Ganz befriedigen konnte dieses Vorgehen allerdings auch nicht.

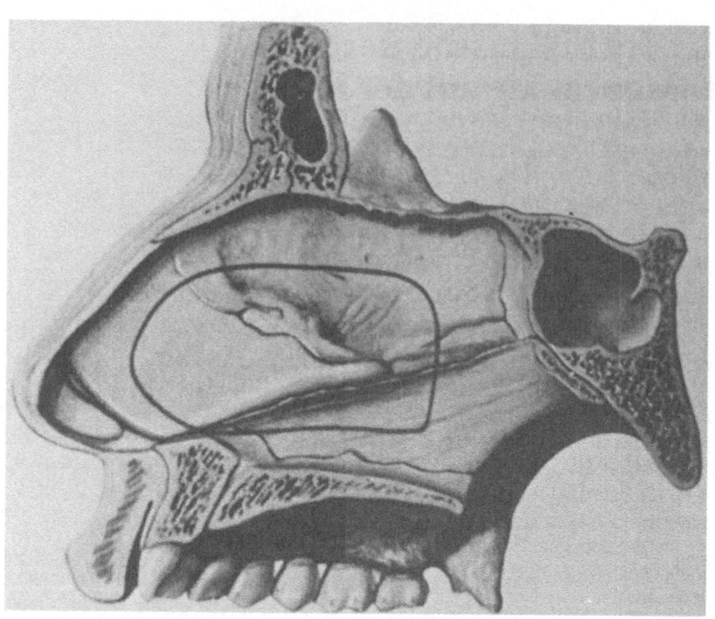

Abb. 1. Septumresektion nach Killian, Ausdehnung des zu resezierenden Bereiches. (Nach Passow 1926)

In den 50er Jahren begann man deshalb, eine neue Gruppe von Eingriffen zu entwickeln, die sogenannten *Septumplastiken*. Literatur siehe bei Denecke-Meyer (1964).

Während die Devise der Killianschen Septumresektion lautet: entfernen, was verbogen ist, gilt für die Septumplastiken der Leitsatz: möglichst weitgehende *Erhaltung des Vierecksknorpels*, nur soviel resezieren, wie unbedingt nötig. Von den zahlreichen angegebenen Techniken ist in der Bundesrepublik besonders die von Cottle (1958) bekannt geworden, dank der unermüdlichen Aufklärungsarbeit von Masing (1974, 1977).

Im Prinzip kann man jedes Septum nach Cottle operieren. Zudem lockt die weit höhere Punktzahl der Gebührenordnung gegenüber der althergebrachten „Resektion mit Leiste" (1660 : 739). Er erhebt sich deshalb die Frage: Brauchen wir die Killiansche Operation überhaupt noch, ist sie veraltet oder gar obsolet?

Im folgenden sei versucht, diese Frage nach 8jähriger Anwendung beider Verfahren in der eigenen HNO-Kassenpraxis zu beantworten und die dabei erarbeitete Indikationsstellung und Modifikation der Cottle-Technik vorzulegen.

2. Indikationen der Septumplastik

Die Nasenscheidewandoperation *muß* heute in Form der Septumplastik ausgeführt werden bei

1. allen *Knorpeldeformierungen im vordersten und vorderen/oberen Septumabschnitt* (Regionen 1 und 2 nach Masing), insbesondere bei Subluxation und Luxation der Vorderkante vom Vomer (Abb. 2), bei Septumfrakturen mit vertikaler Knickbildung, Stenose der sogenannten inneren Nasenklappe zwischen Dreiecksknorpel und Lamina quadrangularis des Septums (Winkel normalerweise 10–15°, siehe Abb. 2),
2. bei der Operation einer rein *knorpeligen Schiefnase,*
3. grundsätzlich im Rahmen der *korrigierenden Nasenplastik.*

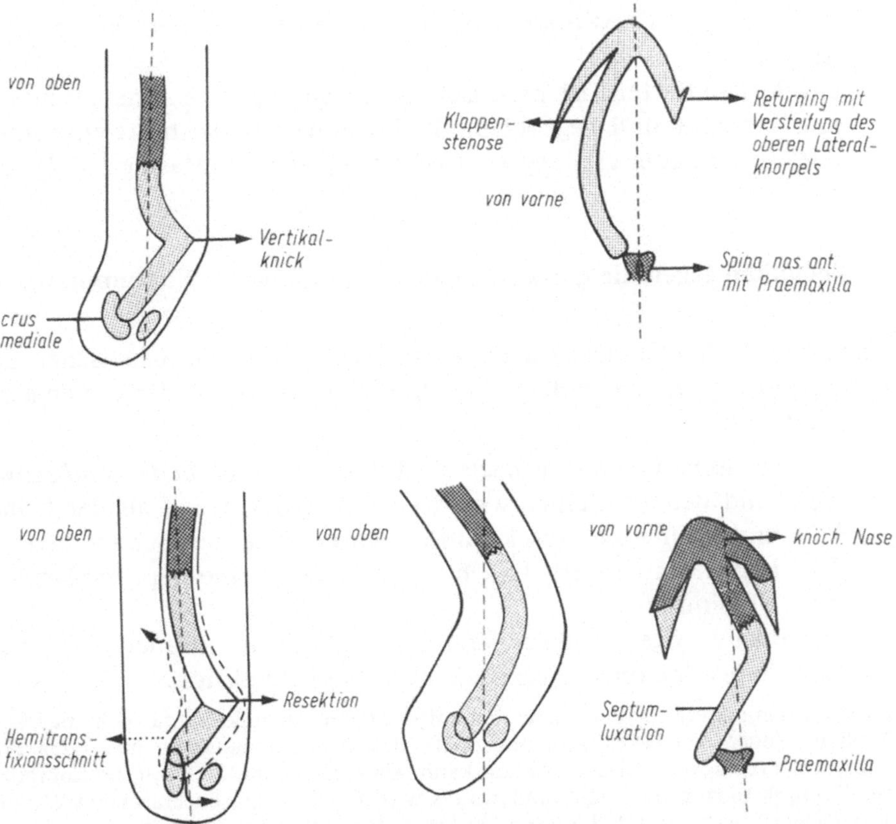

Abb. 2. Indikationen zur Septumplastik (nach Ey 1972). *Linke Reihe:* vertikale Knickbildung bei traumatischer Deviatio, darunter die Korrektur. *Rechts:* Septumdeviation im vorderen Anteil mit Subluxation und Stenose der inneren Nasenklappe rechts. *Unten rechts:* Schiefnase mit Septumluxation nach rechts, Ansicht von oben und vorn

Die Septumplastik *kann* ausgeführt werden bei

4. Verbiegungen im hinteren Nasenabschnitt, das heißt der bisherigen Domäne des Resektionseingriffs,
5. als alleinige Korrektur bei *Deformierung des vordersten und hinteren Septumabschnittes gleichzeitig* (ein sehr häufiger Befund).

Die Septumplastik eignet sich *nicht*

6. für *Knorpelentnahmen* für plastische Operationen wie Sattelnasenkorrektur, Orbitabodenplastik, Stimmlippenverlagerung,
7. als *Zugangseingriff* für die perseptale Keilbeinhöhlen- und Hypophysenoperation.

Folgende *Nachteile der Resektionsoperation* entfallen bei der Septumplastik:

a) es gibt kaum Septumperforationen
b) die Neigung zu postoperativer Schleimhauttrockenheit und -atrophie ist geringer
c) ein Septumflattern ist praktisch ausgeschlossen, wenn man sehr sparsam reseziert und gegebenenfalls im hinteren Abschnitt entnommenes Leistenmaterial plangeschlagen reimplantiert (Masing 1977).

3. Bedenken gegen die grundsätzliche Anwendung der Septumplastik

Nach dem bisher Gesagten schiene eine Ausdehnung des plastischen Operierens am Septum sinnvoll. Dennoch seien hiergegen Bedenken angemeldet, und zwar

- die plastische Operation nach Cottle ist *technisch bedeutend schwieriger* und bedeutet einen *weit größeren Zeitaufwand* als der Killian. Während man eine Resektionsoperation mittlerer Schwierigkeit in 15 bis 30 Minuten erledigt, braucht man für eine Septumplastik 45 bis 120 Minuten;
- es ist schwieriger, mit der Septumplastik ein funktionell und kosmetisch gutes Ergebnis zu erzielen als mit der Resektion.

Dieses Dilemma ergibt sich immer bei aufwendigen Techniken und nicht nur in der Medizin. Jeder Amateurphotograph weiß, daß man mit einer hochwertigen Profikamera hervorragende Bilder machen kann, aber nur, wenn man mit der komplizierten Technik umzugehen weiß, andernfalls wird das Ergebnis enttäuschend. Mit einer Box dagegen macht fast Jedermann für den Alltag brauchbare Photos.

Die *Begründung* im einzelnen für die zweite Behauptung ist die folgende:

a) Man wirft der Killianschen Operation vor, daß die *Gefahr einer iatrogenen Knorpelsattelbildung* bestehe, auch als *Spätfolge* (Abb. 3),

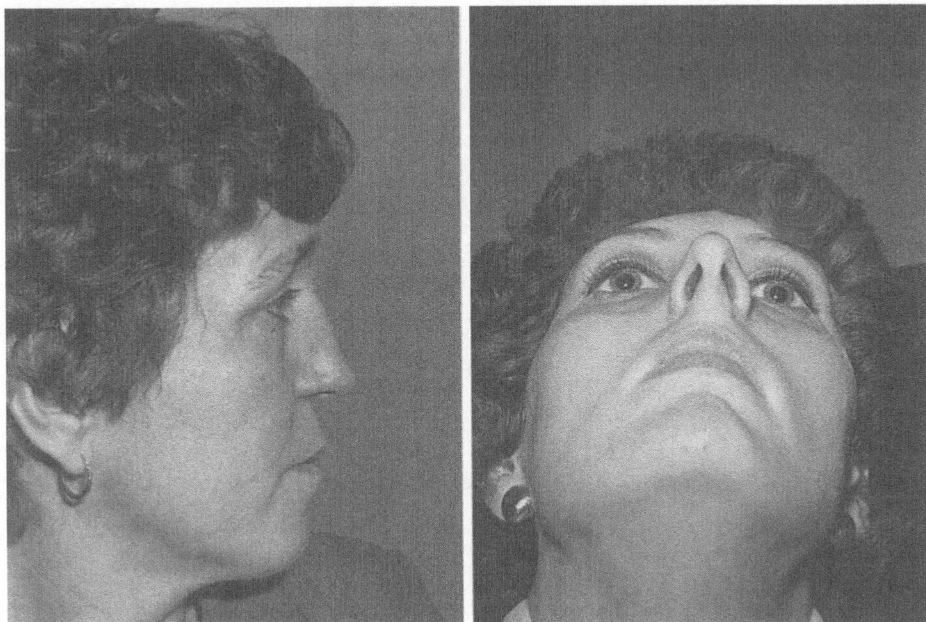

Abb. 3. Typische knorpelige Sattelnase als Spätfolge einer Killianschen Resektion

Abb. 4. Sogenannte Spannungsnase. Das Nasengerüst ist im ganzen hoch und schmal, die Nasenlöcher sind schlitzförmig und neigen zum Ansaugen

und zwar infolge Abreißens der knorpeligen Septumstütze vom knöchernen Nasengerüst oder auch wegen Belassens von zu wenig Knorpel unter dem Nasenrücken. Bei der Septumplastik dagegen bestünde diese Gefahr kaum. Ich meine, es ist nahezu umgekehrt. Gerade bei der Septumplastik kann sehr leicht ein Sattel entstehen.

Beim Resektionseingriff wird, wie eingangs betont, bewußt der Knorpelrahmen vorne und oben erhalten. Ein Einsinken der Knorpelnase kann nur dann resultieren, wenn dieser Rahmen *versehentlich* unterbrochen bzw. zu schwach gewählt wird. Bei der Septumplastik hingegen arbeitet man *bewußt* imBereich auch dieses Knorpelrahmens, unterbricht ihn sogar durch *horizontale und vertikale Exzisionen.*

Im einzelnen besteht bei der Septumplastik die Gefahr einer Sattelbildung, wenn bei der *basalen Knorpelstreifenexzision* (Abb. 5) zuviel Material entfernt wurde. Die ausgiebige basale Knorpelexzision hat ja den Effekt eines Absenkens der Knorpelnase, was besonders bei der sogenannten *Spannungsnase* (Abb. 4) zum Operationsplan gehört.

Besonders nachteilig wirkt es sich aus, wenn *hinter* einer vertikalen Knorpelin- bzw. -exzision mehr Knorpel weggenommen wurde als *davor.* Dann entsteht nämlich hinter einer relativ hoch stehenden Spitze zwangsläufig ein Knorpelsattel. War schon vorher ein leichter knöcherner *Höcker*

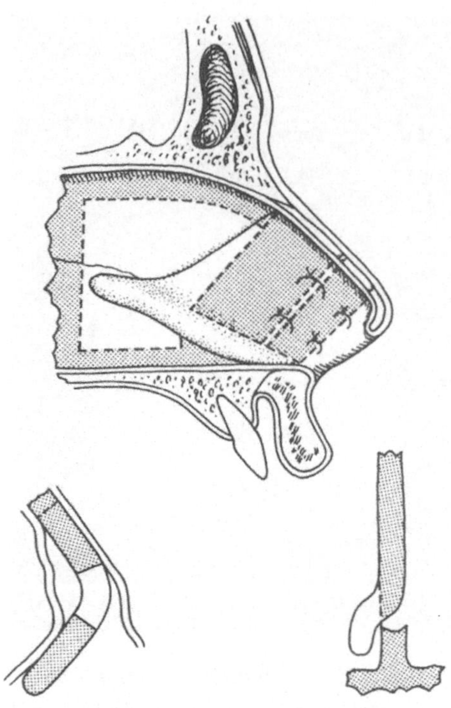

Abb. 5. Die Technik des Verfassers bei Notwendigkeit einer Septumplastik (aus H. Ganz, Hals-Nasen-Ohrenheilkunde, Reihe Tropon, 2. Aufl. 1978). Im Bereich des Vierecksknorpels nur basale und vertikale Streifenexzision, dahinter ausgiebige Resektion bis zum Ende der meist eine Spina bildenden Verbiegung. Die Naht im Bereich der Vertikalexzision kann weggelassen werden

vorhanden, so wird dieser zusätzlich unschön *akzentuiert.* Der gleiche Negativeffekt ergibt sich, wenn man den *Vomer* zu weit nach vorne reseziert. Im Bereich des Vierecksknorpels darf diese wichtige Stütze nur verschmälert, nicht aber ganz weggenommen werden.

Ein Sattel kann weiterhin entstehen, wenn die *vertikale Knorpelstreifenexzision* aus der Lamina quadrangularis zwecks Wegnehmens von Überschüssen oder Zurücksetzens der Nasenspitze (Abb. 5) nicht genau rechteckig gemacht wird, sondern dreieckig mit Basis oben bzw. sinngemäß trapezförmig. Es entsteht dann ein *stumpfer Winkel* der Septumoberkante und damit des knorpeligen Nasenrückens. Natürlich kann man in einem solchen Fall Knorpel unter die Haut des Nasenrückens reimplantieren, man muß es sogar, aber auch das will gekonnt sein.

Einige Autoren (Becker 1951, Farrior 1974, Poncet 1978, Salinger 1955) ziehen den Vertikalschnitt im Vierecksknorpel nicht ganz bis zum Nasenrücken durch. Sie vermeiden so eine unerwünschte Profiländerung, erreichen aber andererseits nicht den oft unerläßlichen *Schwingtüreffekt,* das heißt die freie Beweglichkeit des vordersten Septumabschnittes um eine vertikale Achse. Ich meine, daß eine Septumplastik, bei der die vertikale Inzision bzw. Exzision nicht erforderlich ist, auch als Gesamteingriff nicht indiziert ist. Man kommt in solchen Fällen mit der Killianschen Resektion aus.

b) Die vertikale Knorpelexzision bedeutet immer ein *Zurücksetzen der Nasenspitze.* Tut man des Guten zuviel, resultiert eine unerwünschte *Stupsnase.* Bei in dieser Hinsicht gefährdeten Patienten (präoperatives Profil beachten!) inzidiert man besser nur und nimmt nichts heraus, oder aber man entfernt ein schmales Knorpeldreieck mit Basis *unten.*

c) Bedeutet zu ausgiebige Knorpelstreifenresektion eine u.U. unerwünschte Profiländerung, so kann andererseits *zu sparsame Exzision zu Restverbiegungen führen.* Auch können sich die Knorpelränder am Vertikalschnitt übereinander schieben. So manches kunstvoll plastisch operierte Septum ist später vom älteren Kollegen nach Killian „in Ordnung gebracht" worden.

Macht man sich diese Vorbehalte zu eigen, so muß man von einer übermäßigen Ausdehnung des plastischen Operierens am Septum eher abraten. Die „alte" Killiansche Resektion ist nicht obsolet (Bull 1980, Sénechal 1978). Es bleiben ihr an *Indikationen* aus der eingangs aufgestellten Liste

(4) die sogenannten wachstumsbedingten Deviationen und Leisten, sofern keine Subluxation der Vorderkante oder knorpelige Schiefnase besteht,
(6) Knorpelentnahme,
(7) Zugangsoperation zu Keilbeinhöhle und Hypophyse.

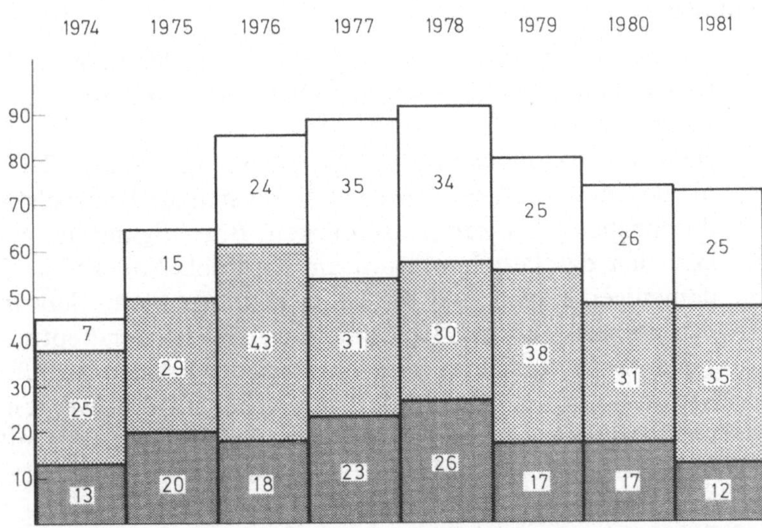

Abb. 6. Häufigkeitsverteilung von Septumplastik und Resektion unter 599 vom Autor als Belegarzt ausgeführten Scheidewandoperationen. *Dunkel:* korrigierende Nasenplastiken mit Septumplastik. *Gerastert:* Septumplastik allein. *Leere Felder:* Septumresektionen

Abbildung 6 zeigt die *Häufigkeitsverteilung* von Cottle-Plastik und Killianscher Resektion unter insgesamt 599 von mir als Belegarzt ausgeführten Septumoperationen. Rechnet man die im Rahmen einer korrigierenden Nasenplastik ausgeführten Septumplastiken mit, so ergibt sich ein Zahlenverhältnis von ungefähr 2:1 zugunsten der Plastik, bei Ausklammerung dieser Gruppe etwa ein solches von 1:1.

Zu wenig hingewiesen wird auf die meines Erachtens sehr wichtige Tatsache, daß *Septumverbiegungen im vordersten Anteil häufig* – bei meinen Patienten sogar in der großen Mehrzahl – auch *mit Veränderungen des hinteren Septums verbunden* sind, zum Beispiel vorne Subluxation, hinten große Leiste. Diese Veränderungen hinten kann man oft erst nach *sorgfältiger Schleimhautabschwellung* sehen. Sie bedeuten ein zusätzliches Atemhindernis. Darüber hinaus können Septumdornen und -leisten durch *Muschelkontakt* reaktive Schwellungszustände mit ihren mittelbaren Folgen wie Kopfschmerzen auslösen (Ey 1972). Das Zurücklassen solcher Veränderungen stellt somit den Erfolg einer Septumplastik ernstlich in Frage.

4. Eigenes Vorgehen

Für diejenigen Fälle, bei denen gemäß den vorstehenden Ausführungen eine Septumplastik indiziert ist, habe ich mir folgendes Vorgehen angewöhnt:

– Im vorderen Nasenabschnitt, etwa der Ausdehnung des Vierecksknorpels entsprechend, plastische Operation entsprechend dem Cottleschen Verfahren:
  Hemitransfixionsschnitt rechts, obere und untere Tunnelung links, basale und – sofern erforderlich – vertikale Knorpelstreifenexzision durchgehend bis zum Nasenrücken, Begradigung des Vomer. Rechts lasse ich das Perichondrium am Knorpel. Andernfalls fällt einem in denjenigen Fällen, wo die Dreiecksknorpel vom Septum gelöst werden müssen (knorpelige Schiefnase) leicht der Septumknorpel entgegen. Sehr vorsichtig muß man bei der basalen Streifenexzision des Septumknorpels sein. Es darf nur soviel entfernt werden, daß der verbleibende Knorpel exakt und ohne Spannung gerade auf dem Vomer steht. In der Regel ist das nur die Knorpelleiste *neben* dem Pflugscharbein. Andernfalls droht ein Sattel.
  Bei Subluxation und Luxation der Vorderkante korrigiere ich nie durch größere Exzisionen von der Vorderkante selbst, sondern immer durch Vertikalexzision etwas weiter hinten. So wird an der Abstützung der Nasenspitze nichts Einschneidendes verändert.

– Im hinteren Septumanteil reseziere ich grundsätzlich nach Killian – außer wenn dieser Teil ausnahmsweise gerade ist – und höre nicht eher auf, bis der hinterste Teil der Verbiegung, in der Regel eine große Knorpelknochenspina, *im Ganzen* mit herausgekommen ist. Siehe Abb. 5.

4.1. Reimplantation ins hintere Septum

Schon für die Septumresektion ist (von Halle) vorgeschlagen worden, ein großes Stück Vierecksknorpel wieder einzusetzen. Bei der Septumplastik kommt die Reimplantation von Knorpelknochenbrei ins hintere Septum entsprechend dem Vorschlag von Masing in Betracht. Ich verzichte in der Regel darauf, und zwar aus folgenden Gründen:

a) Ein solches Vorgehen setzt völlige Unversehrtheit des Mukoperichondriums voraus, und zwar *auf beiden Seiten*, was sich oft genug nicht realisieren läßt.
b) Ein „Schlitz" im Mukoperichondrium auf einer Seite – frühere Operateure haben sogar empfohlen, ihn absichtlich anzulegen – ist eine gute Vorbeugung gegen das *Septumhämatom.* Ich habe diese unangenehme Komplikation der Scheidewandoperation bisher nur bei „schön", das heißt ohne Schleimhautläsion operierten Septen erlebt.
c) Das vielzitierte *Septumflattern* ist doch recht selten und kann zudem nach einiger Zeit von selbst verschwinden (Güttich).
d) Die Reimplantation verschenkt wieder einen Teil des durch die Resektion geschaffenen Platzes.
e) Die Gefahr von *Schleimhautatrophie und Krustenbildung* ist im hinteren Nasenabschnitt nicht so groß wie im Wetterwinkelbereich vorne um die Haut- und Schleimhautgrenze.
f) Selbst *Septumperforationen* werden im hinteren Nasenabschnitt meist reaktionslos ertragen.
   Nicht nur das, auch Perforationen vorne sind bei sonst normaler Schleimhaut kein Unglück, weshalb man die Indikation zur Verschlußplastik (Methoden siehe bei Ganz 1976a) auf Fälle mit pfeifender Perforation, Blutungsneigung und/oder Krustenbildung beschränken sollte.

Die *Kombination von Septumplastik und Resektionseingriff im hinteren Abschnitt* ist beileibe nicht neu. Sie wurde bereits zu Beginn der Ära der Septumplastiken von Becker (1951) sowie Goldman (1956) praktiziert, von Ey (1972) als Möglichkeit erwähnt, und auch Farrior (1974) macht eine – sparsame – Resektion hinten. Ein solches Vorgehen bietet sich einfach an und wird von manchem niedergelassenen Kollegen schon rein gefühlsmäßig bevorzugt. Aus diesem Kreis stammt auch die scherzhaft-treffende Bezeichnung *Cottlekillian.*

4.2. Fixation des operierten Septums

Zur Sicherung des Operationsresultates hat man immer neue Methoden der Fixierung angegeben, wie Schwammtamponade, Kunststoffplättchen, mehrschichtige Auflagen usw. Unbedingt nötig scheinen mir derartige besondere Maßnahmen nicht. Der niedergelassene HNO-Arzt braucht sich nicht umzustellen und kann im Prinzip die gleiche Tamponadetechnik anwenden wie beim Killian-Septum (z.B. je ein Streifchen Marbadaltamponade DUKA[1], 4 cm breit, für jede Nasenseite). Zu beachten scheint lediglich:

- Das Septum muß nach Beendigung des Eingriffes *von selbst* in der Mitte stehen. Die Tamponade dient nur der Fixierung und nicht einer nachträglichen Korrektur des Resultates.
- Andererseits darf das Septum nicht durch schlechte Tamponadetechnik nachträglich aus der Mittenposition gedrückt werden. Man überzeuge sich nach dem Ausfüllen der ersten Seite, daß die Scheidewand mittelständig ist. Nicht zu fest ausstopfen!

Von den *Nähten* lasse ich die *hintere Reihe* schon seit langem fort (Abb. 5). Bei richtiger Anlage des Eingriffes ist sie nicht nötig, und Fehler lassen sich damit auf die Dauer ohnehin nicht kaschieren. Farrior (1974) weist darauf hin, daß diese Nähte ein Übereinanderschieben der Knorpelränder begünstigen. Das wäre indes durch eine Naht in Form einer 8 vermeidbar, wobei der Faden zweimal durch den Knorpelspalt geführt wird. Die beiden *vorderen Matratzennähte* – sie vereinen Columella und Septumknorpel und schließen gleichzeitig den Hemitransfixionsschnitt – lassen sich mit gerader Nadel gut stechen, wenn man nach dem Vorschlag von R. Meyer von der anderen Seite mit dem Sauger gegenhält und die Nadel in dessen Lumen vorschiebt.

4.3. Korrektur des Knorpelsattels

Komplizierte Aufbauplastiken des vorderen Septums wird der niedergelassene HNO-Arzt mangels Erfahrung kaum durchführen. Passiert bei der Septumplastik eine Einsattelung, so genügt die sofortige Implantation frischen Septumknorpels, am besten eines Teils der gerade entnommenen Leiste, und zwar *unter die Haut des Nasenrückens.* Um eine Stufe am

1 Cave Sulfonamidallergie

Übergang zum knöchernen Nasenrücken zu vermeiden, flache man das proximale Ende des Implantates schräg ab. Das *Implantatbett* muß vom Wundgebiet der Scheidewandoperation getrennt sein. Also mit der Schere eine gesonderte Tasche präparieren.

Gelegentlich ist ein Sattel, besonders bei Unfallnasen, so groß und tief, daß eine einzelne Schicht Septumknorpel nicht ausreicht. Man kann dann mehrere Knorpelscheibchen durch eine *Chromcatgut-Matratzennaht* aufeinanderfügen und als Ganzes bearbeiten (Abb. 7, siehe Ganz 1976b). Nagel (1980) führt die Naht sogar durch die Haut des Nasenrückens nach außen und verhindert so ein Abrutschen des zusammengesetzten Implantates.

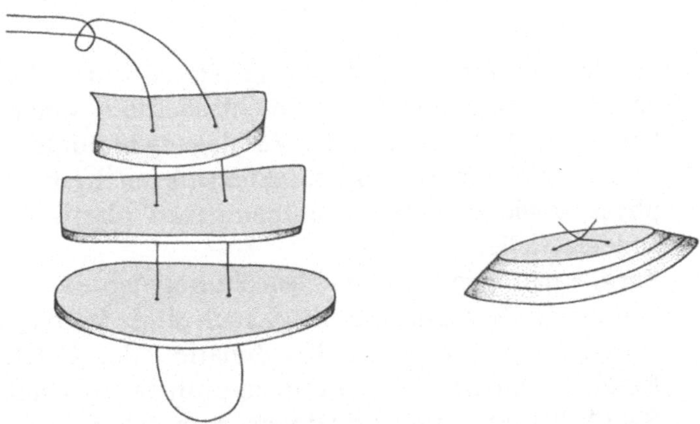

Abb. 7. Anfertigung eines zusammengesetzten Knorpelimplantates zur Sattelausfüllung durch Zusammenfügen mehrerer Septumknorpelfragmente mittels Chromcatgut-Matratzennaht

Konservierter Knorpel ist neuerdings obsolet. Man muß also versuchen, aus dem hinteren Septum genug frisches Material zu gewinnen, will man dem Patienten die Entnahme von Rippenknorpel, gegebenenfalls sogar Beckenkammknochen, ersparen.

4.4. Septumoperationen bei Kindern

Während für die subperichondriale Septumresektion eine untere Altersgrenze von etwa 16 Lebensjahren gilt, hat man der Cottle-Plastik Anwendbarkeit bereits ab dem 5. Lebensjahr bescheinigt (Masing 1977).

Ich habe mehrfach bei Schulkindern unter 10 Jahren einen Mißerfolg der Septumplastik erleben müssen, weil sich die Knorpelblätter vor und hinter der Vertikalexzision wieder schräg stellten und teilweise übereinanderschoben, wohl wegen zu sparsamer Exzision und des nachfolgenden Wachstumsschubs. Solche Mißerfolge sind mehr dem Operateur als der Methode anzulasten. Ich habe jedoch als Reaktion darauf *das Mindestalter für eine Septumplastik wieder mit dem für eine Killiansche Resektion gleichgesetzt,* es sei denn, eine besonders schwere – in der Regel traumatische – Verlegung der Nase fordere zwingend ein früheres Eingreifen. Allerdings schiebe ich auch in den letztgenannten Fällen eine operative Korrektur der *knöchernen Nase* so lange wie möglich hinaus.

5. Zusammenfassung

1. Mit der Einführung der Septumplastiken wurde die klassische subperichondriale Septumresektion nicht überholt, sondern ergänzt. Es bleiben ihr die Indikationen der Verbiegung im hinteren Teil der Scheidewand, der Voroperation für Eingriffe an Keilbeinhöhle und Hypophyse sowie die Materialentnahme zu plastischen Korrekturen an anderer Stelle.
2. Für die häufigen Fälle, bei denen zusätzlich zu einer Veränderung der vordersten Septumabschnitte auch eine Verbiegung weiter hinten vorhanden ist, wird die Kombination der Cottle-Plastik mit einer Resektion im hinteren Septum empfohlen (sogenannter Cottlekillian).
3. Bei Einhaltung dieser Prinzipien ergab sich in 8 Jahren belegärztlicher Tätigkeit des Autors unter insgesamt 599 Eingriffen an der Nasenscheidewand ein Zahlenverhältnis Septumplastik:Resektion allein von etwa 2:1, bei Ausklammerung der im Rahmen einer korrigierenden Nasenplastik nach Cottle operierten Septumdeviationen von fast 1:1.
4. Für die Korrektur des knorpeligen Sattels wird ein zusammengesetztes Septumknorpelimplantat empfohlen.
5. Bei Kindern ist der Autor mit der Septumplastik – von Ausnahmen extremer Atembehinderung abgesehen – ebenso zurückhaltend wie mit der Septumresektion.

Literatur

Becker OJ (1951) The problems of the septum in rhinoplasty. Arch Otolaryngol 53: 622

Bull T (1980) Problems with saddles, septum and tip asymmetries. Symposium: Current problems of septorhinoplasty, Trier 21.–23.11.1980

Cottle MH, Loring RM, Fischer G, Gagnon IE (1958) The maxilla premaxilla approach to extensive nasal septum surgery. Arch Otolaryngol 68:301

Denecke HJ, Meyer R (1964) Plastische Operationen an Kopf und Hals. I. Korrigierende und rekonstruktive Nasenplastik. Springer, Berlin Göttingen Heidelberg

Ey W (1972) Die Septumplastik. In: Ganz H (Hrsg) Almanach ONRK-Krankheiten. Lehmanns, München

Farrior RT (1974) Korrigierende und rekonstruktive plastische Chirurgie an der äußeren Nase. In: Naumann HH (Hrsg) Kopf- und Halschirurgie, Bd II/1, Kap 5. Thieme, Stuttgart

Freer O (1902) The correction of deflections of the nasal septum with a minimum of traumatism. J Am Med Ass 38:636

Ganz H (1976a) Die Septumperforation und ihre Behandlung. In: Ganz H (Hrsg) HNO-Fachalmanach. Lehmanns, München

Ganz H (1976b) Diskussionsbemerkung zu C. Gammert und H. Masing. Arch Ohr Nas Kehlk Heilk 213:460

Goldman IR (1956) New technique in surgery of the deviated nasal septum. Arch Otolaryngol 46:183

Gosepath J (1980) Häufige Fehler bei Nasenplastiken. Symposium: Current problems of septorhinoplasty, Trier 21.–23.11.1980

Güttich A: zit. bei Passow

Halle M: zit. bei Passow

Jacobs K-F (1978) Fehler bei Operationen im Bereich der Spina nasalis anterior und des vorderen Septums. Z Laryngol Rhinol 57:434

Killian G (1904) Die submuköse Fensterresektion der Nasenscheidewand. Arch Laryngol Rhinol (Berl) 16:362

Masing H (1974) Versorgung frischer Nasenverletzungen und Chirurgie der inneren Nase. In: Naumann HH (Hrsg) Kopf- und Halschirurgie, Bd II/1, Kap 6. Thieme, Stuttgart

Masing H (1977) Korrigierende Chirurgie der Nase und der Nasenscheidewand. In: Berendes J, Link R, Zöllner F (Hrsg) Hals-Nasen-Ohrenheilkunde in Klinik und Praxis, 2. Aufl, Luftwege Teil II, Kap 26. Thieme, Stuttgart

Nagel F (1980) Probleme bei der Korrektur der Sattelnase. Symposium: Current problems of septorhinoplasty, Trier 21.–23.11.1980

Passow A (1926) Die Erkrankungen der Nasenscheidewand. In: Denker A, Kahler O (Hrsg) Handbuch der Hals-Nasen-Ohrenheilkunde, Bd II. Springer, Berlin und Bergmann, München, S 444 ff

Poncet E, Gomulinski L (1978) Le problème septal dans des rhinoplasties complexes. Ann Otolaryngol Chir Cercivofac 95:653

Salinger S, Cohen BM (1955) Surgery of the difficult septum. Arch Otolaryngol 61: 419

Sénechal G (1978) Chirurgie septale et rhinoplastie. Ann Otolaryngol Chir Cervicofac 95:585

Differentialdiagnose chronischer Schwellungen im Parotisbereich[1]

W. Schätzle

1. Anamnese . . . 97
2. Untersuchung . . . 98
3. Sialadenosen . . . 99
4. Chronische Sialadenitis . . . 101
5. Parotistumoren . . . 104
6. Systemerkrankungen . . . 105
7. Masseterhypertrophie . . . 106
8. Tumoren der Nachbarschaft (Parasialome) . . . 106

Literatur . . . 107

Chronische Schwellungszustände der Regio parotidea sind in der Praxis nicht selten. Während die diagnostische Zuordnung akut auftretender Schwellungen der Parotisgegend im allgemeinen leicht gelingt – handelt es sich doch meist um bakterielle oder virale Entzündungen der Parotis selbst –, kann die differentialdiagnostische Abklärung chronischer Schwellungen im Parotisbereich außerordentlich problematisch sein. Sie erfordert zahlreiche diagnostische Maßnahmen und eingehende differentialdiagnostische Überlegungen. Eine zusammenhängende Darstellung der hier auftauchenden Probleme erscheint daher sinnvoll.

1. Anamnese

Der erste Schritt zur Abklärung chronischer Parotisschwellungen wird in der Regel eine eingehende Anamnese sein.

1. Seit wann besteht die Schwellung?
   Nimmt die Schwellung an Größe langsam oder rasch zu?
   bzw. bleibt sie stationär?
   Handelt es sich um eine rezidivierende oder im Ausmaß wechselnde Schwellung?
2. Ist die Schwellung schmerzhaft oder schmerzlos?

1 Meinem verehrten Lehrer, Herrn Prof. Dr. P. Falk, zum 75. Geburtstag gewidmet

3. Ist die Schwellung umschrieben oder diffus?
   Erscheint sie auf die Parotisregion begrenzt oder darüber hinausgehend?
4. Ist sie ein- oder beidseitig?
5. Handelt es sich um eine weiche oder um eine derbe Schwellung?
6. Ist der N. facialis beteiligt (Parese bzw. Lähmung)?

2. Untersuchung

An die Anamnese schließt sich wie üblich die klinische Untersuchung an, welche im wesentlichen in *Inspektion und Palpation* der Parotisgegend einschließlich der bimanuellen Palpation von innen und außen besteht. Sie sollte ferner die *Inspektion der Mundhöhle* (Sekret oder Eiter aus dem Stenonschen Gang spontan hervorquellend bzw. exprimierbar, Vorwölbung der Tonsillenregion?), die Betastung der Halslymphknoten und eine orientierende *Facialisfunktionsprüfung* umfassen.

Sorgfältige Anamnese und klinischer Untersuchungsbefund können schon wichtige Hinweise auf die mögliche Genese bzw. die *diagnostische Zuordnung einer Parotisschwellung* zu den Hauptgruppen (nicht entzündliche Schwellungen = Sialadenosen, kurz auch Sialosen genannt), entzündliche Schwellungen (= Sialadenitis) oder Tumoren ergeben. So spricht eine weiche, diffuse, schmerzlose und beidseitige Schwellung für eine *Sialadenose,* eine einseitige, schmerzlose, derbe, an Größe zunehmende Schwellung für einen *Tumor,* eine schmerzhafte, harte, in der Größe oft wechselnde Schwellung für eine *chronische Sialadenitis.* Diese Kriterien ergeben aber nur in erster Annäherung eine vorläufige diagnostische Zuordnung. Sie müssen dann durch spezielle *Zusatzuntersuchungen* weiter ergänzt werden.

Die wichtigsten dieser Verfahren seien hier kurz aufgeführt. Sie sollten bei entsprechender Verdachtsdiagnose jeweils gezielt zur Erhärtung der Diagnose eingesetzt werden.

Röntgenaufnahmen des Unterkiefers bzw. des Kiefergelenks zur Abgrenzung von Knochentumoren (meist Zysten) des Unterkiefers gegenüber Parotistumoren oder falls bei Tumorverdacht eine Beteiligung der umliegenden Knochenstrukturen vermutet wird. Hierbei sind unter Umständen auch Schüller-Aufnahmen angezeigt. Die Röntgenaufnahmen dienen ferner zum Nachweis von Konkrementen oder von verkalkten Lymphknoten im Parotisbereich.

Sialographie im wesentlichen zur Abgrenzung von Sialadenosen gegenüber Sialadenitiden, auch zum Konkrementnachweis, weniger nützlich bei Tumoren. Funktionssialographie mit zeitlich gestaffelten Aufnahmen nach Anregung der Speichelsekretion mit ähnlicher Fragestellung.

Speichendrüsenszintigraphie mit Technetium 99^{m} zur Darstellung von Aussparungen im Drüsenparenchym und auch zur Funktionsdiagnostik.

Sialometrie zur Messung der Speichelmenge (Flußrate in ml/min) als Funktionsdiagnostik und *Sialochemie* (vor allem Natrium- und Kaliumbestimmung unter Beachtung der Flußrate) zur Unterscheidung Sialadenose und Sialadenitis.

Abstrich und bakterielle Resistenzbestimmung (i.W. therapeutisch interessant, differentialdiagnostisch nur wenig).

Probeexzision mit histologischer Untersuchung bzw. *Feinnadelbiopsie.* Bei der alten Nadelbiopsie mit grober Nadel und histologischer Untersuchung eines Gewebszylinders war die Gefahr einer Verschleppung von Tumormaterial in den Stichkanal recht groß. Bei der Feinnadelbiopsie mit Aspiration von Zellmaterial und anschließender zytologischer Untersuchung ist diese Gefahr kaum gegeben. Die Durchführung der Feinnadelbiopsie setzt aber die Möglichkeit einer Auswertung des Abstrichpräparates durch einen erfahrenen Zytologen voraus.

Nach Skizzierung des diagnostischen Rüstzeugs möchte ich nun zunächst die Krankheitsbilder abhandeln, welche die Parotis selbst betreffen und anschließend auf die differentialdiagnostisch bedeutsamen übrigen Erkrankungen der Region eingehen.

3. Sialadenosen

Es handelt sich um *nichtentzündliche, in der Regel beidseitige Schwellungen* der Parotis und/oder der Submandibularis bzw. Sublingualis (Rauch 1959) mit eindeutiger Bevorzugung der Parotiden. Die Wangen erscheinen hamsterartig aufgetrieben. Das Drüsenparenchym ist infolge einer Schwellung der Drüsenazini diffus vergrößert. Es fühlt sich *teigig-weich* an, da histologisch keine Infiltrate vorliegen. Die Schwellung ist *nicht schmerzhaft.* Lediglich in Einzelfällen wird ein „initialer Parotisschmerz" angegeben.

Ätiologisch unterscheidet man mit Seifert (1966) drei Hauptursachen: *hormonale Sialadenosen* treten bei Störungen des Endokriniums auf

(Diabetes mellitus, Hypothyreose, Gonadendysfunktion, hypophysäre oder pluriglanduläre Insuffizienzen), *dystrophisch-metabolische Sialadenosen* (sog. Karenzsialosen) bei Dystrophie bzw. Eiweiß- oder Vitaminmangel (Eigler und Boenninghaus 1948), Leberzirrhosen (Becker und Gosepath 1962) oder anderen Leberfunktionsstörungen sowie Insuffizienzen des exokrinen Pankreas und *neurogene Sialadenosen* bei Störungen des vegetativen Nervensystems oder psychischen Alterationen (Münzel 1971). Die Ursachen können dabei zentral liegen (psychische Störungen, Anorexia nervosa, zentral angreifende Antihypertonika wie Clonidin, Psychopharmaka) oder peripher z.B. nach Gabe von Antihypertonika auf Guanaclin-Basis (Donath et al. 1973, Donath 1976). Leider kann nur in 50% der Fälle durch internistisch-endokrinologische, gynäkologische und neurologische Untersuchungen ein Grundleiden nachgewiesen und behandelt werden.

Die *Diagnose* stützt sich außer auf den klinischen Befund auf *Sialometrie* (Hyposialie bis Asialie), *Sialochemie* (Kalium ist im Speichel gegenüber der Norm vermehrt, Natrium vermindert, verminderte Amylaseausscheidung) und vor allem auf die *Sialographie.* Im Anfangsstadium unauffällig, findet sich später ein sehr dünnes feines Gangsystem ohne endständige Erweiterung (Bild des entlaubten Winterbaumes, Du Plessis 1956, Abb. 1). Die Funktionssialographie nach Stimulierung mit Pilocarpin oder bei Lutschen einer Vitamin C-Tablette sowie die Szintigraphie mit Technetium 99^{m} lassen eine Funktionsherabsetzung mit *verminderter und/oder verzögerter bis aufgehobener Ausscheidung* erkennen.

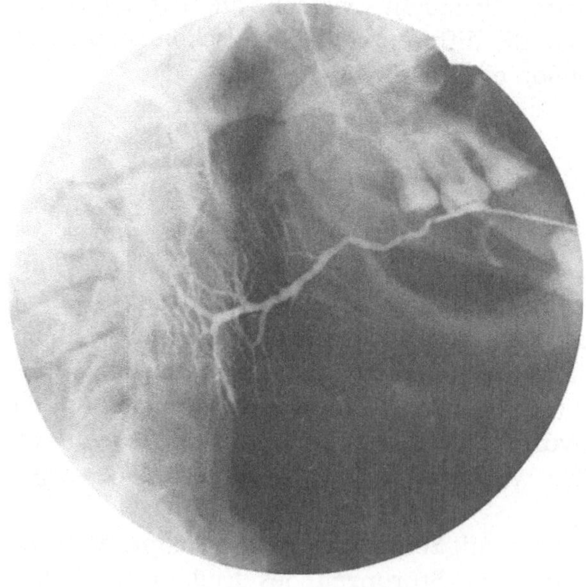

Abb. 1. Sialadenose mit feinen Verzweigungen des Gangsystems ohne endständige Erweiterungen (Bild des entlaubten Winterbaumes). Sialographie mit Lipiodol

Szintigraphisch findet sich eine Parotisspeicherungsfigur (Münzel 1971). Die Sicherung der Diagnose kann im Zweifelsfalle durch *Probeexzision* aus der Parotis (vor dem Tragus zur optimalen Schonung des N. facialis) erfolgen.

4. Chronische Sialadenitis

Sie kommt als einfache *(bakterielle) chronische Entzündung* vor, als *Immunsialadenitis* (meist im Rahmen eines Sjögren-Syndroms) und schließlich als *spezifische Sialadenitis* (zumeist als Tuberkulose, seltener Lues). Die chronisch rezidivierende Parotitis des Kindesalters hat im Rahmen der einfachen chronischen Sialadenitis eine gewisse Sonderstellung. Ihre Prognose ist günstig, da die Erkrankung meist mit der Pubertät ausheilt.

Bei der *Symptomatik* der chronischen Sialadenitis weisen oft Schmerzen im Rahmen eines akuten Schubs den richtigen diagnostischen Weg. Die Schmerzen können aber vor allem bei den spezifischen Formen fehlen. In der Regel ist die Erkrankung *einseitig* (Ausnahme: Immunsialadenitis). Eine Vergrößerung *und* Verhärtung des Drüsenparenchyms, häufig auch eine Druckschmerzhaftigkeit, unterscheiden die chronische Entzündung von der Sialadenose.

Gelegentlich läßt sich bei eitrigen Formen etwas *Eiter oder milchfarbenes Sekret* aus dem Stenonschen Gang exprimieren. Sialometrie und Sialochemie sind nicht sehr ergiebig. Man findet bei der Entzündung oft, aber nicht immer, einen hohen Natriumgehalt des Speichels und geringen Kaliumgehalt (also gegenteilige Befunde wie bei der Sialadenose). Diagnostisch wichtig ist die Sialographie. Verschiedene Formen der chronischen Entzündung zeigen ein weites Gangsystem mit perlschnurartig wechselnden Ektasien und Stenosen (Megastenon mit kugeligen Ektasien und Strikturen der Gänge, Abb. 2 und 3) sowie periphere Erweiterungen der Endstücke (*Bild des Apfelblütenbaums*, Diamant und Forsberg 1959).

Die Abgrenzung einer bakteriellen chronisch rekurrierenden Sialadenitis zur Immunsialadenitis erfolgt einerseits durch das klinische Bild, andererseits durch den histologischen Befund. Bei der *Immunsialadenitis* finden sich Symptome des *Sjögren-Syndroms* (Mundtrockenheit bei Pharyngitis und Keratokonjunktivitis sicca, rheumatische Arthritis und positive Rheumareaktionen wie Rheumafaktortest, C-reaktives Protein, erhöhte BSG und Bluteiweißverschiebungen mit Vermehrung der Gammaglobuline sowie fakultativ Nachweis von LE-Zellen im Blut). Die Schwellung ist fast immer doppelseitig ausgeprägt.

Sialographisch findet man in der großen Mehrzahl der Fälle wie bei der einfachen chronisch-rekurrierenden Sialadenitis das Bild des *Apfel-*

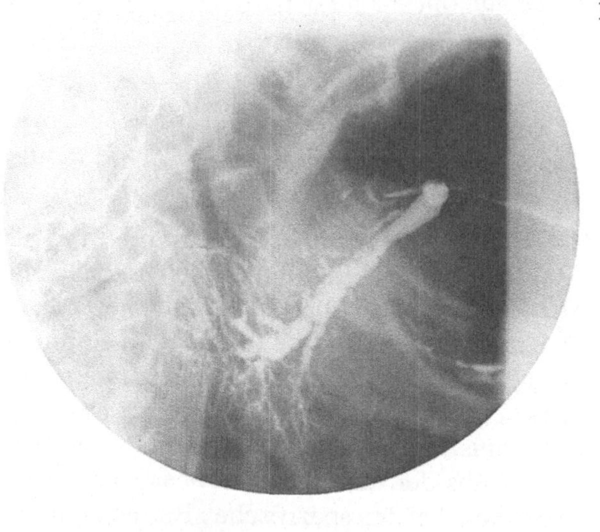

Abb. 2. Chronische Sialadenitis: Megastenon und periphere Ektasien. Sialographie mit Lipiodol

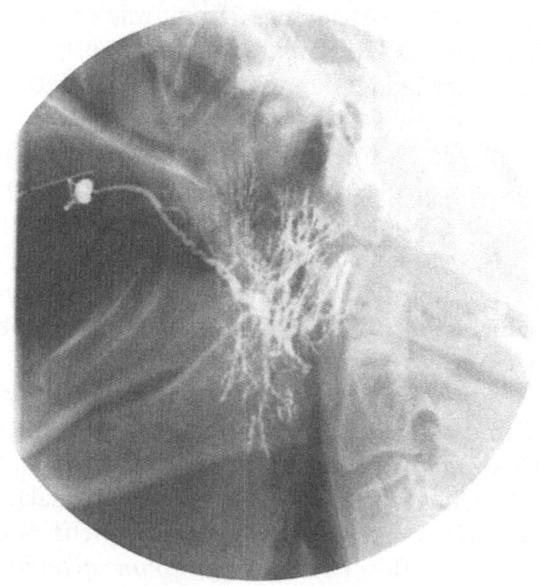

Abb. 3. Chronische Sialadenitis: Wechselnde Stenosen und Ektasien des Gangsystems, periphere Erweiterungen (Bild des Apfelblütenbaumes). Sialographie mit Lipiodol

blütenbaumes mit wechselnden Ektasien und Stenosen der Gänge sowie peripheren Erweiterungen (Abb. 4). In fortgeschrittenen Fällen mit Atrophie der Endstücke und Rarifizierung der Gänge kommt auch das Bild des *entlaubten Winterbaumes* zur Beobachtung.

Histologisch liegt eine *myoepitheliale lymphoidzellige Sialadenitis* nach Seifert vor. Die Probeexzision läßt myoepitheliale Wucherungen um

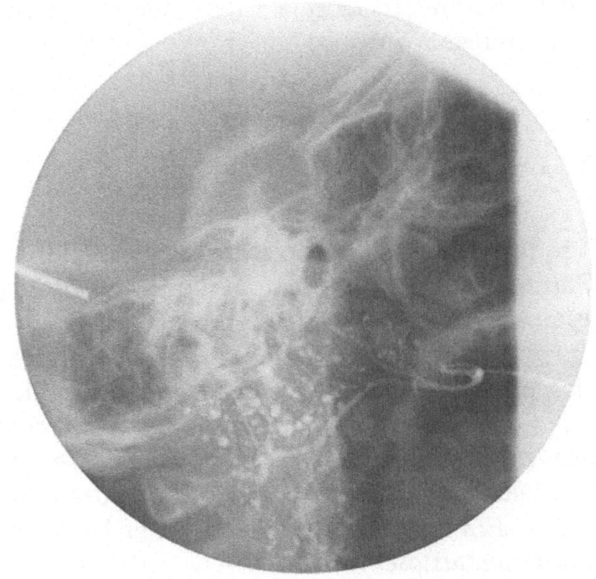

Abb. 4. Chronische myoepitheliale Sialadenitis im Rahmen eines Sjögren-Syndroms: wechselnde Weite des Gangsystems, periphere Ektasien. Sialographie mit Lipiodol

das Gangsystem mit lymphocytären Infiltraten neben einer Atrophie des Drüsenparenchyms erkennen.

Bei der *Parotistuberkulose* handelt es sich meist um den Einbruch eines tuberkulösen Parotislymphknotens ins Parotisgewebe. Die *Diagnose* wird, ebenso wie beim Morbus Boeck der Parotis (s. Kapitel 4), fast ausschließlich *histologisch* gestellt. Die seltene *Lues III der Parotis* kann bei Verdacht durch Seroreaktionen erhärtet werden, auch sie kann zu Verwechslungen mit Parotistumoren Anlaß geben (Schätzle 1970). Die *Aktinomykose der Parotis* ist heute eine ausgesprochene *Rarität.* Man sah sie früher häufiger als einseitige schmerzhafte Drüsenschwellung mit brettharter Infiltration und eitrig absondernden Fistelgängen zur Haut. Die Sicherung der Diagnose erfolgt durch Nachweis von Aktinomyzesdrusen im Eiter oder im Gewebsschnitt. Gelegentlich werden heute in Operationspräparaten Aktinomyzesdrusen gefunden (meist im Gangsystem), wobei der Aktinomyzesbefall der Parotis in der Regel keine Aktinomykose-Erkrankung bedeutet.

Die Sialographie zeigt bei den chronischen Sialadenitiden außer dem beschriebenen charakteristischen Bild der chronischen Entzündung auch bis zu einem gewissen Grade die Funktionsstörung. Daneben ist die Szintigraphie von zweitrangiger Bedeutung.

Entzündliche Schwellungen des Kiefergelenks sind meist akuter Natur. Die starken *Schmerzen steigern sich bei Kaubewegungen.* Chronische Formen einer Kiefergelenksschwellung lassen sich von Parotisschwellungen gut abgrenzen, da das Drüsenparenchym der Ohrspeicheldrüse unter dem

Ohr und hinter dem aufsteigenden Unterkieferast bei Kiefergelenksschwellungen weich ist.

5. Parotistumoren

Die überwiegende Mehrzahl der Speicheldrüsentumoren entfällt auf die Parotis. Klinisch sieht man in der Regel *einseitige* (Ausnahme: Zystadenolymphome, welche des öfteren beidseitig auftreten), *schmerzlose, derbe Parotisschwellungen,* welche an Größe zunehmen. Die Geschwindigkeit des Wachstums läßt Vermutungen im Hinblick auf die Dignität eines solchen Tumors zu. Zumindest sollte man *schnellwachsende Tumoren* als *malignitätsverdächtig* ansehen. *Schlechte Abgrenzbarkeit, Schmerzen* oder gar das Auftreten einer *Fazialisparese* bilden weitere Malignitätskriterien. Ein sicheres Malignitätszeichen ist das *Auftreten regionaler Lymphknotenmetastasen.*

Rund 25% der Parotistumoren sind maligne Tumoren (Becker et al. 1978). Bei etwa *50% der Parotistumoren* handelt es sich um *pleomorphe Adenome* (Parotismischtumoren), von denen auch ein Prozentsatz um 10% im Laufe von Jahren maligne entartet. Man wird daher in der Regel einen Parotistumor operativ entfernen und dabei die Diagnose histologisch stellen (Probeexstirpation bzw. intraoperativer Schnellschnitt). In Einzelfällen ist es vorteilhaft, präoperativ eine Feinnadelbiopsie vorzunehmen.

Die *Differentialdiagnose* eines Parotistumors gegenüber anderen Parotisschwellungen bereitet nur selten Schwierigkeiten. Diagnostische Maßnahmen wie Sialographie oder Szintigraphie haben daher in der Tumordiagnostik höchstens eine ergänzende Bedeutung. Sie lassen Aussparungen erkennen. Zum Ausschluß von *Kiefertumoren* sollte man aber Röntgenaufnahmen des Oberkiefers anfertigen.

Von Parotistumoren meist leicht abzugrenzen sind *Epidermoidzysten* und *Dermoidzysten,* welche oberflächlich in der Parotis liegen und gut beweglich sind. Ebenso können *Metastasen maligner Hauttumoren* in parotideale Lymphknoten durch die Existenz des Primärtumors mit großer Wahrscheinlichkeit als solche erkannt werden. Das *maligne Melanom* dieser Region neigt in besonderem Maße zur Metastasenbildung in parotideale Lymphknoten.

6. Systemerkrankungen

Gelegentlich manifestieren sich lymphatische Systemerkrankungen wie *Leukosen* oder *Hodgkin-Lymphome* tumorförmig an der Parotis. Es gab früher den Begriff des *Mikulicz-Syndroms*, worunter man eine infiltrative Schwellung von Speichel- und Tränendrüsen häufig mit begleitender Iridocyclitis verstand. Dieser Begriff sollte besser fallengelassen werden, da es sich beim genannten „Syndrom" um einen Sammeltopf für verschiedenartigste Erkrankungen einschließlich retikulärer Blastomatosen handelt.

Außer Lymphomen als Teilerscheinung einer Systemkrankheit gibt es noch (seltene) *primäre maligne Lymphome der Parotis.* Sie gehen von einem Parotislymphknoten oder vom lymphoretikulären Gewebe um das Gangsystem aus. Schließlich kann sekundär im Verlaufe einer myoepithelialen Sialoadenitis im Rahmen eines Sjögren-Syndroms ein malignes Lymphom entstehen.

Die genannten Systemerkrankungen können teilweise hämatologisch, teilweise durch Probeexzision diagnostiziert werden. Retikulosen vom Typ des *Morbus Boeck* wurden bereits unter den chronischen Entzündungen kurz erwähnt. Bei der Boeckschen Sarkoidose ist die Parotis in 6% befallen, häufig unter dem Bild eines *Heerfordt-Syndroms* (Febris uveo-parotidea). Klinisch imponiert die *derbe tumorförmige Schwellung der Parotis, gelegentlich mit Fazialisparese einzelner Äste.* Die Tuberkulinempfindlichkeit ist herabgesetzt, der Kveim-Test positiv, der Kalziumspiegel im Serum erhöht. Meist läßt sich elektrophoretisch eine Gammaglobulinvermehrung nachweisen. Sofern nicht die nahezu pathognomische parahiläre Lymphknotenschwellung im Röntgenbild des Thorax den diagnostischen Weg weist, erfolgt die Abklärung des Parotisprozesses histologisch durch den Nachweis von Epitheloidzellgranulomen mit Langhansschen Riesenzellen ohne Verkäsung (epitheloidzellige Sialadenitis).

Beim *Melkersson-Rosenthal-Syndrom* mit rezidivierenden Gesichtsschwellungen und rezidivierenden Fazialisparesen ist gelegentlich eine Schwellung der Parotisregion vorhanden. Es finden sich aber noch wechselnde andere Gesichtsschwellungen mit rüsselförmiger Auftreibung der Oberlippe (Cheilitis granulomatosa), Wangen-, Stirnschwellungen, Lidschwellungen oder Schwellungen des Gaumensegels infolge einer ödemgebundenen Granulomatose. Die Faltenzunge (Lingua plicata) als konstitutionelles Stigma ist überdurchschnittlich häufig (40% gegenüber 10% bei der Durchschnittbevölkerung) vorhanden.

7. Masseterhypertrophie

Bei dieser *beidseitigen schmerzlosen Schwellung* stellt sich die Differentialdiagnose zu den Sialadenosen. Die Funktion der Speicheldrüsen ist bei der Masseterhypertrophie in keiner Weise beeinträchtigt. Sialographisch liegt ein Normalbefund vor. Durch die *kombinierte Betastung* (mit dem Fingerling in der Mundhöhle, andere Hand von außen) läßt sich meist eine Hypertrophie des M. masseter bzw. dessen harter Vorderrand von dem weichen Drüsenparenchym der Parotis abgrenzen.

8. Tumoren der Nachbarschaft (Parasialome)

In erster Linie kommen hier *Tumoren des aufsteigenden Unterkieferastes* bzw. *odontogene Tumoren* in Frage (meist Zysten oder zystische Adamantinome), welche eine Parotisschwellung vortäuschen (Ganz und Niemeyer 1967, Schätzle 1970). Die Röntgenaufnahme des Unterkiefers bzw. die Unterkieferpanoramaaufnahme klärt die Situation. Entzündliche dentogene Schwellungen sind in der Regel akuter Natur.

Seltener sind es *Pharynxtumoren* (z.B. Tonsillentumoren), die sich infiltrierend wachsend in die Parotisloge retromandibulär ausbreiten und dann einen Parotistumor vortäuschen. Es sollte nicht vergessen werden, daß sich umgekehrt auch Parotistumoren, ausgehend vom retromandibulären Anteil der Drüse, zum seitlichen Pharynx hin entwickeln können. Einige dieser Tumoren sind oberflächlich in der Parotisregion kaum sichtbar, klinisch imponiert vor allem die Vorwölbung der Tonsillengegend *(Eisbergtumoren der Parotis).*

Die Nachbarschaft des Ohres bedingt das (seltene) Auftreten von *Ohrzysten und -fisteln* sowie von *hyomandibulären Fisteln* und Zysten mit Ausbreitung in die Parotis bzw. von Parotiszysten als Zysten der ersten oder zweiten Kiemenfurche. Schließlich muß auch an eine Ausbreitung von *Gehörgangs- oder Mittelohrtumoren* (meist Karzinome oder Glomustumoren) in die Parotis gedacht werden. Hier spielt neben der klinisch-otologischen Diagnostik die Röntgendiagnostik eine führende Rolle.

Literatur

Becker W, Gosepath P (1962) Zum Thema Leberzirrhose und Parotisfunktion. Z Laryngol Rhinol 41:603

Becker W, Haubrich J, Seifert G (1978) Krankheiten der Kopfspeicheldrüsen. In: Berendes, Link, Zöllner (Hrsg) Hals-Nasen-Ohren-Heilkunde in Praxis und Klinik, Bd III (Kap 12). Thieme, Stuttgart

Diamant H, Forsberg A (1959) La sialographie méthode d'investigation de la glande parotide. Rev Laryngol Otol Rhinol (Bord) 80:957

Donath K (1976) Die Sialadenose der Parotis. Fischer, Stuttgart

Donath K, Seifert G, Pirsig W (1973) Sympathikusveränderungen in der Parotis bei Guanacline-Therapie. Virchows Arch Abt A 360:195

Plessis DJ du (1956) Parotid enlargement in malnutrition. S Afr Med J 30:700

Eigler G, Boenninghaus HG (1948) Parotisschwellungen bei Dystrophikern. Ärztl Wochenschr 45:5

Ganz H, Niemeyer W (1967) Unterkieferhantelzyste. Ein Beitrag zur Differentialdiagnose der Parotistumoren. Arch Klin Exp Ohr Nas Kehlk Heilk 188:515

Münzel M (1971) Ätiologische Aspekte der Sialadenosen. Z Laryngol Rhinol 5:389

Rauch S (1959) Die Speicheldrüsen des Menschen. Thieme, Stuttgart

Schätzle W (1970) Zur Fehldiagnose „Parotistumor". HNO 18:11

Seifert G (1966) Mundhöhle, Mundspeicheldrüsen, Tonsillen und Rachen. In: Doerr, Uehlinger (Hrsg) Spezielle pathologische Anatomie, Bd I. Springer, Berlin Heidelberg New York, S 1

Hypofunktionelle und hyperfunktionelle Dysphonie Zur Diagnose und Differentialdiagnostik funktioneller Stimmstörungen

E. Kruse

1. Einleitung 109
2. Definition funktioneller Stimmstörungen 111
3. Funktionelle Stimmdiagnostik 112
4. Hypofunktionelle Dysphonie 115
   4.1. Definition 115
   4.2. Häufigkeit 115
   4.3. Anamnese 116
   4.4. Beschwerdebild und Symptomatik 117
   4.5. Diagnostik und Differentialdiagnostik 118
      4.5.1. Akustisch 119
      4.5.2. Laryngoskopisch 119
      4.5.3. Stroboskopisch 121
   4.6. Therapie 121
5. Hyperfunktionelle Dysphonie 122
   5.1. Definition 122
   5.2. Häufigkeit 122
   5.3. Anamnese 123
   5.4. Beschwerdebild und Symptomatik 123
   5.5. Diagnostik und Differentialdiagnostik 124
      5.5.1. Akustisch 124
      5.5.2. Laryngoskopisch 125
      5.5.3. Stroboskopisch 127
   5.6. Therapie 127
6. Schlußbemerkung 128
Literatur 129

1. Einleitung

Eine allgemein gültige Beschreibung der beiden Hauptgruppen funktioneller Stimmstörungen, der hypofunktionellen und der hyperfunktionellen Dysphonie, wäre nach unserem heutigen Wissensstand eine Aufgabe, deren Lösung auch in absehbarer Zukunft nicht zu erwarten sein dürfte. Zu unterschiedlich, teilweise sogar lückenhaft, sind noch die anatomisch-morphologischen und physiologisch-pathophysiologischen Kenntnisse über die Kehlkopffunktion im allgemeinen und die Stimmfunktion im besonderen trotz hervorragender Einzelbeiträge und Untersuchungen zu dieser Thematik.

Schwierigkeiten ergeben sich vor allem durch die in ihrer Vielfalt unbeschreibbaren emotionalen und psychischen Einflüsse, die der menschlichen Stimme erst die zentrale Funktion ermöglichen, die ihr für unsere individuelle wie soziale Existenz zugeordnet werden kann.

Es ist daher auch nicht verwunderlich, daß bislang noch keine eindeutige Darstellung der Stimm*störungen* vorliegt, da die ätio-pathogenetischen Kausalzusammenhänge zunächst ebenso lückenhaft bleiben müssen und deshalb verschiedene Autoren in ihrem Bemühen um eine definitorische gemeinsame Basis zu verschiedenen und noch nicht zu vereinheitlichenden Ergebnissen gekommen sind (Stern 1928, Perelló 1962, Gundermann 1970, Wendler et al. 1973, Bauer 1975). Dies hat erst jüngst Habermann (1980) in seinem ausführlichen Hauptreferat mit einer Übersicht über die internationale Literatur der letzten 20 Jahre meisterhaft dargestellt.

Auf der anderen Seite macht die Diagnostik gerade der funktionellen Stimmstörungen einen wesentlichen Teil der phoniatrischen Praxis aus, was den Phoniater zwingt, sich möglichst klare Vorstellungen über die zu diagnostizierenden Krankheitsbilder anzueignen.

In dieser Situation stellte die Einführung der *stroboskopischen Untersuchungstechnik* in die praktische Laryngologie eine entscheidende Hilfe dar, die vor allem der grundlegenden Monographie Schonhärl's zu verdanken ist, in der die typischen Schwingungsbilder der häufigsten stimmfunktionellen Störungen zum ersten Mal systematisch zusammengestellt und dem Praktiker zugänglich gemacht wurden. Diese für die Beurteilung der Kehlkopf*funktion* ausschlaggebende Untersuchungstechnik hat uns in die Lage versetzt, je nach Schwingungsverhalten recht eindeutige differentialdiagnostische Abgrenzungen verschiedener funktioneller Erkrankungen der Stimme so genau durchführen zu können, daß gezielte therapeutische Schlußfolgerungen möglich wurden, die dann wiederum durch das erreichbare Ergebnis zur Bestätigung der diagnostischen Kriterien herangezogen werden können.

Aufbauend auf dieser Monographie hat sich eine weitgehende Übereinstimmung unter den Phoniatern entwickeln lassen über das, was wir im Vergleich mit dem normalen Schwingungsverhalten im Grundsatz definieren können als hypofunktionelle oder hyperfunktionelle Symptomatik im stroboskopischen Bild.

In Kombination mit anderen, hier nicht abzuhandelnden, in der laryngologisch-phoniatrischen Praxis anwendbaren Untersuchungsverfahren hat sich – abgesichert durch experimentelle und zum Teil technisch sehr aufwendige Forschungen – zunehmend eine praktisch-symptomatologische Klassifikation der funktionellen Dysphonien durchgesetzt, die allerdings die Frage der Pathogenese zunächst noch offen lassen muß.

Notwendigerweise wird auch diese Abhandlung über die hypo- und hyperfunktionelle Dysphonie noch weitgehend *subjektiv* gefärbt sein müssen, allerdings gestützt auf eine langjährige Erfahrung in der Stimmdiagnostik, die auf den von Schönhärl entwickelten Kriterien basiert und in den ätiopathogenetischen Vorstellungen noch am ehesten den Ansichten entspricht, die von Wendler et al. (1973) und Bauer (1975) veröffentlicht wurden.

Weiter orientiert sich dieser Beitrag in erster Linie nicht an den bisherigen Veröffentlichungen, sondern primär an den unter Anleitung von Schönhärl in jahrelanger gemeinsamer Arbeit gewonnenen Parametern. Diese erlauben uns, wie wir meinen, eine recht genaue Abgrenzung der funktionellen Störungsbilder, vor allem der hypo- und hyperfunktionellen Dysphonie auch in differentialdiagnostischer Unterscheidung sowohl gegeneinander bei den häufig vorliegenden kombinierten Formen wie auch gegenüber ähnlichen funktionellen Störungsbildern, etwa der inkompletten Mutation oder hormoneller Stimmveränderungen.

Schließlich ergeben sich aber auch Erfahrungswerte über typische anamnestische Angaben und laryngoskopische Bilder, die dem nicht phoniatrisch tätigen HNO-Kollegen Hinweise geben können auf das Vorliegen einer bestimmten funktionellen Stimmstörung, die dann vom Phoniater weiter abgeklärt und einer speziellen Therapie zugeführt werden kann.

Eine solche Kooperation erscheint um so notwendiger, als die funktionellen Stimmstörungen nicht nur durch die verbesserte Diagnostik, sondern vor allem auch absolut zunehmen durch die immer größere Bedeutung der sprachlichen Kommunikation im allgemeinen Berufsleben mit entsprechender Relevanz auch für die allgemein-HNO-ärztliche Sprechstunde. Zu vermeiden wären dann *die noch recht häufigen erfolglosen Therapieversuche vor der Überweisung zum Phoniater* ebenso wie die Fehlinterpretation einwandfrei funktioneller Störungen als psychogenneurotisch oder als allergische Erkrankungen.

2. Definition funktioneller Stimmstörungen

Grundsätzlich gilt auch in der Phoniatrie die in der gesamten Medizin durchgängige Ansicht, daß *man von funktionellen Krankheitsbildern immer dann spricht, wenn organische Ursachen ausgeschlossen werden können.* Dabei wird von vornherein anerkannt, daß aufgrund fehlender diagnostischer Möglichkeiten zur Abklärung speziell mikro-organischer Veränderungen der Anteil der funktionellen Stimmstörungen sicherlich zu hoch veranschlagt wird und von daher gewisse Änderungen der Anschauungen von Zeit zu Zeit erfolgen müssen. Unsere eigene Ansicht deckt sich mit der von Wendler und Seidner (1977) dargelegten Definition, die wir deshalb zitieren möchten. Demnach

„sind funktionelle Dysphonien Krankheiten der Stimme, die durch die Störung des Stimmklanges und eine Einschränkung der stimmlichen Leistungsfähigkeit gekennzeichnet sind, ohne daß sie krankhafte, *primär* organische Veränderungen der an der Stimmbildung beteiligten anatomischen Strukturen erkennen lassen. Funktionelle Abweichungen können im Sinne eines „Zuviel" (hyperfunktionelle Dysphonie) oder eines „Zuwenig" (hypofunktionelle Dysphonie) auftreten, wobei vor allem Anblasdruck (Aktivität des Atemapparates) und glottischer Widerstand (Masse bzw. Massenverteilung und Spannung der Stimmlippen) betroffen sind, aber auch die muskuläre Einstellung des Ansatzrohres (Luftwege oberhalb der Glottisebene) und überhaupt des ganzen Körpers beteiligt sein kann."

Eine solche Definition mag manchem zu mechanistisch erscheinen, sie hat aber den unbestreitbaren Vorteil einer pragmatischen Abgrenzung, die alle relevanten ätiopathogenetischen Faktoren einschließt, natürlich aber bei strenger Überprüfung auch Ausnahmen zulassen muß.

So mag man sich streiten, ob eine auf entzündlicher Basis entstandene Spannungsverminderung der Kehlkopfmuskulatur als hypofunktionelle Dysphonie im strengen Sinne bezeichnet werden darf oder nicht, was aber unseres Erachtens auch durch die Art des therapeutischen Vorgehens eindeutig zu bejahen ist. Der daneben übliche Ausdruck „Internusparese" wäre zumindest ebenso fragwürdig.

In der Praxis hat sich, wie gesagt, diese Definition im Gegensatz zu anderen Vorschlägen bewährt und sollte von daher auch den interessierten HNO-Praktikern empfohlen werden.

3. Funktionelle Stimmdiagnostik

Wenngleich uns neben der Anamnese die äußere Erscheinung und das Auftreten des Patienten und besondere akustische Merkmale seiner Stimme häufig schon gezielte diagnostische Hinweise geben können, so *läßt sich doch das Vorliegen und vor allem die Art einer funktionellen Stimmstörung in der Praxis letztlich nur verifizieren durch eine stroboskopische Untersuchung.* Diese Untersuchungstechnik bietet für uns die einzige Möglichkeit, die Stimmlippen „in Funktion" zu *sehen* und damit typische Abweichungen vom normalen Schwingungsverhalten zu beurteilen. Eine rein akustische Diagnostik, wie sie von manchen Autoren propagiert wird, kann nur ausnahmsweise differenzieren, ob es sich beispielsweise bei einer hyperfunktionelllen Dysphonie um eine primäre oder sekundäre Form handelt, was sich auf die Therapie unterschiedlich auswirken muß. Gerade aufgrund unserer Erfahrung, daß Patienten eben wegen falscher Diagnostik auch keinen Therapieerfolg bemerken, darf man wohl die Forderung zu Recht erheben, daß *jede Heiserkeit, die ursächlich nicht laryngoskopisch abgeklärt werden kann, stroboskopisch untersucht werden sollte.*

Der prinzipielle *Unterschied zwischen Laryngoskopie und Stroboskopie* liegt in der Art der Beleuchtung. Während wir bei der Laryngoskopie mit kontinuierlichem Licht arbeiten, benutzen wir bei der *Stroboskopie Blitzimpulse* mit tageslichtähnlicher Zusammensetzung und ausreichender Helligkeit, deren Frequenz genügend variabel sein muß (bei dem von uns verwendeten TIMCKE-Stroboskop zwischen 50 und 1000 Hz). Diese Frequenzvarianz erlaubt uns nun, die Beleuchtungsfrequenz mit der jeweiligen Schwingungsfrequenz der gleichfalls über den Kehlkopfspiegel zu betrachtenden Stimmlippen in Übereinstimmung zu bringen, was auf grundsätzlich zwei verschiedenen Wegen möglich ist (Abb. 1):

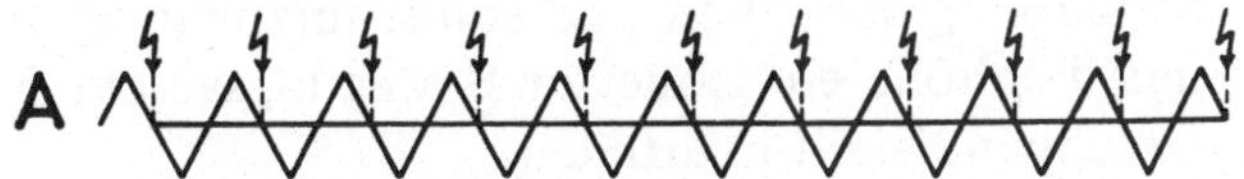

Lichtblitzperiode und Schwingungsperiode gleich: *stehendes Bild* (Frequenzübereinstimmung)

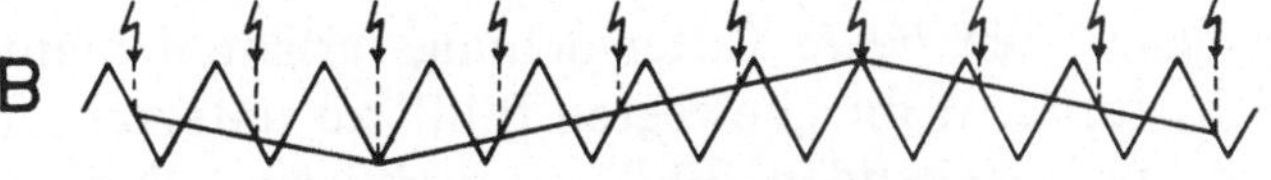

Lichtblitzperiode länger als Schwingungsperiode: *bewegtes Bild* (Frequenzdifferenz)

Abb. 1. Prinzip der stroboskopischen Untersuchungstechnik (Schönhärl 1960)

1. *im „bewegten Bild"* (Tonfrequenzgenerator-Steuerung)

   Hierbei wird die Blitzfrequenz als Konstante auf einen bestimmten Wert fixiert (bei Männern um ca. 150 Hz, bei Frauen um 300 Hz) und der Patient aufgefordert, den dieser Frequenz entsprechenden und über einen mit der Beleuchtung gekoppelten Tongenerator vorgegebenen Ton nachzusingen, was in der Praxis weniger Schwierigkeiten macht, als man zunächst vermuten möchte. Wesentlicher ist, daß der Untersucher musikalisch genug ist, die notwendige Tonübereinstimmung hören und gegebenenfalls angleichen zu können.

Da nun physiologischerweise ein Ton auf die Dauer nie ganz konstant gehalten werden kann, ergeben sich gegenüber der fixierten Beleuchtungsfrequenz geringe Abweichungen der Schwingungsfrequenz, die uns einen zeitlupenmäßig verlangsamten und damit sichtbaren Bewegungsablauf vermitteln. Diese an sich artefiziellen Frequenzschwankungen sind nun aber doch so typisch, daß sie als diagnostische Kriterien bei funktionellen Stimmstörungen verwandt werden können (sog. Frequenzwechselperioden).

2. *im „stehenden Bild"* (Mikrophon-Steuerung)

Nun wird in umgekehrter Weise die Schwingungsfrequenz der Stimmlippen als Konstante gewählt und über ein Kehlkopf- oder Luftschallmikrophon die Beleuchtungsfrequenz synchronisiert. Hiermit ist in jedem Moment eine Frequenzübereinstimmung gewährleistet, die als virtuelle Resultante einen *Bewegungsstillstand* vermittelt. Durch die Möglichkeit einer Phasenwinkelverschiebung um maximal 360° läßt sich nun der Ablauf einer einzelnen Doppelschwingung der Stimmlippen von der Schließung über die Öffnung bis hin zur erneuten Schließung darstellen und somit unabhängig von der jeweils gesungenen Tonhöhe ein isolierter Bewegungsablauf in beliebig willkürlicher Geschwindigkeit beurteilen.

Für die einwandfreie Diagnostik und insbesondere Differentialdiagnostik funktioneller Dysphonien sind unseres Erachtens nur Stroboskope geeignet, die *beide* Untersuchungsvarianten bieten. Dabei empfiehlt es sich, zunächst im „bewegten Bild" zu untersuchen und die Feinbeurteilung im „stehenden Bild" anzuschließen. Des weiteren sollte man zur Vermeidung von muskulären Fehlspannungen den Würgereflex durch eine leichte Oberflächenanästhesie des weichen Gaumens und des Mesopharynx ausschalten, was durch die im Handel befindlichen Sprays leicht möglich ist und die Untersuchung im übrigen auch erheblich erleichtert.

Auf die verschiedenen Beurteilungskriterien kann hier nicht im einzelnen eingegangen werden. Mit Nachdruck hinzuweisen bleibt aber, daß es sich bei der Stroboskopie trotz neuerer Betrachtungshilfen über Lupe, Mikroskop oder Video-Kamera immer noch um eine *subjektive Beurteilung* handelt, die zur richtigen Deutung der Befunde trotz der einfachen Untersuchungstechnik längere Übung und Erfahrung unter Anleitung erfordert. Nur dann bekommt man die diagnostische Sicherheit, die sich in entsprechend positiven Therapieverläufen zu bestätigen hat.

4. Hypofunktionelle Dysphonie

4.1. Definition

Im Sinne der oben zitierten Definition der funktionellen Stimmstörungen handelt es sich hier um eine *Unterfunktion,* um ein „Zuwenig", das sich primär bezieht auf die *Spannungsfunktion* der auf die Stimmlippen einwirkenden Muskeln. Je nachdem, ob diese Unterspannung akut entstanden ist oder erst durch Dekompensation einer lange dauernden Hyperfunktion, hat man zu unterscheiden zwischen einer primären oder sekundären Form. Diese Unterscheidung ist wichtig für die Prognose wegen der unterschiedlichen Beeinflußbarkeit durch eine spezifische Therapie (siehe 4.6.).

4.2. Häufigkeit

Im Gegensatz zu allen bisherigen Veröffentlichungen halten wir die *primäre hypofunktionelle Dysphonie* für die häufigste funktionelle Stimmerkrankung überhaupt. Dies stimmt zwar mit der von Habermann (1980) zitierten Ansicht von Damsté (1973) überein, mit dessen Definition der „habituellen" hypofunktionellen Dysphonie sich unsere Vorstellungen aber nicht decken. Wir haben diese für uns selbst empirisch gesicherte Tatsache durch eine Nachuntersuchung an 233 Patienten der Marburger phoniatrischen Abteilung absichern lassen, die einen *Anteil der primären Hypofunktion von mindestens 49%* ergab (gegenüber 35% primär hyperfunktionellen Störungen), da auch ein Anteil der zunächst nicht differenzierbaren „gemischten" Dysphonien (16%) sich im Laufe der Therapie als hypofunktionelle Formen erwiesen haben (Meisel und Schelletter 1979; Abb. 2). Auffällig ist des weiteren ein eindeutiges Überwiegen der *männlichen* Patienten (siehe Abb. 3) und ein Altersgipfel zwischen 20 und 40 Jahren mit 37% zwischen 20 und 30 und 22% zwischen 30 und 40 Jahren.

Die *sekundäre hypofunktionelle Dysphonie* ist dagegen *ausgesprochen selten* und muß sich definitionsgemäß durch eine langdauernde hyperfunktionelle Symptomatik bemerkbar machen, bevor es zur Dekompensation kommen kann. Entsprechend findet man dieses Störungsbild auch nicht bei jüngeren Personen, sondern meist im Alter zwischen 50 und 60 Jahren.

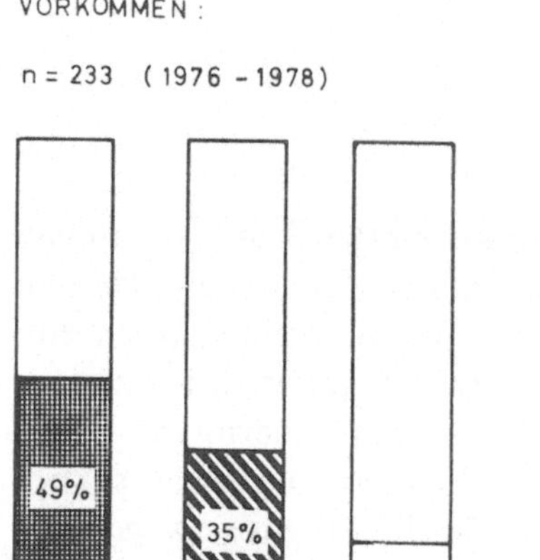

Abb. 2. Prozentuale Verteilung der hypofunktionellen, hyperfunktionellen und „gemischten" Dysphonien der in der Marburger phoniatrischen Abteilung diagnostizierten funktionellen Stimmstörungen (nach Meisel und Schelletter, unveröff.)

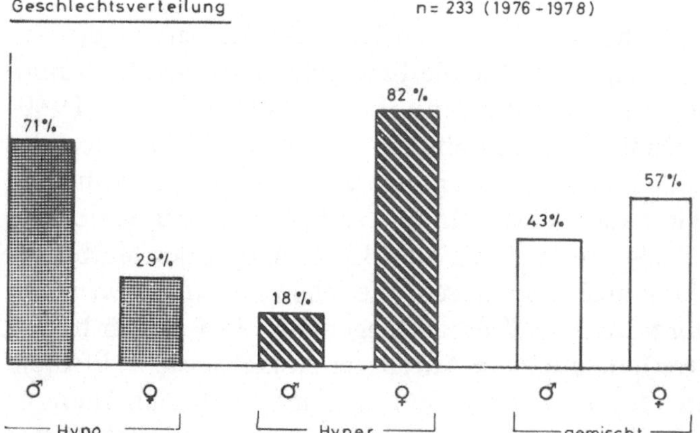

Abb. 3. Geschlechtsverteilung bei den in der Marburger phoniatrischen Abteilung diagnostizierten funktionellen Stimmstörungen (nach Meisel und Schelletter, unveröff.)

4.3. Anamnese

Die Kausalfaktoren, die zur Entstehung der *primären Hypofunktion* führen, sind unseres Erachtens nicht so eindeutig festzulegen, wie man dies der Literatur entnehmen könnte. Bis nämlich die Patienten in die phoniatrische Sprechstunde gelangen, vergeht aus verschiedenster Ursache ein relativ langer Zeitraum (bei 49% unserer Patienten über 1 Jahr!), der auch die konkreten Angaben zur Vorgeschichte meist zunehmend unpräziser werden läßt. Deshalb kann man retrospektiv nur mit einiger Wahrscheinlichkeit ätio-pathogenetische Vermutungen anstellen. So erklärt sich auch ein weiteres Ergebnis unserer Nachuntersuchung, daß nämlich immerhin 24% der Patienten bei der Erstdiagnostik keine diesbezüglichen Angaben machen konnten.

Andererseits möchten wir bei aller genannten Unsicherheit behaupten, daß der *überwiegende ursächliche Faktor eine akute Überforderung der Kehlkopfmuskeln durch Sprechbelastung während einer Laryngitis* sein dürfte, die erfahrungsgemäß subjektiv in vielen Fällen nur relativ wenig Beschwerden macht und daher häufiger übergangen wird. In dieser Richtung erklärt sich wohl auch das *Überwiegen der Männer,* da diese prozentual häufiger berufstätig sind und die Berufe, die eine Sprechbelastung (unter anderem auch durch Lärmexposition) bedingen, deutlich zugenommen haben. Zu frühe postoperative oder posttraumatische Sprechbelastung wäre ein weiterer kausaler Faktor.

Deutlich seltener sind dagegen habituelle, konstitutionelle, neurotische oder psychogene Faktoren, wobei natürlich eine multifaktorielle Genese durchaus denkbar ist.

Wir empfehlen deshalb dem HNO-Praktiker, immer dann eine phoniatrische Untersuchung zu veranlassen, wenn Patienten über anhaltende Stimmbeschwerden auch nach Abklingen entzündlicher Kehlkopfveränderungen klagen.

Für die *sekundäre Form* kommt ursächlich weniger eine eigentliche berufliche Sprechbelastung in Frage, die ja dann definitionsgemäß zumindest langjährig bestehen müßte (zwischen 10–15 Jahren!) – diese Patienten kommen wegen ihrer *hyperfunktionellen Symptomatik* in der Regel weit vor Eintritt einer möglichen Dekompensation in die phoniatrische Sprechstunde –, als viel eher um Personen, die kontinuierlich über eine *lange Zeit in einem Lärmbetrieb* arbeiten. Schließlich muß man ätiologisch auch daran denken, daß ein Sprechberuf ausgeübt wird, obwohl eine anlagemäßige Funktionsschwäche des Kehlkopfes und damit eine *permanente Leistungsüberforderung* vorliegt.

4.4. Beschwerdebild und Symptomatik

Typischerweise klagen Patienten mit einer hypofunktionellen Dysphonie über eine *Stimmschwäche,* oft in Zusammenhang mit einem Halsinfekt oder einer Kehlkopfentzündung, die auch nach Abklingen der akuten Entzündungssymptomatik angehalten habe. Diese „Stimmschwäche" äußert sich einerseits in einer Veränderung des Stimmklanges, die von einer belegten, wenig veränderten Stimme über eine deutliche Heiserkeit bis zu aphonischen Schüben wechseln kann. Pathognomonisch ist also nicht der *Grad* der Heiserkeit, sondern eher ein möglicher Zusammenhang mit einer Kehlkopfentzündung ohne gleichzeitige Stimmschonung.

Dagegen fällt die für den versierten Untersucher *charakteristische Überhauchung* der Stimme subjektiv nur selten auf, für die Patienten selbst äußert sich die Stimmschwäche eigentlich mehr in einem *Verlust an Stimmkraft,* die Stimme sei leiser geworden, lautes Rufen falle jetzt schwer, vor allem aber sei bereits nach relativ kurzer Sprechbelastung eine *rasche Stimmermüdung* zu bemerken mit entsprechend zunehmender Anstrengung beim Sprechen. Musikalische Patienten können darüber hinaus eine Vertiefung der Sprechstimme angeben und bei sängerischer Aktivität auch eine *Einschränkung des Stimmunfanges speziell in der Höhe.*

Die erwähnte und aus der Art der Erkrankung verständliche Anstrengung beim Sprechen leitet über auf einen Symptomenkomplex, der zwar häufig berichtet, deswegen aber trotzdem nicht typisch ist für die hypofunktionelle Dysphonie, die *„Mißempfindungen im Halsbereich".* Hierzu zählen wir das Globusgefühl, den Räusperzwang, ein Trockenheitsgefühl im Hals bis hin zu muskulären Schmerzen, die entweder auf den Kehlkopfbereich begrenzt bleiben oder aber vom Kehlkopf zum Sternum ziehen und dann häufig in Kombination mit dem Räusperzwang als „Bronchitis" mißgedeutet werden (zumal, wenn ein Halsinfekt vorausging) oder aber dem Verlauf des M. sternocleidomastoideus entsprechend zum Ohr hin ausstrahlen können. *Diese Mißempfindungen gehören zum hyperfunktionellen Symptomenkomplex* und sind eindeutige Hinweise auf eine inadäquate Mitaktivierung der „äußeren Halsmuskulatur" bei Phonation. Sie weisen also *bei der hypofunktionellen Dysphonie* hin auf eine *sekundäre reaktive hyperfunktionelle Komponente,* die mit zunehmender Dauer der Erkrankung und ohne gezielte Therapie so dominierend werden kann, daß die ursprüngliche Erkrankung der hypofunktionellen Dysphonie maskiert wird und damit diagnostisch leicht übersehen werden kann. Hierin findet sich vermutlich die Erklärung für die Diskrepanz der Angaben über die Häufigkeit der hypofunktionellen Dysphonie.

Patienten mit einer *sekundären Hypofunktion* berichten dagegen geradezu typischerweise über jahrelange Mißempfindungen und kommen eigentlich wegen einer immer stärkeren Heiserkeit und kaum noch ausreichender Sprechstimmleistung in die Sprechstunde. Hier spielt nun in der Tat der Grad der Heiserkeit eine größere Rolle als bei der primären Form.

4.5. Diagnostik und Differentialdiagnostik

Wenn auch die Diagnostik letztlich durch die Stroboskopie und damit in der Regel vom Phoniater gerade auch im Hinblick auf die einzuleitende Therapie entschieden werden muß, so fällt natürlich dem meist primär untersuchenden HNO-Kollegen in der Praxis eine wesentliche, vor allem differentialdiagnostische Aufgabe zu. Hierfür ist die Kenntnis der akustischen und der laryngoskopischen Symptome notwendigerweise Voraussetzung. Daneben seien aber auch die klassischen stroboskopischen Kriterien kurz beschrieben.

4.5.1. Akustisch

Akustisch würde vor allem ein *überhauchter* und unterschiedlich ausgeprägter heiserer *Stimmklang* auf das Vorliegen einer *primären hypofunktionellen Stimmstörung* hinweisen können. Durch die relativ frühzeitig einsetzende reaktive kompensatorische Hyperfunktion kann aber auch eine gepreßte Stimmgebung vorliegen, so daß die akustische Symptomatik insgesamt untypisch ist. Gelegentlich ist auch eine *Vertiefung der Sprechstimmlage* zu hören oder aber, ebenso wie die *Einschränkung des Stimmumfanges zur Höhe hin,* mit einfachen Mitteln zu überprüfen, am besten mit einem Tasteninstrument. Die *Tonhaltedauer,* also die Zeitdauer, über die ein Ton in Sprechstimmlage auf einer Ausatmungsphase nach maximaler Einatmung ausgehalten werden kann, ist zwar normalerweise auf das Individuum bezogen *verkürzt,* absolut aber wenig aussagekräftig.

4.5.2. Laryngoskopisch

Die Laryngoskopie dient bei der Diagnostik der hypofunktionellen Dysphonie ganz entscheidend zur Differentialdiagnostik gegenüber akustisch ähnlich imponierenden Funktionsstörungen des Kehlkopfes. So müssen von der eingangs genannten Definition her die *Stimmlippen reizlos* und nicht etwa entzündlich verändert sein, zudem im Unterschied zur Stimmlippenlähmung *auch frei beweglich.* Eine Lähmung des M. cricothyreoideus, wie sie nach Strumektomie relativ häufig ist, kann laryngoskopisch nur von versierten Untersuchern vermutet werden (Kruse 1980).

Die normalerweise porzellanweiße Farbe der Stimmlippenschleimhaut hilft auch bei der *Abgrenzung gegenüber hormonellen Störungen,* bei denen die Stimmlippen eher matt-gräulich und etwas aufgelockert erscheinen. Bei Phonation ist der Stimmlippenschluß entweder noch vollständig oder aber insuffizient im Sinne des sogenannten *„Internusspaltes"* (Abb. 4), der im positiven Falle meist auf ein hypofunktionelles Störungsbild hinweist. Hierbei ist allerdings *der knorpelige Anteil der Glottis geschlossen;* ein „Transversus- oder Mutationsdreieck" ist im Gegensatz zu anderen Autoren absolut untypisch für eine Hypofunktion, weist vielmehr bei isoliertem Auftreten eher auf eine Mutationsstörung hin. Lediglich die Kombination von Transversus- und Internusspalt muß an das Vorliegen einer analagemäßigen Schwäche der Kehlkopfmuskulatur denken lassen.

Supraglottische Strukturen, insbesondere die *Taschenfalten,* sind im klassischen Fall *bei Phonation unbeteiligt* und auch allgemein unauffällig,

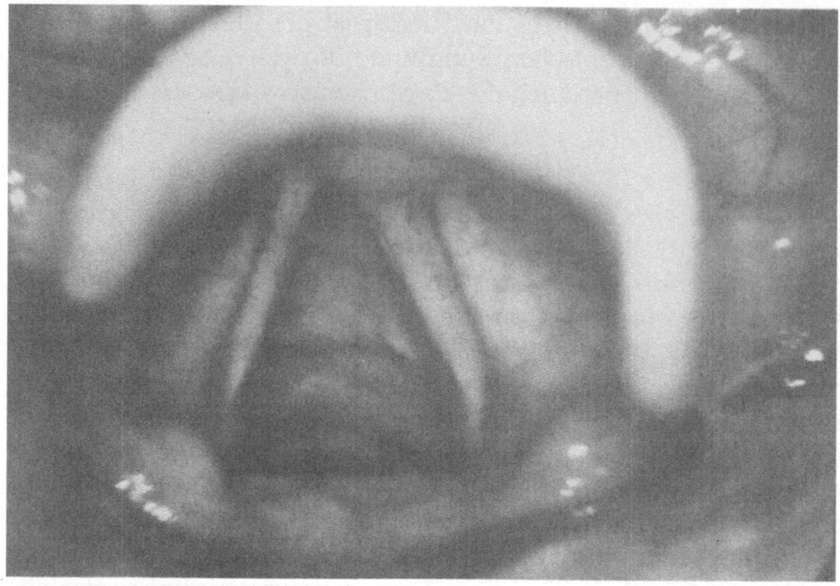

a

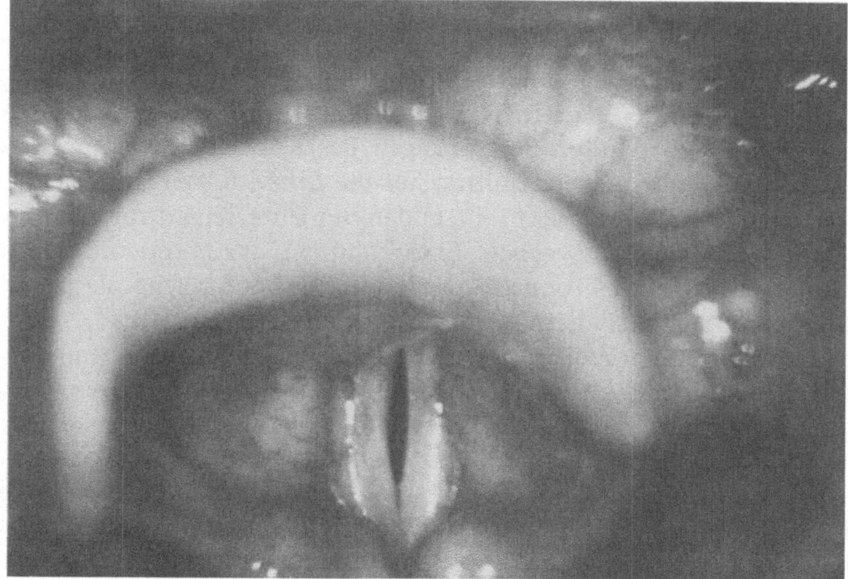

b

Abb. 4 a,b. Lupenlaryngoskopisches Bild der primären hypofunktionellen Dysphonie bei Atmung (**a**) und mit „Internuspalt" bei Phonation (**b**)

mit zunehmender sekundärer kompensatorischer Hyperfunktion kann aber auch eine supraglottische Einengung die Folge sein. Diese findet sich schließlich immer bei der *sekundären hypofunktionellen Dysphonie,* allerdings in *Kombination mit einem dann auch ausgeprägten „Internusspalt".* Diese Patienten sind im übrigen ohne ausreichende Oberflächenanästhesie meist überhaupt nicht zu spiegeln (siehe auch 5.5.2.).

4.5.3. Stroboskopisch

Nach den von Schönhärl (1960) aufgestellten Kriterien ist für die nicht kompensierte, unverfälschte primäre Hypofunktion die erweiterte Amplitude und die verstärkte Randkantenverschiebung bei vollständigem Stimmlippenschluß kennzeichnend. Liegen bereits Amplitudenwechsel, das heißt sich verändernde Schwingungsfrequenzen vor, müssen diese als Ausdruck eines dauernd sich verändernden und damit bereits instabilen Grundtonus der Stimmlippenmuskulatur aufgefaßt werden. Damit ist auch der M. cirocthyreoideus in das funktionelle Störungsbild einbezogen, was vor allem dem weniger Geübten differentialdiagnostische Schwierigkeiten bereiten kann gegenüber der isolierten Lähmung dieses Muskels (Kruse 1980). Bei der sekundären Form der Hypofunktion ist schließlich der Grundtonus praktisch nicht mehr zu erkennen, die Amplituden sind absolut unregelmäßig und insgesamt maximal erweitert. Auf die differenzierte stroboskopische Differentialdiagnostik gegenüber hyperfunktionellen Störungsbildern soll hier nicht weiter eingegangen werden.

4.6. Therapie

Die Therapiemethodik orientiert sich vorwiegend an der Symptomatologie und ist somit weniger abhängig von der Ätiopathogenese. Deshalb hatten wir auch eingangs betont, daß unsere Einteilung sich eher noch daran orientiert, was wir *therapeutisch* erreichen können. Die *Ergebnisse bei der primären hypofunktionellen Dysphonie* sind um so besser, je früher die Behandlung begonnen wird, wobei man überwiegend eine Heilung erzielen kann, in unserem überprüften Krankengut bei 74%, davon 85% mit nur einer Behandlungsphase von durchschnittlich 30 bis 40 Sitzungen. Dagegen *lassen sich die sekundären Hypofunktionen therapeutisch praktisch nicht mehr beeinflussen.*

Die *Therapieprinzipien* haben sich zu richten nach den pathomechanischen Gegebenheiten, hier also in erster Linie der Muskelschwäche. Eine immer wieder empfohlene *Stimmschonung* würde die Symptomatik noch verstärken und ist bei reizlosen Stimmlippen von daher absolut *kontraindiziert.* Eine spontane Remission ist trotz adäquater Sprechbelastung der Stimme nicht zu erwarten. Vielmehr läßt sich diese Muskelschwäche generell nur beheben durch *erhöhte Willküraktivität* im Sinne eines Trainingseffektes, wofür spezielle Methoden (Atemwurf nach Fernau-Horn, Stoßübung nach Fröschels, Akzentmethode nach Smith u.a.) zur Verfügung stehen, die aber in ihrer Wertigkeit unterschiedlich beurteilt werden müssen.

Unabdingbar ist unseres Erachtens *zusätzlich eine Fremdaktivierung der geschwächten Muskulatur,* die wir nachweislich unter indirekter *Exponentialstromreizung* erzielen können (Kruse 1979), die allerdings nur in Kombination mit stimmtherapeutischen und sprechtechnischen Übungsprogrammen wirksam sein kann. Hierzu gehören auch in jedem Fall die notwendige *Korrektur der Atmung und lokal entspannende Maßnahmen,* speziell die Kauübung nach Fröschels. Diese komplexe und ganzheitlich ausgerichtete Therapie wird in der Regel von Logopädinnen durchgeführt und sollte möglichst intensiv, das heißt mit täglich 1 bis 2 Sitzungen erfolgen. Nur relativ selten ist bei diesem Störungsbild eine Psychotherapie angezeigt.

5. Hyperfunktionelle Dysphonie

5.1. Definition

Dieses Störungsbild beinhaltet nun eine *Überfunktion* bzw. ein *„Zuviel"*, was wiederum zu beziehen ist auf die *muskuläre Aktivität* und insbesondere deren Spannungsfunktion, die primär zwar von der *Stimmlippenmuskulatur* ausgeht, sich dann aber recht schnell fortsetzt auf den *supraglottischen Raum* und schließlich *die äußere Halsmuskulatur* und sich graduell bis zur *Verkrampfung* steigern kann. Auch hier hat man zu unterscheiden zwischen einer primären, genuinen und sekundären, reaktivkompensatorischen Form; dies ebenfalls unter therapeutischen Gesichtspunkten, die nun aber weniger prognostisch als vielmehr durch unterschiedliche Behandlungsverläufe bestimmt sind. Hier nicht einzuordnen ist dagegen die *spastische Dysphonie,* die als ein *gesondertes Krankheitsbild* zu betrachten ist.

5.2. Häufigkeit

Die *primäre hyperfunktionelle Dysphonie* ist sicherlich nicht so häufig, wie bislang in der Literatur angegeben. In unserer eigenen Statistik beträgt der Anteil im Vergleich zu den hypofunktionellen Störungen nur maximal 35%, wobei wir in dieser Zahl noch *überwiegend sekundäre Formen vermuten,* die definitionsgemäß statistisch anderen Gruppen funktioneller Erkrankungen zugerechnet werden müßten. Trotz eines großen Patientengutes hatten wir jedenfalls Mühe, für eine gezielte Untersuchung primäre hyperfunktionelle Dysphonien zu finden. Meist handelt es sich um eine sekundär-reaktive Form bei ursächlich hypofunktionellem, mutationellem oder hormonellem Störungsbild. Unerwartet *hoch ist der Anteil der Frauen* mit 82% (!), was ebenso wie die altersmäßige Verteilung mit Gipfel wiederum zwischen 20 und 40 Jahren dafür sprechen würde, daß hier sekundäre Formen subsumiert wurden, hier besonders *larvierte Mutationen,* die typisch sind für Frauen mit Sprechberuf. Deshalb ist die Statistik bei der primären hyperfunktionellen Dysphonie noch mit Vorbehalt zu betrachten.

5.3. Anamnese

Nach unserer Einschätzung ist die Anamnese insofern wenig kennzeichnend, weil hier *Krankheitsbeginn und erstes Auftreten subjektiver Beschwerden zeitlich deutlich divergieren,* die letzteren zudem auch noch so oft fehlinterpretiert werden, daß erst recht spät eine gezielte phoniatrische Diagnostik einsetzt. Kausal ist eigentlich immer eine *langfristige Stimmüberanstrengung* zu fordern, die ihre Ursache entweder in einer beruflichen Sprechbelastung oder inadäquater Singstimmbelastung ohne ausreichende sprech- und singtechnische Vorbildung hat oder aber in einer individuellen inneren oder äußeren Anspannung verschiedenster Genese (psychische Belastung, berufliche Überforderung, Versagensangst, ungünstige Lebensbedingungen, familiäre Schwierigkeiten und vieles andere mehr). Diese *Streßwirkung* muß aber ebenso wie die berufliche Sprechbelastung erfahrungsgemäß *mehrere Jahre* einwirken, bis es zu einer echten, primären, hyperfunktionellen Dysphonie mit subjektivem Beschwerdebild kommt, so daß hier eine recht *langfristige Anamnese kennzeichnend* ist im Unterschied zur primären Hypofunktion. Das typische Beschwerdebild wird dagegen erst spürbar, wenn die Hyperfunktion bereits die äußere Halsmuskulatur mit betrifft, was anamnestisch leicht fehlinterpretiert werden kann. Statistisch gesicherte Angaben liegen unseres Wissens aber auch hier noch nicht vor.

5.4. Beschwerdebild und Symptomatik

Geradezu pathognomonisch für die hyperfunktionelle Dysphonie sind die bereits erwähnten „*Mißempfindungen im Halsgebiet*" (siehe auch 4.4.), ohne daß gleichzeitig bereits eine Unterscheidung zwischen primärer und sekundärer Symptomatik möglich wäre. Es läßt sich aber in Abhängigkeit auch von der individuellen Empfindlichkeit eine gewisse graduelle Entwicklung beobachten insofern, als *Globusgefühl, Räusperzwang* oder aber auch *Trockenheitsgefühl* relativ *frühzeitig* angegeben werden, während muskuläre, häufig *zum Ohr hinziehende Schmerzen* auf ein bereits *fortgeschrittenes Stadium* hinweisen. Deshalb sollte beispielsweise ein Globusgefühl bei typischer Anamnese Anlaß geben zu einer entsprechenden phoniatrischen Diagnostik.

Daneben macht sich die funktionelle Überbelastung natürlich auch wieder in einer verstärkten Stimmanstrengung bemerkbar mit *immer früher einsetzender Stimmermüdung und zunehmender Heiserkeit.* Die *Stimmgebung ist deutlich gepreßt,* was gelegentlich sogar äußerlich sichtbar wird, in manchen Fällen kann auch die *Sprechstimmlage auffällig überhöht* sein.

Sängerisch aktive Patienten berichten schließlich über eine fortschreitende Einschränkung des Stimmumfangs bis hin zur *Unfähigkeit zu singen.*

5.5. Diagnostik und Differentialdiagnostik

Bei der *hyperfunktionellen Dysphonie* ist man wohl zu leicht geneigt, dem *akustischen* Eindruck die zentrale diagnostische Bedeutung beizumessen, was aber gerade bei diesem Störungsbild zu einer Fehlinterpretation führt derart, daß die viel häufigeren sekundären, kompensatorischen Formen mit den primären verwechselt werden. Unseres Erachtens ist diese *Unterscheidung* aus therapeutischen Gründen zwingend notwendig, was letztlich *nur stroboskopisch möglich* ist.

5.5.1. Akustisch

Dem Untersucher fällt hier neben einer uncharakteristisch ausgeprägten Heiserkeit vor allem die *gepreßte, angestrengte Stimmgebung* auf. Man hat gelegentlich den Eindruck, als müsse sich der Ton direkt durch die übermäßig gespannte Glottis hindurchquälen, was besonders deutlich auch am *initialen ,,Glottisschlag'',* dem sogenannten ,,harten'' Stimmeinsatz zu hören ist. Die *Sprechstimmlage* ist im fortgeschrittenen Stadium durchweg *überhöht,* über die normale Unterhaltungs-Lautstärke hinausgehende Stimmleistungen (lautes Reden, Singen) führen zu Stimmversagen, zur *intermittierenden Aphonie.* Die muskuläre Verspannung bedingt auch eine verstärkte Einengung des Ansatzrohres mit Behinderung der Klangabstrahlung, die sich in einem sogenannten *,,Knödeln''* bemerkbar machen kann mit entsprechend schlechter Artikulation.

Die Tonhaltedauer ist wiederum unspezifisch verändert, relativ ist sie meist verkürzt wegen des erheblichen Atemdruckes, der für diese Art der Stimmgebung erforderlich ist mit entsprechend erhöhtem Luftverbrauch. Der *Stimmumfang ist* mehr oder weniger stark *eingeschränkt,* und zwar zur Tiefe und zur Höhe hin.

5.5.2. Laryngoskopisch

Patienten mit einer *hyperfunktionellen Dysphonie* sind oftmals nur *sehr schwer,* gelegentlich gar nicht *indirekt zu spiegeln.* Diese an sich recht kennzeichnende Untersuchungssituation ergibt sich durch den Kehlkopfhochstand bei Phonation mit wenig aufgerichteter Epiglottis. Hinzu kommt gleichzeitig eine deutliche supraglottische Einengung (Abb. 5) durch Vorwölbung der Petiolus-Schleimhaut mit phonatorischer Aktivierung der Taschenfalten bis hin zur Taschenfaltenstimme und dann nicht mehr einsehbarer Glottisebene und relativ weit vorgeschobenen (besser: gezogenen) Aryknorpeln.

Meist ist aber die Glottisebene einsehbar, und man erkennt entweder einen *vollständigen Glottisschluß oder aber einen durchgehenden, linearen Spalt.* Dagegen sind weder ein „Internusspalt" noch ein isoliertes „Transversusdreieck" typisch für die primäre Hyperfunktion, sondern verweisen vielmehr auf eine *sekundäre* Genese bei primärer Hypofunktion (siehe auch 4.5.2.) bzw. inkompletter Mutation. Auch die immer wieder erwähnte Hyperämie der Stimmlippen sehen wir nur selten, eher dürften dann zusätzliche Kausalfaktoren chronisch-entzündlicher Art vorliegen. Auf jeden Fall muß man solche Reizzustände, bedingt etwa durch gleichzeitige Staubexposition bei lautem Arbeitsplatz, ausschließen. Matte, zum Teil aufgelockerte Stimmlippen deuten auch hier auf eine *hormonelle Stimmstörung* hin.

Schließlich kann die primäre hyperfunktionelle Dysphonie zur reaktiven *Knötchenbildung* führen, im Kindesalter bei Jungen und Mädchen, *im Erwachsenenalter ausschließlich bei Frauen.* Diese von Kleinsasser aufgestellte These können wir unsererseits ausnahmslos bestätigen. Knötchenähnliche Verdickungen im laryngoskopischen Bild bei Männern sind deshalb sehr genau differentialdiagnostisch abzuklären, meist handelt es sich um Zysten oder kleine Polypen mit entsprechender kontralateraler Kontaktreaktion. In diesen Fällen ist natürlich der Glottisschluß inkomplett im Sinne der *„Sanduhr-Glottis".* Ob eine Knötchenbildung auch bei der *sekundären Hyperfunktion* möglich ist, bedarf noch der weiteren Abklärung.

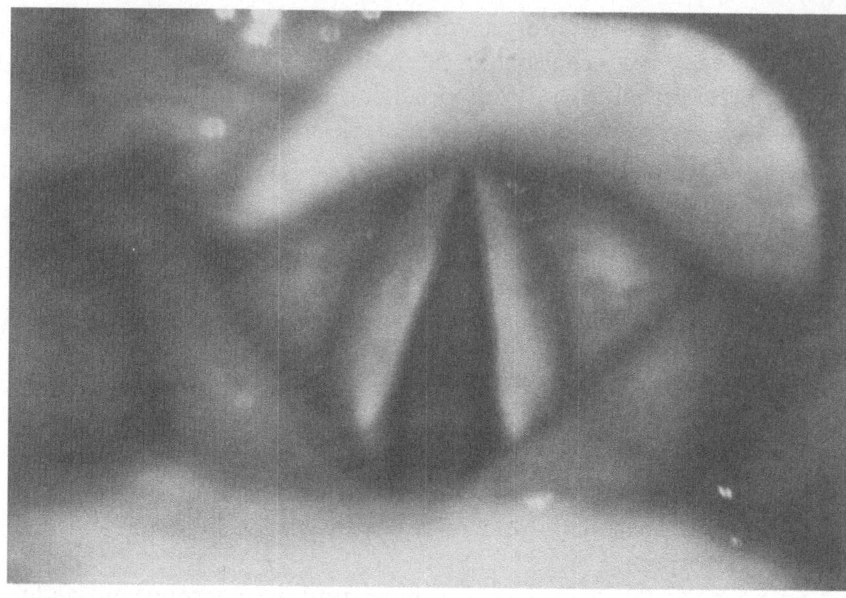

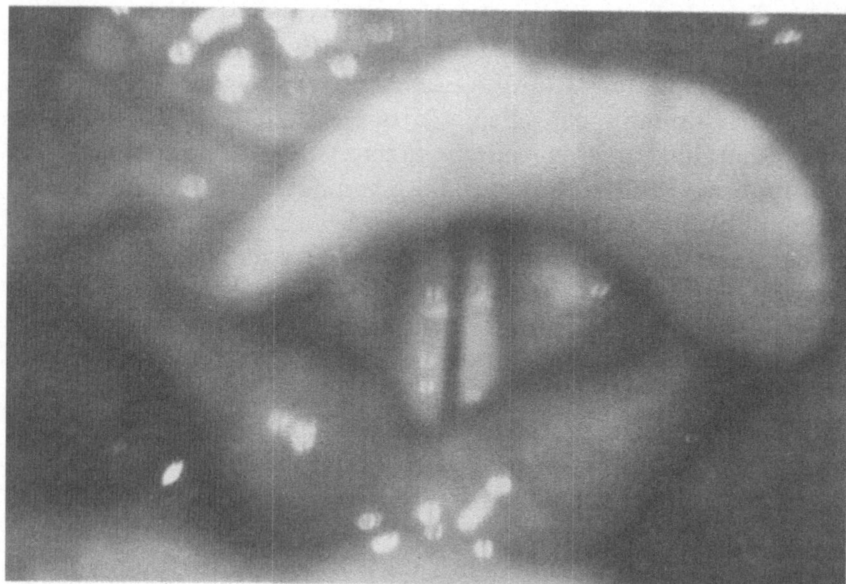

Abb. 5. a,b. Lupenlaryngoskopisches Bild der primären hyperfunktionellen Dysphonie bei Atmung (**a**) und mit deutlicher Einengung der Supraglottis bei Phonation (**b**)

5.5.3. Stroboskopisch

Die eindeutige diagnostische Zuordnung ist nur mittels der Stroboskopie möglich anhand der von Schönhärl (1960) beschriebenen und unverändert gültigen Symptomatik mit Amplitudenverkürzung und Verminderung bis Aufhebung der Randkantenverschiebung. Der Glottisschluß ist normalerweise vollständig. Bei extremer Ausprägung kommt es zur teilweisen Aufhebung der Schwingungsfähigkeit als Längseinschränkung oder aber zur totalen Aufhebung als sogenannter *„phonatorischer Stillstand"* (nicht zu verwechseln mit einer echten Stimmlippenlähmung!). Diese Befunde sind aber nur als solche zu interpretieren, wenn die Stimmlage bei der Untersuchung nicht zu hoch gewählt wird. Überprüft man außerdem die noch verbliebene Spannungsfähigkeit durch Höhersingen im „stehenden Bild", wird sehr schnell die Spannungsgrenze mit phonatorischem Stillstand erreicht, da die Änderungsfähigkeit oft deutlich eingeschränkt ist.

Die mehrfach angesprochene notwendige Abgrenzung sekundärer Formen macht sich durch manchmal nur angedeutete Frequenzwechsel bemerkbar, die normalerweise allein im „bewegten Bild" zu erkennen sind. Manchmal muß man hierzu im unteren Stimmumfangsbereich stroboskopieren, da sich hier die sekundäre Verspannung noch am ehesten wenigstens teilweise aufheben läßt. Bleibt zudem auch im stroboskopischen Bild ein „Transversusdreieck" bestehen, ist die Diagnose einer inkompletten Mutation, hier speziell einer larvierten Mutation, sehr wahrscheinlich.

5.6. Therapie

Bei soviel muskulärer Überspannung bis hin zur Verkrampfung ist natürlich therapeutisch die *Entspannung die Methode der Wahl,* um den Muskeltonus wieder zu normalisieren. Hierzu reichen aber lokale Maßnahmen, insbesondere die von uns favorisierte Kauübung nach Fröschels, nicht aus, wenn nicht eine *allgemeine Entspannung* zuvor erreicht werden kann. Dazu kann gelegentlich sogar eine *Psychotherapie* erforderlich sein. Entsprechend genau muß deshalb im Einzelfall jeweils die Indikation für die logopädische Therapie gestellt werden, wenn die Behandlung erfolgreich sein soll.

Charakteristisch ist nun aber der *Verlauf* dieser speziellen Entspannungstherapie. Während sich bei der *primären hyperfunktionellen Dysphonie* das Beschwerdebild zunehmend *bessert,* was am Verschwinden der Mißempfindungen auch vom Patienten selbst gut kontrolliert werden kann, tritt diese spürbare Verbesserung bei den *sekundären Formen nicht* ein. Im Gegenteil, häufiger bemerken diese Patienten eine subjektive Verschlechterung, die in der Aufdeckung des primären Störungsbildes (Hypofunktion, inkomplette Mutation, hormonelle Stimmstörung) ihre Erklärung findet.

Typischerweise muß deshalb im Laufe einer solchen Behandlung die Therapie durch Maßnahmen ergänzt werden, wie sie bei der Hypofunktion unter 4.6. beschrieben wurden. Dies betrifft vor allem die *Elektrisierung,* die *bei der primären hyperfunktionellen Dysphonie absolut kontraindiziert* ist.

Zusätzlich ist in jedem Fall auch hier eine stimm-, sprech- und atemtechnische Regulierung erforderlich, wobei speziell bei Sprechberuflern auch auf *Lautstärkeübungen* besonderes Gewicht gelegt werden muß.

Angesichts der meist langjährigen Genese ist kaum verwunderlich, daß sich die primäre Hyperfunktion häufiger nicht in einer durchschnittlichen Behandlungsphase von 30 bis 40 Sitzungen beheben läßt. Man kann aber dem Patienten die Empfindung für den jeweils optimalen Spannungszustand der am Sprechvorgang beteiligten Strukturen einschließlich der Psyche vermitteln und ihm die richtige Sprechtechnik insoweit anbahnen, daß bei bewußter Anwendung in seiner stimmbelastenden Situation durch Automatisierung die falschen Muster mehr oder weniger ersetzt werden können. Dies ist aber in hohem Maße abhängig von der *Motivation und Kooperation,* gelegentlich auch von der *Musikalität des Patienten.*

6. Schlußbemerkung

Im Rahmen der gegebenen Möglichkeiten haben wir die wesentlichen Merkmale der beiden wichtigsten Störungsbilder innerhalb der funktionellen Stimmstörungen beschrieben. Dabei beziehen sich alle Ausführungen auf die Stimme des sogenannten „mittleren Erwachsenenalters" (Wendler und Seidler 1977), das sich etwa vom Abschluß der Mutation bis zum nicht generell zu definierenden Beginn des biologischen Alters erstreckt. In diesem Lebensabschnitt verfügt die Stimme über ihre größte Leistungsfähigkeit, ist aber auch gleichzeitig der größten Belastung mit entsprechend häufigen Störungen ausgesetzt. *Nicht berücksichtigt* wurden dagegen die funktionellen Stimmstörungen im *Kindesalter,* die uns noch vor große diagnostische und therapeutische Probleme stellen, und die der *„Altersstimme".*

Wenn dem HNO-Praktiker die gegebenen Hinweise zur Diagnostik für seine eigene Arbeit nicht ausreichend genug erscheinen mögen, so liegt dies vielleicht ein wenig in der Absicht des Autors begründet, zu verdeutlichen, daß die *entscheidende Diagnostik funktioneller Stimmstörungen der erfahrenen stroboskopischen Abklärung bedarf,* wenn eine zielgerichtete Therapie eingeleitet und erfolgreich gestaltet werden soll. Unter dieser Sicht muß die von mehreren Phoniatern postulierte akustische

Diagnostizierbarkeit auch in Verbindung mit einer eingehenden Laryngoskopie angezweifelt werden.

Unzweifelhaft ist aber, daß die praktischen HNO-Kollegen durch Kenntnis dieser Störungsbilder mit ihren typischen Merkmalen sehr viel früher recht konkrete Verdachtsdiagnosen stellen können, die zur phoniatrischen Abklärung veranlassen sollten, wo diese möglich ist. Daß viele Patienten dankbare Nutznießer einer solchen Kooperation sind, läßt sich durch die bisher sehr guten Erfahrungen in unserem Tätigkeitsbereich nicht nur von den Phoniatern, sondern sicherlich auch von den zuweisenden HNO-Kollegen bestätigen.

Literatur

Barth E (1907) Über funktionelle Stimmstörungen und ihre Behandlung. Berl Klin Wochenschr 34:1082–1086

Bauer H (1975) Zur Notwendigkeit der ätio-pathogenetischen Differenzierung funktioneller Stimmstörungen. HNO 23:165–167

Gundermann H (1970) Die Berufsdysphonie. VEB Georg Thieme, Leipzig

Habermann G (1980) Funktionelle Stimmstörungen und ihre Behandlung. Arch Otorhinolaryngol (Kongreßber 1980) 227:171–345

Kruse E (1979) Stimmlippenlähmungen nach Strumektomie – Behandlungsmöglichkeiten. Mater Med Nordm 31:23–36

Kruse E (1979) Die isolierte Lähmung des M. cricothyreoideus – Klinik, Pathophysiologie und Therapie. Vortrag Dreiländertagung d. Dtsch. Ges. f. Sprach- u. Stimmheilk., d. Österr. Ges. f. Logop., Phoniatr. u. Pädaudiol. u. d. Schweizer. Ges. f. Phoniatr., Logop. u. Audiol. Salzburg (unveröff)

Meisel B, Schelletter H (1979) Untersuchung der funktionellen Stimmstörungen am Beispiel des Patientengutes der Stimm- und Sprachabteilung der Marburger HNO-Universitätsklinik. Logop Hausarbeit Marburg (unveröff)

Pahn J (1966) Zur Entwicklung und Behandlung funktioneller Singstimmerkrankungen. Folia Phoniatr (Basel) 18:117–130

Pascher W, Johannsen HS (1975) Angewandte Phoniatrie. II. Funktionelle Stimmstörungen. HNO 23:320–327

Perelló J (1962) Disphonies fonctionelles. Folia Phoniatr (Basel) 14:150–205

Schönhärl E (1960) Die Stroboskopie in der praktischen Laryngologie. Thieme, Stuttgart

Stern H (1928) Die Notwendigkeit einer einheitlichen Nomenklatur für die Physiologie, Pathologie und Pädagogik der Stimme. Monatsschr Ohrenheilk 62:928–933, 1083–1094, 1166–1176, 1324–1366, 1389–1432

Wendler J (1977) Einteilung der funktionellen Dysphonien. In: Gundermann H (Hrsg) Der Fachausdruck (2). Sprache Stimme Gehör 1:156–158

Wendler J, Seidner W (1977) Lehrbuch der Phoniatrie. VEB Georg Thieme, Leipzig

Wendler J, Seidner W, Rose A, Simon B, Ulbrich H (1973) Zur praktischen Nomenklatur der funktionellen Dysphonien. Folia Phoniatr (Basel) 25:30–38

Sportverletzungen im Ohr-, Nasen- und Halsbereich

F. C. Loch

1. Einleitung 131
2. Verletzungen im Ohrbereich 132
   2.1. Verletzungen der Ohrmuschel – Othämatom 132
   2.2. Erfrierungen der Ohrmuschel 134
   2.3. Verletzungen des Gehörganges 134
   2.4. Trommelfellverletzungen 135
   2.5. Gehörgangsexostosen 136
   2.6. Bade- oder Schwimmer-Otitis 136
   2.7. Innenohrverletzungen 137
   Felsenbeinlängsbruch 137
   Felsenbeinquerbruch 138
   2.8. Barotrauma 139
   2.9. Knalltrauma des Innenohrs 141
3. Verletzungen des Mittelgesichts 141
   3.1. Weichteilverletzungen der Nase und des Gesichts 142
   3.2. Nasenbeinfraktur 143
   3.3. Frakturen des lateralen Mittelgesichts 146
   Jochbeinfrakturen 146
   Oberkieferfrakturen 148
   3.4. Fronto-basale Schädelbrüche 149
   Schädelbasisfrakturen 149
   3.5. Aerosinusitis 151
4. Verletzungen des Kehlkopfes und des Zungenbeines 151
5. Schlußbemerkung 155

Literatur 156

1. Einleitung

Die Bedeutung des Sports für die Erhaltung und Förderung der Gesundheit wird heute aufgrund sportmedizinischer Forschungsergebnisse allgemein anerkannt. Sportliche Betätigung kann jedoch auch zu Schäden führen. Gleich welcher Ursache gilt jede Verletzung, die sich beim Sport ereignet, als Sportverletzung. Jeder Sportart haftet ein Unfallrisiko an.

Wenn man bedenkt, daß mit der Zunahme des Breitensports sowohl quantitativ als auch qualitativ heute in der Bundesrepublik Deutschland bereits 16,5 Millionen Sporttreibende in rund 50.000 Vereinen organisiert sind, und unter Hinzuzählung der ungezählten Freizeitsportler, die vereinsungebunden regelmäßig Sport betreiben, wie z.B. Skilaufen (schätzungsweise 6 Millionen), Schwimmen (sicherlich ebenfalls mehrere Millionen) oder Radfahren, so sind die vom Deutschen Sportbund angegebenen Zahlen, daß sich 47% der bundesdeutschen Bevölkerung, also demnach nahezu jeder zweite Bundesbürger, aktiv sportlich betätigt, glaubhaft. In den sechziger Jahren waren es noch knapp 14%.

Laut Statistik ist im heutigen Sportbetrieb mit *1,5 Verletzungen pro hundert Sportler und Jahr* zu rechnen. International rechnet man mit rund zwei Sportverletzungen auf 100 Sportreibende im Jahr (Biener und Fasler 1978). Das Ausmaß ist enorm, berücksichtigt man die 16,5 Millionen registrierter Sportler und die große Zahl der Freizeitsportler, die oft untrainiert und in Unkenntnis des eigenen Leistungsvermögens sicher die Zahl der Sportverletzungen nicht verringern, insbesondere wenn sie sportliche Betätigung mit Leistungsstreben verbinden.

Zugenommen hat die Zahl der Sportverletzungen auch wegen der heute sicherlich größeren Härte bei den Mannschaftsspielen, die besonders in der Halle in aggressivem Stil ausgetragen werden, und auch dadurch, daß besonders beim Fußball aller Spielklassen die nachwachsenden Spieler es heute im körperlichen Einsatz den Profis gleichtun wollen.

Die Sportunfälle spielen im Morbiditätsgeschehen der Bevölkerung eine immer größere Rolle. Wir müssen daher der Sporttraumatologie größere Aufmerksamkeit widmen. Im folgenden sollen einige der häufigsten Sportverletzungen der Ohren, der Nase und des Mittelgesichtes sowie des Kehlkopfes dargestellt werden.

2. Verletzungen im Ohrbereich

2.1. Verletzungen der Ohrmuschel – Othämatom

Im Gegensatz zum Mittel- und Innenohr ist das äußere Ohr, zu dem die Ohrmuschel und der Gehörgang gezählt werden, relativ ungeschützt. Auf Grund der exponierten Lage ist besonders die *Ohrmuschel* relativ oft von Verletzungen betroffen. Besonders häufig sind *Riß- und Quetschwunden* von geringerem Ausmaß, aber auch schwerere Wunden vom Teilabriß (Abb. 1) bis zur Zerfetzung durch Schlag, Stoß oder Sturz, was bei Ringern, Boxern, besonders auch bei Fuß- und Handball, aber auch bei Basketballspielern nicht selten vorkommt. In den letzten Jahren sehen wir schwere Ohrmuschelverletzungen auch beim Reit- und beim Motorsport.

Eine charakteristische und häufige Sportverletzung der Ohrmuschel ist das **Othämatom** (Abb. 2), das nicht nur durch grobe Gewalteinwirkung,

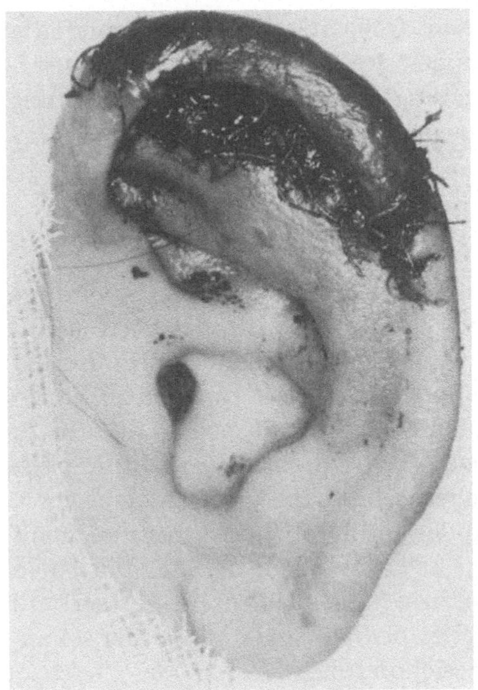

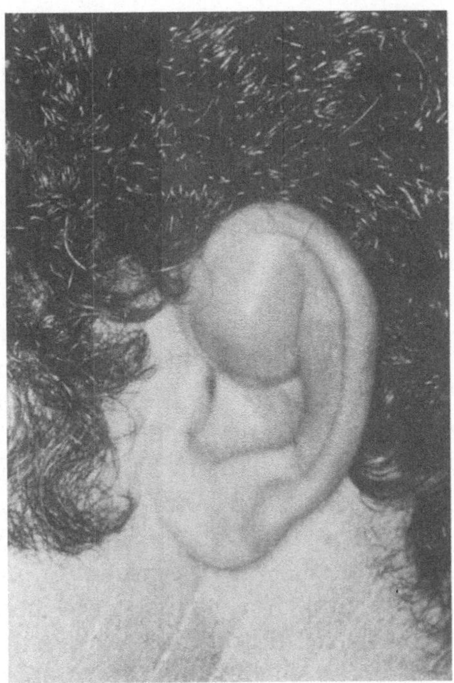

Abb. 1. Teilabriß der Ohrmuschel – Sturzverletzung beim Rodelsport

Abb. 2. Othämatom eines Ringkämpfers

sondern auch häufig durch kaum registrierte Mikrotraumen verursacht werden kann. Meist kommt es durch eine stumpfe, tangentiale Gewalteinwirkung zu einem Ablösen des Perichondriums mit einem serösen bzw. beim Einreißen von Blutgefäßen zu einem blutigen Erguß zwischen Knorpel und Perichondrium, welche an der Konkavität der Ohrmuschel die Haut kissenartig abheben können. Das in der Regel nur sehr schwer zur Resorption zu bringende Othämatom kann sich bakteriell infizieren und entzünden und damit in eine *Perichondritis* mit nachfolgender Verunstaltung der Ohrmuschel übergehen. Das kosmetisch unschöne Ergebnis sind die sogenannten „Blumenkohlohren", wie wir sie bei Boxern und noch mehr bei Ringern sehen. Nur durch frühzeitige operative Maßnahmen ist in der Regel dieser unerfreuliche Endzustand in Grenzen zu halten. Aus längere Zeit unbehandelten Othämatomen entstehen dystrophische Veränderungen und resultieren erhebliche Entstellungen durch *Knorpelappositions- und Ossifikationsprozesse.* Knorpelkallus macht die Ohrmuschel höckrig und bretthart, insbesondere geht auch die feine Linienführung verloren.

Riß- und Quetschwunden müssen frühzeitig besonders sorgfältig genäht werden, um dem Absterben abgelöster Gewebeteile und sekundärer Knorpelhaut- und Knorpelentzündung mit drohender Verunstaltung durch narbige Schrumpfung vorzubeugen.

2.2. Erfrierungen der Ohrmuschel

Bei der zunehmenden Beliebtheit jeder Art des Wintersports kommt es zwangsläufig häufiger zu Erfrierungen der Ohrmuschel, meist ersten und selten auch zweiten Grades. Dünne, vom Kopf abstehende Ohrmuscheln sind besonders empfindlich. Bei allen Sportarten, die im Winter im Freien betrieben werden, unter anderem auch dem Fußballspielen, kann es zu Erfrierungen kommen, in deren Folge Nekrosen am freien Ohrmuschelrand entstehen. Die Ohrmuschelränder sehen dann wie gezackt bzw. angenagt aus. Dabei kommt es neben der absoluten Temperatur auch auf weitere Einwirkungsmomente an, wie scharfer Wind, ob der Sportler in Bewegung ist und ob Nässe herrscht usw. Die blau-roten, derben und knotigen Infiltrationen, sogenannte *Frostbeulen,* sind Folge einer sekundären Entzündung und Reizung des Perichondriums.

Allerdings gehört zur Entstehung der typischen Frostbeulen auch eine mangelhafte Anpassungsfähigkeit der Blutgefäße bei rasch wechselnden Ansprüchen, die vorwiegend bei weiblichen Jugendlichen beobachtet wird und wohl konstitutionell bedingt ist.

Die Therapie der durch Erfrierung hervorgerufenen Schäden erfordert im allgemeinen nur eine konservative Behandlung nach dermatologischen Regeln.

2.3. Verletzungen des Gehörganges

Zu den *direkten Verletzungen des Gehörganges* gehören die isolierten Schädigungen bei Ohrmuschelverletzungen, die sowohl den häutigen als auch den knorpeligen und knöchernen Gehörgang betreffen. Es kann durch Sturz oder Schlag, insbesondere auch Hufschlag, auf direktem Weg zu Brüchen des knöchernen Gehörganges kommen.

Bei allen Verletzungen des äußeren Gehörganges und seiner häutigen Auskleidung besteht die Gefahr *narbiger Stenosierung.* Auch bei der chirurgischen Versorgung von Ohrmuschelverletzungen muß immer die mögliche Beteiligung des Gehörganges bedacht werden. Die Mitverletzung des Gehörganges ist stets gleichzeitig zu versorgen. Bei allen Rißverletzungen des Gehörgangeinganges und der Haut des knorpeligen und knöchernen Gehörganges wird eine *Tamponade* in den Gehörgangseingang – am besten mit einem antibiotikumgetränkten Gazestreifen – eingelegt, wobei darauf zu achten ist, daß die Streifentamponade weit genug in den Gehörgang eingedrückt wird, damit sie nicht herausfällt. Auf das therapeutische Verhalten bei Frakturen wird an anderer Stelle noch eingegangen.

Indirekte Verletzungen des Gehörganges entstehen, wenn bei einem Sturz oder Schlag auf die Kinnspitze der Kiefergelenkkopf die Haut durchstößt und in den Gehörgang eindringt. Ausmaß und Umfang der Verletzung des häutigen und knorpeligen Gehörganges sind bei der Spiegelung wegen meist stärkerer Blutung nicht immer zu erkennen. So kann die Kiefergelenkpfanne, die einen Teil der vorderen Gehörgangswand darstellt, zerstört sein. Ob das Mittel- oder gar das Innenohr mitbeteiligt ist, muß durch entsprechende Untersuchungen geklärt werden.

Auch bei *Schädelbasisbrüchen,* auf die bei den Verletzungen des Innenohres noch einzugehen sein wird, sind Frakturen des knöchernen Gehörganges häufiger anzutreffen.

2.4. Trommelfellverletzungen

Bei den Trommelfellverletzungen beim Sport handelt es sich im wesentlichen um *indirekte Rupturen,* wie wir sie bei Schlägen aufs Ohr, besonders aber auch beim Schwimmsport, kennen. Hierbei ist nicht so sehr die Stärke der Gewalteinwirkung entscheidend, vielmehr ist der luftdichte Abschluß des Gehörganges und die *stempelartige Wirkung der Luftsäule im Gehörgang* ausschlaggebend.

Trommelfellperforationen durch kurzfristige, stärkere Luftdruckerhöhungen im äußeren Gehörgang sehen wir außer bei den Turmspringern z.B. auch bei Wasserballspielern. Bei dieser Sportart sind daher neuerdings Schutzkappen vorgeschrieben. Auch beim Tieftauchen kann übergroßer Wasserdruck das Trommelfell perforieren, besonders dann, wenn zarte, wenig widerstandsfähige Narben vorhanden sind. Im Boxsport und besonders bei Handballspielern sind derartige Verletzungen relativ häufig.

Kleinere Trommelfellrisse heilen meist folgenlos aus. Bei Rupturen mit größeren Defekten kann zunächst ebenfalls abgewartet werden, da sich auch große Trommelfelldefekte häufig spontan schließen. Gegebenenfalls ist innerhalb einer Drei-Wochen-Frist operative Behandlung durch *„Trommelfellschienung",* d.h. Aufrichtung der eingeschlagenen Trommelfellanteile unter dem Operationsmikroskop und Abdecken mit einer Silikonfolie notwendig.

Eine *Spülung der Ohren* bei eingedrungenen Schmutzteilen oder Fremdkörpern *muß unterbleiben.* In solchen Fällen ist eine sorgfältige Reinigung unter dem Mikroskop notwendig. Bei jeder Trommelfellverletzung sollte aus forensischen Gründen stets eine Ton- und Sprachgehörsprüfung durchgeführt werden.

Mittelohr- oder Labyrinthkomplikationen sind selbst bei einfacher traumatischer Trommelfellruptur durch aufsteigende Entzündungen möglich. Auch bei den Schädelbasisbrüchen mit Ohrbeteiligung und bei Frakturen des Gehörganges kommt es nicht selten zu Einrissen des Trommelfelles.

Beim sogenannten *Vestibularistod* im Schwimmsport kann es infolge traumatischer Trommelfellperforation, besonders beim Turmspringen, durch Eindringen von kaltem Wasser in das Mittelohr und den dadurch verursachten kalorischen *Vestibularisreiz* zu Schwindel, Brechreiz oder Erbrechen und zu einer Störung des Orientierungsvermögens, letztlich dadurch zum *Ertrinkungstod* kommen. Andere Autoren messen der Vestibularisreizung als Ursache des Todes durch Ertrinken keine große Bedeutung bei.

2.5. Gehörgangsexostosen

Der Kaltwasserreiz auf das Periost soll durch reaktive Knochenapposition für die Entstehung von Gehörgangsexostosen, die besonders bei Wassersportlern, Sportschwimmern, Springern und Tauchern zu beobachten sind, die Hauptrolle spielen. Kugelige knöcherne Vorwölbungen, oft an mehreren Stellen, können den knöchernen Gehörgang vor dem Trommelfell erheblich einengen, ja ihn völlig verschließen. Operative Abtragung dieser manchmal auch das Gehör einschränkenden knöchernen Veränderungen wird häufig notwendig (Mikroskop, Fräse!).

2.6. Bade- oder Schwimmer-Otitis

Nun soll noch auf die starke Zunahme der sogenannten Bade- oder Schwimmer-Otitis, wie sie in jeder HNO-Praxis besonders in den letzten Jahren festzustellen ist, eingegangen werden. Die enorme Zahl immer neuer Hallen- und Freibäder erlaubt jetzt das Schwimmen zu allen Jahreszeiten. Die Zahl der Schwimmsportler ist erheblich angestiegen, und es kommen wesentlich mehr Patienten – und das nicht wie früher nur im Sommer – mit Juckreiz im Gehörgang und Ohrenschmerzen in die ärztliche Praxis. Bei stärkerem Juckreiz sind Haarnadeln und Wattestäbchen u.a. schnell zur Hand und mit derartigen Manipulationen die Voraussetzungen zu einer bakteriellen Infektion geschaffen. Bei stärkeren Entzündungen mit Abstehen der Ohrmuschel vom Kopf und deutlicher Schwellung am Ohrmuschelansatz bis in die Umschlagfalte kann eine *Mastoiditis* vorgetäuscht werden. Diese Bade- oder Schwimmer-Otitis ist oft den Pilzerkrankungen zugeordnet worden. Tatsächlich handelt es sich aber nur in geringem Prozentsatz um Pilze, überwiegend um banale Eitererreger, nicht selten auch um eine Pseudomonas aeruginosa-Infektion. Charakteristisch hierfür ist die Absonderung grünblauen Eiters. Die Schmerzen bei einer Otitis externa können ganz erheblich sein. Konsequente Behandlung mit entsprechenden Streifeneinlagen, auch Antibiotika und manchmal stärkere Schmerzmittel, sind angezeigt. Wer zur „Schwimmer-Otitis" neigt, sollte vorbeugen: Nach dem Schwimmen und vor dem Schlafengehen haben sich z.B. als Prophylaxemaßnahme die Applikation von leicht angewärmten Alkoholtropfen und zusätzlich Borsäuresalbe in den Gehörgang bewährt. Vor dem Gebrauch von Haarnadeln, Heftklammern und auch Wattestäbchen muß der Patient nachdrücklich gewarnt werden.

2.7. Innenohrverletzungen

Der HNO-Arzt wird auch mit sportbedingten Schädeltraumen konfrontiert und zwar – wenn sie das Ohr betreffen – mit den *latero-basalen Frakturen.* Gegen direkte mechanische Verletzungen ist das Labyrinth durch seine tiefe Einbettung in harten Knochen gut geschützt. Dagegen finden wir indirekte Verletzungen des Labyrinthes bei Schädelbasisbrüchen, die, wenn auch selten, unter anderem beim Sturz vom Gerät beim Turnen oder bei unglücklichem Sturz auf den Ringboden beim Boxen oder auch beim Reiten verursacht werden können.

Bei den *Schädelbasisbrüchen* unterscheidet man Biegungs- und Berstungsbrüche. *Biegungsbrüche* entstehen durch unmittelbare Einwirkung einer großen Gewalt mit kleiner Angriffsfläche wie z.B. bei einem Schlag mit stumpfem Säbel, Hockeystock, Sturz auf eine Kante usw. *Berstungsbrüche* entstehen durch Kompression der Schädelkapsel bei stumpfer Gewalt, z.B. Sturz auf breite Unterlage oder Schlag mit einem Brett.

Brüche der Otobasis (latero-basale Frakturen) mit Eröffnung der schleimhautausgekleideten Mittelohrräume sind im chirurgischen Sinne komplizierte Frakturen mit der Gefahr der aufsteigenden Infektion durch die offene Verbindung nach außen und zum Endocranium.

Der häufigere **Felsenbeinlängsbruch** bei Querfraktur der Schädelbasis (Abb. 3) ist meist Folge einer seitlichen Gewalteinwirkung und in der Regel ein Biegungsbruch. Die Symptome sind durch den Verlauf der Frakturlinie bestimmt und hängen von Art und Schwere der Zerstörungen ab. Diese Art von Brüchen verläuft von der Felsenbeinspitze zur Schläfenbeinschuppe in Richtung der Pyramidenkante. Das Dach des Mittelohres, der Trommelfellrand und die hintere Gehörgangswand sind einbezogen. Das Leitsymptom ist die *Blutung aus dem Gehörgang.* Besonders zu achten ist auch auf *Liquorrhoe,* die darauf hinweist, daß die Dura am Dach der Pauke bzw. des Antrums eingerissen ist. Es handelt sich dann meist um eine kombinierte Pyramidenlängs-Querfraktur. Vestibuläre Symptome

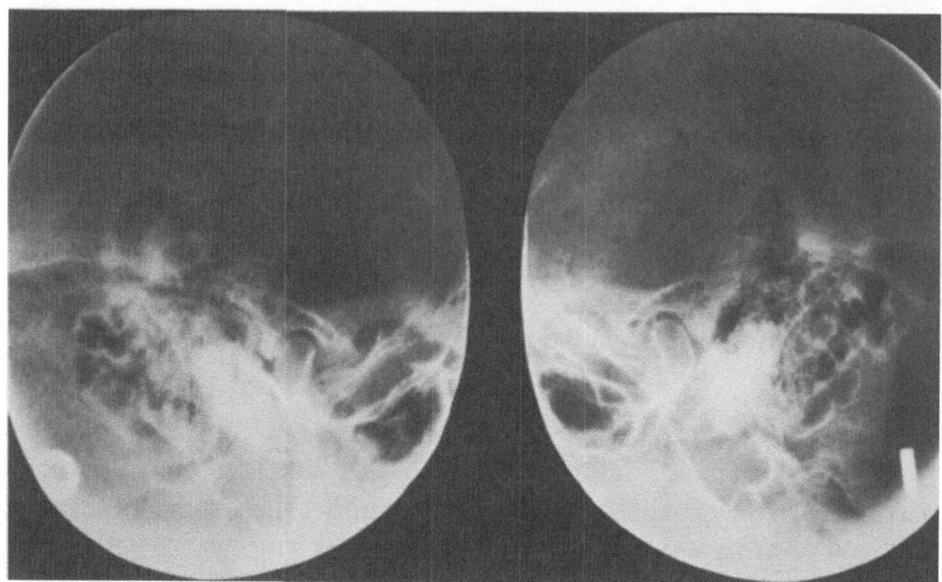

Abb. 3. Röntgenaufnahme (Schüller). Pyramidenlängsfraktur nach Sturz vom Reck beim Geräteturnen

sind selten, da das Innenohr im typischen Fall nicht geschädigt ist. Sofortparesen des Nervus facialis treten in 10–20% auf, weniger oft Spätparesen durch Blutung oder Ödem.

Der **Felsenbeinquerbruch** (bei Längsfraktur der Schädelbasis), der wesentlich seltener, aber bedeutend ernster zu beurteilen ist, entsteht meist als Berstungsbruch infolge Gewalteinwirkung auf Stirn oder Hinterhaupt. Er verläuft durch die Felsenbeinpyramide senkrecht entweder durch den inneren Gehörgang (Porus acusticus internus) oder durch das Innenohr. Die *Leitsymptome Ertaubung und Spontannystagmus zur Gegenseite* mit Drehschwindel entstehen durch akuten Labyrinthausfall.

Das Trommelfell, das durch einen Bluterguß in der Pauke blau durchschimmert, ist intakt – also keine Blutung aus dem Gehörgang. Dieses sogenannte *Haematotympanon* fehlt fast nie, außer bei den „inneren" Querbrüchen. Deswegen ist bei jedem Unfallverletzten mit Verdacht auf Schädelbasisfraktur eine Otoskopie unumgänglich. Blut und Liquor können durch den Nasenrachenraum abfließen, was einen nasenoffenen Schädelgrundbruch vortäuschen kann.

Fazialisparesen sind häufig und meist irreversibel. Die Labyrinthschädigung mit Taubheit und Vestibularisausfall ist stets irreversibel. Die vestibulären Erscheinungen mit dem anfänglichen starken Schwindelgefühl können durch zentrale Regulationen innerhalb von Wochen bis Monaten völlig ausgeglichen werden. Auf die Gefahr der aufsteigenden Entzündung durch Infektion entlang der Bruchspalte mit der auch heute noch – trotz Antibiotika – nicht ungefährlichen *Sekundär-Meningitis* sei hingewiesen.

Was die *Therapie* betrifft, so muß der erstbehandelnde Arzt mit den besonderen Problemen dieser Schädelbrüche vertraut sein, um Lebensgefahr und vor allem auch funktionelle Dauerschäden abwenden zu können. Der Schwerpunkt der Erstversorgung liegt in der *Schockbekämpfung*. Lokal ist außer einer sterilen Vorlage oder dem Verband des Ohres eine weitere Notfalltherapie meist nicht erforderlich. Im Vordergrund der anschließenden Therapie steht sodann die Behandlung der Hirnsymptome. Die Behandlung der Ohrfraktur ist in den meisten Fällen zunächst konservativ, ganz im Gegensatz zu den fronto-basalen Frakturen, und dies aus mehreren Gründen:

1. Der dicke Knochen des Felsenbeins neigt nicht zur Splitterung, also entstehen meist keine größeren Duradefekte; kleinere Defekte der Dura neigen zudem zum Spontanverschluß.
2. Die pneumatischen Räume des Ohres enthalten selten pathogene Keime.
3. Infektionen sind am Trommelfellbefund rechtzeitig erkennbar. Entzündliche Hirn-Komplikationen als gefürchtetste Folge eines Schädel-Hirn-Traumas mit Durazerreißung sind bei den ohroffenen Schädelgrundbrüchen nicht sehr häufig.

Operieren müssen wir bei den allerdings sehr seltenen akut *lebensbedrohlichen Blutungen* infolge eines Einrisses des Sinus sigmoides, bei schweren, insbesondere *offenen Trümmerfrakturen*, bei Frakturen des vorher akut oder chronisch *entzündeten Ohres* und bei *Liquorfluß*, falls dieser nach 8–10 Tagen nicht sistiert, bei Spätmeningitiden und Hirnabszessen nach Ohrfraktur und bei einer Frühlähmung des Nervus facialis, wobei der meist in seinem tympanalen Verlauf geschädigte Nerv freigelegt wird. Bei Schalleitungsschwerhörigkeit durch Mitverletzung von Trommelfell oder Gehörknöchelchenkette ist die tympanoplastische Versorung des Mittelohres im Spätstadium erforderlich.

2.8. Barotrauma

Sporttauchen und Unterwasserschwimmen mit und ohne Preßluftgerät haben in den letzten Jahren zunehmend Verbreitung gefunden. Unfälle und Verletzungen sind zwangsläufig ebenfalls angestiegen. Insbesondere bedarf die sogenannte *Aero-Otitis media* mit Transsudat, eventuell hämorrhagisch, der zunehmenden ärztlichen Versorgung. Die Bezeichnung „Otitis" ist nicht ganz zutreffend, da nicht immer eine echte Entzündung vorliegen muß.

Die Zellen unseres Körpers bestehen zum großen Teil aus Flüssigkeit. Da Flüssigkeit inkompressibel ist, kann der Wasserdruck auf organisches Gewebe erst in großen Tiefen einen schädlichen Einfluß ausüben. Die lufthaltigen Körperhöhlen dagegen sind bei steigendem Druck gefährdet, da ein Gasgemisch kompressibel ist (Boyle-Mariottesches Gesetz). Beim Abtauchen, also in der *Kompressionsphase,* kommt es häufig zu Schäden in den luftgefüllten Hohlräumen des Körpers, im Mittelohr mit dem Trommelfell, in den Nasennebenhöhlen, der Lunge, sogar in schlecht versorgten Zähnen. Diese Schäden werden unter dem Sammelbegriff „*Barotrauma*" zusammengefaßt. Es kommt zu Schmerzen, Exsudaten, bei stärkerer Druckdifferenz auch zu Gewebszerreißung. Luftdruckveränderungen können bei schnellem Wechsel der Höhen beim Tauchen und auch beim Fliegen, bei Tubenventilationsstörungen einen Trommelfelleinriß und somit die Gefahr der thermischen Labyrinthreizung evtl. mit Verlust der Orientierung unter Wasser verursachen. Findet der normale *Druckausgleich beim Schlucken* nicht statt, so kommt es meist in einer Tiefe von 5–8 m zu unerträglichen Ohrenschmerzen und häufig zu Mittelohrschädigungen.

Seltener, doch möglich, sind *Unterdruckschäden im Gehörgang* beim Tragen von Ohrstöpseln und dichtsitzenden Bademützen. Ohrenpfropfen dürfen beim Tauchen nicht verwendet werden. Der Druckausgleich muß mit zunehmender oder abnehmender Wassertiefe kontinuierlich erfolgen können. Die Nasenatmung sollte frei, die Trommelfelle müssen intakt sein. Bei dem besonders in den letzten Jahren so beliebten Sport-*Tieftauchen* bis 30–40 m Tiefe mit Preßluft-Tauchgeräten können beim schnellen Auftauchen – ebenso wie bei der Caissonkrankheit – *Gasembolien* und zusätzlich *Haemorrhagien* durch den bei der Dekompression stark ansteigenden Blutdruck das Labyrinth schädigen. Die Beschwerden können die gleichen sein wie beim Menière-Syndrom. Bei Zerreißung von Sinnesepithel sind bleibende Schäden, insbesondere Hörstörungen, möglich. Sogar Ertaubungen und Vestibularisausfälle wurden beobachtet.

Treten bei Sportlern nach dem Verlassen des Wassers nach anfänglichem Wohlbefinden derartige Beschwerden auf, ist sofortiges Wiedereinschleusen mit anschließendem langsamem Ausschleusen erforderlich. Ersatz des Luftstickstoffes durch das im Blut leichter lösliche Helium vermindert die Gefahr der Gasembolie. Das Bereithalten einer *Sanitätsschleuse* ist bei dieser Sportart erforderlich und stellt den besten Schutz des Sportlers dar.

Das *Barotrauma des Fliegers* ist gegenüber dem des Tauchsportlers häufiger. Dies ist im Hinblick auf die Zunahme des Flugsportes beachtenswert. Auch hier ist die rasch zunehmende Druckdifferenz zwischen Paukenhöhle und Gehörgang bei schnellem Höhenwechsel Ursache der Aero-Otitis media mit den gleichen Symptomen wie bei der Baro-Otitis media des Schwimm- oder Tauchsportlers (siehe auch 3.5. Aerosinusitis).

2.9. Knalltrauma des Innenohres

Einige Bemerkungen zum Schießsport und den dabei auftretenden *Schädigungen des Innenohres* durch *Knalltraumen:* Beim längeren Schießen mit Handfeuerwaffen kommt es zu einer Summation von kleineren und mittleren Knalltraumen und damit häufiger zu einem Lärmschaden. Je kleiner das Kaliber, desto höher liegt die Frequenz der größten akustischen Energie. Die von dem Sportler angegebene Vertäubung meist beider Ohren, manchmal mit Ohrensausen, bildet sich in der Regel ganz oder teilweise zurück. Anders dagegen verhalten sich chronische Knallschäden, die meist irreversibel sind. Audiometrisch handelt es sich in der Regel um c^5-Senken (= 4000 Hz) mit teilweise breiteren Ausfällen oberhalb 1000 Hz im Sinne einer mehr oder weniger starken Innenohrschwerhörigkeit. Persönlicher Schallschutz mit Akustikkappen, zumindest Hörschutzwatte, Stöpsel u.a. ist den Schützen anzuraten. Bei der Bundeswehr werden z.B. Selektone-Proppen verwendet.

3. Verletzungen des Mittelgesichts

Die Sportverletzungen des Mittelgesichtes mit der Nase, den Nasennebenhöhlen, den Jochbeinen und der benachbarten Schädelbasis betreffen zahlreiche Schädelknochen mit einem komplizierten Höhlensystem, wobei manchmal auch der Schädelinhalt mitgeschädigt sein kann. Voraussetzung für den Erfolg von Diagnostik und Therapie ist eine verständnisvolle interdisziplinäre Zusammenarbeit (Seiferth).

Als der am weitesten vorspringende Teil des Gesichtsschädels ist die Nase traumatischen Schädigungen besonders häufig ausgesetzt. Die *Frakturen der Knorpel und Knochen des Nasengerüstes* zählen zu den häufigsten Gesichtsschädelverletzungen. Noch vor einigen Jahren rangierte in der Statistik der Sport nach den Arbeitsunfällen und da vor allem der Bauarbeiter, obwohl Bergleute sicherlich nicht seltener betroffen sind, nach den Verletzungen durch Schlägereien und nach den Verkehrsunfällen an letzter Stelle. Dieses Bild dürfte sich in letzter Zeit doch erheblich verschoben haben. So ist schon seit Jahren neben einer Zunahme der Nasenverletzungen – und nicht nur dieser – nach tätlichen Auseinandersetzungen ein *besonderer Anstieg der Sportverletzungen* zu verzeichnen. Beim Turnen, Rodeln, Skilaufen, Motorradfahren, beim Boxen, Schlagball-, Hockey-, Handball-, Basketball- und nicht zuletzt beim *Fußballspielen* kann es durch Sturz oder Schlag von vorne oder von der Seite zu einer Frakturierung des knorpeligen und knöchernen Nasengerüstes kommen. Wesentlich für diese deutliche Zunahme der Sportverletzungen gerade beim Fußball und auch beim Handball ist sicher die Motivierung vieler Hobby- und Freizeitsportler durch Funk und Fernsehen, den Spitzensportlern nachzueifern. *Wenn jedoch körperliche Fitneß und technische Fertigkeiten fehlen, kommt es beim Versuch, durch verstärkten körperlichen Einsatz diese Mängel auszugleichen, zwangsläufig bei derart überschätztem Leistungsvermögen zu Schäden und Verletzungen.*

3.1. Weichteilverletzungen der Nase und des Gesichts

Die Weichteilverletzungen der Nase und des Gesichtes – Schürf-, Riß-, Schnitt-, Stich-, Hieb- oder Platzwunden, ob oberflächlicher oder perforierender Natur (Abb. 4) – werden unter Beachtung plastisch-chirurgischer Grundsätze durch atraumatische Naht und Verband versorgt. Dabei gilt es, entstellende Narben zu vermeiden. Wichtig ist es, verschmutzte Wunden mit physiologischer Kochsalzlösung zu spülen, gründlich zu reinigen und auf Fremdkörpereinschluß zu kontrollieren. In der Regel

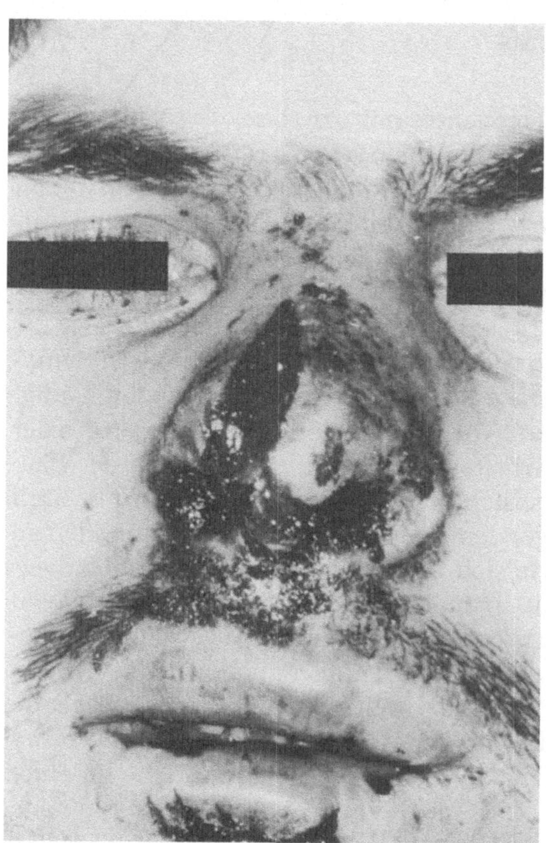

Abb. 4. Weichteilverletzung der Nase mit Septumfraktur durch Hockeyschläger

heilen Gesichtswunden innerhalb weniger Tage ab, wobei die gute Durchblutung der Nase eine Heilung mit nur geringen narbigen Veränderungen auch in Fällen begünstigt, die zunächst eine stärker bleibende Entstellung befürchten lassen. Aber auch heute noch können geringfügige Verletzungen der äußeren Nase gelegentlich zu schweren Komplikationen, sogar mit letalem Ausgang, führen. Bei einer Infektion kann es zu *Thrombose der Nasenvenen* mit Übergang auf die Vena ophthalmica und den Sinus cavernosus, schließlich zu Sepsis und Meningitis kommen.

3.2. Nasenbeinfraktur

Häufigste Ursachen von Deformierungen der äußeren Nase, wie Breit-, Sattel- und Schiefnase, sind die *Nasenbeinfrakturen* (Abb. 5). Aber auch das Naseninnere ist oft beteiligt durch *Fraktur des knorpeligen und knöchernen Septums* mit entsprechenden Verformungen, Muschelabrissen, Schleimhautzerreißungen und Hämatomen unterschiedlichen Ausmaßes. Bei allen Gewalteinwirkungen auf die Nase, auch wenn äußerlich keine Verunstaltung zu erkennen ist, muß an das Naseninnere gedacht werden. Es kann nicht oft genug darauf hingewiesen werden, daß bei der *Versorgung* jeder Art von Nasenverletzung selbstverständlich *von innen nach außen* vorgegangen wird, weil es für die Funktion der Nase besonders wichtig ist, daß möglichst keine narbigen Verwachsungen und keine die Wegsamkeit der Nase verlegenden Deviationen und Verformungen zurück-

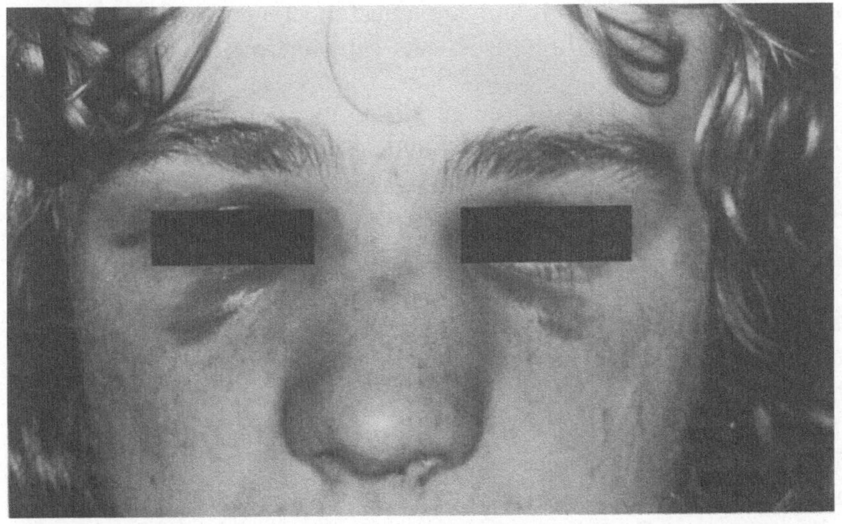

Abb. 5. Nasenbeintrümmerfraktur nach Schlag auf die Nase beim Boxsport

bleiben. „Alle Verletzungen des Naseninnern haben mehr oder weniger starke Blutungen zur Folge, die capillären, arteriellen oder venösen Ursprunges sein können und in den leichten Fällen sich nur als Hämatome der Schleimhaut darstellen. Oft ist auch hier entsprechend der Häufigkeit der Septumverletzungen bei Nasentraumen der vordere Teil der Nasenscheidewand Ursprungsstelle der Blutung" (Seiferth).

Das Stillen von Blutungen kann wegen der doppelten Gefäßversorgung der Nase häufig recht schwierig sein. Manchmal wird sogar die Unterbindung der Arteria maxillaris interna in der Fossa pterygopalatina durch die Kieferhöhle hindurch unter Fortnahme der Hinterwand notwendig.

Durch stumpfe Gewalteinwirkung (Schlag, Fall oder Stoß auf die Nase) kommt es häufig indirekt zu Verletzungen der knöchernen und knorpeligen Nasenscheidewand mit ausgedehnten Zertrümmerungen, Luxationen oder Verbiegungen, wobei oft das äußere Nasengerüst völlig intakt erscheint. Durch ein sogenanntes *Septumhämatom* kann es zu einer hochgradigen Verlegung der Nasenhaupthöhle kommen. Es handelt sich bei diesen Hämatomen um eine Einblutung zwischen die beiden Schleimhautblätter der Nasenscheidewand. Das Septum schwillt an, häufig ist die Nasenatmung völlig aufgehoben. Auf die große *Gefahr der bakteriellen Infektion* des Hämatoms mit nachfolgender Abszedierung und entstellender Sattelnase durch den Zerfall des knorpeligen Nasengerüstes sei hingewiesen.

Eine *sofortige operative Behandlung besonders des Septumhämatoms* mit Inzision und Absaugen des Blutes sowie Reposition der meist gleichzeitig vorhandenen Septumfraktur ist die beste Vorbeugung gegen Superinfektion und gewährleistet zudem am ehesten ein gutes funktionelles Ergebnis. Eine spätere Versorgung ist viel schwieriger und prognostisch ungünstiger.

Die Diagnose *Nasenbeinfraktur* ist durch Inspektion und Palpation unmittelbar nach dem Unfall meist leicht zu stellen. Später wird dies durch Weichteilschwellungen und Hämatome erschwert. Ein Ober- und Unterlidhämatom kann Brillen- bzw. Monokelhämatom einer Schädelbasisfraktur vortäuschen. Die ap.- und seitliche *Röntgenaufnahme der Nase* ist zum Nachweis von Impressions- und Trümmerfrakturen geeignet, seitliche Verschiebungen sind dagegen oft nicht gut zu erkennen. Die Nasenbeinbrüche verlaufen in der Regel quer. Die sehr seltenen Längs- und Schrägfrakturen sind fast immer mit Querbrüchen kombiniert. Von der Stärke der Gewalteinwirkung hängt das Ausmaß der Impression des Nasenrückens und des knorpeligen Septums mit dem Bild der Sattel- oder Breitnase ab.

Bei der *frontalen Gewalteinwirkung* wird die Nase durch Rückwärts- und Innenverlagerung der Nasenwurzelknochen in das Gesicht hineingedrückt. Die Nase erscheint verkürzt, was oft nur mit Hilfe einer früheren Photographie des Verletzten oder erst von den Angehörigen erkannt wird. Bei dieser Verletzungsform kann es zu einer Mitbeteiligung der Lamina cribrosa des Siebbeines und dadurch zu Liquorrhoe kommen.

Bei *Gewalteinwirkung von lateral* disloziert die Nase zur Gegenseite. Beim Entstehen solch einer Schiefnase handelt es sich ebenfalls um einen Querbruch.

Die *Therapie* der traumatischen Schiefnase kann sehr einfach sein: Häufig genügt ein kräftiger *Daumendruck* für das Redressement, denn in der Regel springen die frakturierten Knochenteile, unterstützt durch die Elastizität des knorpeligen Nasengerüstes, wieder in die Normallage zurück. So muß es wundern, wie viele Menschen mit Deformierungen der äußeren Nase, die meist Folgen von Verletzungen sind, leben müssen, obwohl doch gerade die Nase für die Physiognomie so bedeutend ist. Gerade deshalb sollte die Zusammenarbeit zwischen Unfallarzt oder Sportarzt und dem Hals-Nasen-Ohrenarzt gut funktionieren. Die Behandlung muß rechtzeitig einsetzen und muß neben der wiederhergestellten Funktion ein gutes kosmetisches Ergebnis haben, was jeder Verletzte auch als Anspruch geltend machen kann. Auf die Bedeutung einer normalen physiologischen Nasenatmung als wesentlicher Voraussetzung der körperlichen Leistungsfähigkeit und als Schutz vor Schäden der tieferen Luftwege sei hingewiesen.

Obwohl die Behandlung der Nasenbeinfrakturen baldmöglichst nach dem Unfall durchgeführt werden sollte, ist eine Reposition auch noch 8–10 Tage danach oft ohne große Schwierigkeiten möglich. Bei älteren Frakturen ist es zu einer Verfestigung der Frakturspalten gekommen, und eine unblutige Korrektur wird meist nicht mehr möglich sein. Nach der Aufrichtung bzw. nach dem Redressement ist Abstützung am besten mittels Schaumstofftamponade und je nach Schweregrad und speziellem Befund Heftpflasterzugverband, Alu-Schienenverband oder auch ein Gipsverband angezeigt. Bei längerer Tamponade der Nase sollte zur Vermeidung einer sekundären Nasennebenhöhlenaffektion immer ein *Antibiotikum* gegeben werden.

Selbst *Impressionsfrakturen* können nach sedierender Prämedikation in der Regel in Lokal- und Schleimhautanästhesie versorgt werden; bei ausgedehnter Zertrümmerung und stärkerer Traumatisierung dagegen ist eine Reposition in Narkose oder Behandlung entsprechend einer plastischen Nasenkorrektur manchmal nicht zu umgehen.

Zur Behandlung der in den ersten Tagen nach dem Unfall häufig ganz erheblichen, stark entstellenden Weichteilverschwellungen – auch der Augenlider – durch Hämatome haben sich die modernen *Antiphlogistika,* teilweise mit einem Schmerzmittel kombiniert, bewährt, am besten kombiniert mit der lokalen Anwendung antiphlogistischer Salben, die nicht nur in der Sportmedizin üblich sind.

3.3. Frakturen des lateralen Mittelgesichts

Die Mittelgesichtsverletzungen betreffen besonders auch den Oberkiefer, die Kieferhöhle und die Jochbeine. Entsprechend ihrer Lage und Ausdehnung sind die Nasennebenhöhlen bei fast allen Verletzungen des Gesichtsschädels, insbesondere des Mittelgesichtes, direkt oder indirekt mitbeteiligt. Ebenso wie bei den Nasenverletzungen sind besonders die Boxer, Fußballer, Basketballer, Handballer, Skiläufer gefährdet, durch *stumpfe Gewalteinwirkungen* mit meist breiter Auftrefffläche das Gesicht zu verletzen.

Die Schwere der *Nebenhöhlenverletzungen* hängt von der Intensität der einwirkenden Gewalt, von der Dicke der knöchernen Nebenhöhlenwand und dazu von der Größe der Nebenhöhle ab. Größere Höhlen sind mehr gefährdet als kleinere. Allerdings werden die meisten Stöße oder Schläge von der äußeren Nase, dem Jochbein, dem Stirnbein und der Orbita abgefangen.

Aber selbst durch ein nicht sehr heftiges Trauma kann es neben der Weichteilprellung zu einer Fissur oder Impression der fazialen Wand der Kieferhöhle und seltener der Vorderwand der Stirnhöhle kommen. Diese Frakturen werden durch die anfänglich meist stärkere Weichteilschwellung häufig übersehen. Röntgenologisch sind sie zudem schwieriger darzustellen, oft erst nach Verschwinden des traumatischen Ödems und Resorption der Blutergüsse.

Bei einer *Mitbeteiligung des Siebbeines,* vor allem der dünnen Knochenwand zwischen Siebbein und Orbita (Lamina papyracea) kann beim Schneuzen durch Einpressen von Luft in die Orbita ein *Emphysem* entstehen; dieses an sich harmlose Symptom kann den Verletzten beunruhigen.

Besonders ernst dagegen sind die Frakturen des Kieferhöhlendaches bzw. des Orbitabodens zu nehmen. Bei einem Faustschlag oder nach Auftreffen eines fest geschlagenen Tennisballes auf die Augenhöhle kann Orbitafettgewebe beim Nachgeben des Orbitabodens an seiner dünnsten Stelle durch einen Frakturspalt treten.

Bei diesen *blow out-Frakturen* sinkt der Augapfel ab. Ist der Musculus rectus inferior oder Musculus obliquus inferior eingeklemmt, kommt es zu unangenehmen Doppelbildern und manchmal bei Läsion des Nervus infraorbitalis auch zu Sensibilitätsstörungen. Hier ist rasche operative Versorgung angezeigt, um bleibende Motilitätsstörungen des Bulbus zu verhindern.

Jochbeinfrakturen sind eine sehr häufige Sportverletzung. Der Jochbeinkörper wird dabei oft aus seinem Gefüge mit dem Jochbogen, der seitlichen Orbitawand, dem unteren Rand der Augenhöhle und dem Oberkiefer herausgesprengt und in die Kieferhöhle hineingetrieben.

Diese *Impressionsfrakturen,* welche die Begrenzung der Orbita und der Kieferhöhle mit einbeziehen, sind häufiger als die isolierten Frakturen des Jochbeinkörpers, die bei stärkeren Schwellungen anfänglich übersehen werden.

Isolierte *Jochbogenfrakturen,* wobei der Jochbogen einfach oder mehrfach gebrochen sein kann, verursachen sehr oft eine Kieferklemme, auch Kiefersperre. Sie kommen vor allem beim Boxen vor. Bei allen Jochbein- oder Nasennebenhöhlen-Verletzungen können Auge und Tränenapparat mitverletzt werden. Bei Stufenbildung des eingedrückten Orbitarandes kann eine *Irritation des Nervus infraorbitalis* neuralgische Beschwerden sowie Sensibilitätsstörungen bedingen.

Durch noch stärkere Gewalt – Faust- oder Hufschlag sowie durch schweren Stoß – werden schwere Trümmer- und Defektbrüche des gesamten Mittelgesichtes und der Nebenhöhlen verursacht. Seitdem sich der Reitsport immer größerer Beliebtheit erfreut, insbesondere bei jüngeren Menschen, sehen wir heute derart schwere Verletzungen häufiger (Abb. 6).

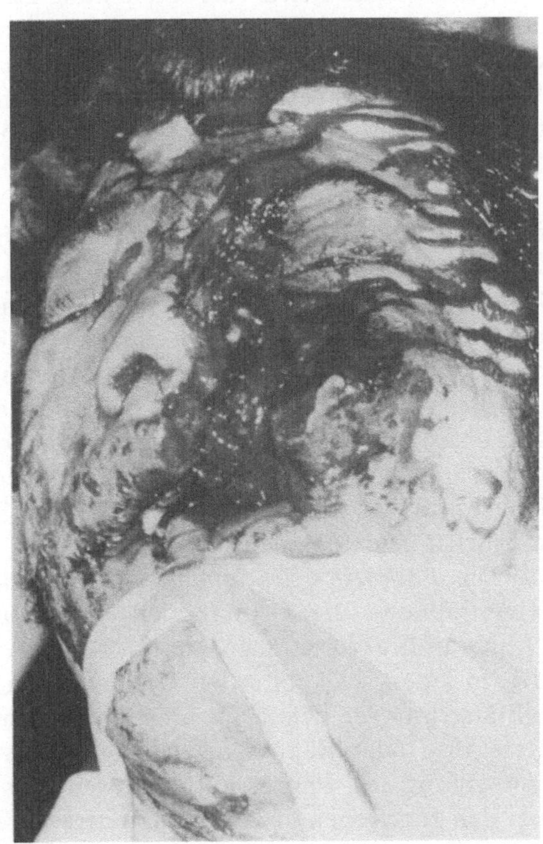

Abb. 6. Ausgedehnte Weichteilverletzung des Mittelgesichtes mit Oberkieferfraktur durch Hufschlag beim Reitsport

Oberkieferfrakturen, die man an der abnormen Beweglichkeit einzelner Teile des Oberkiefers erkennt, sind meist doppelseitig, können sagittal, häufiger aber quer verlaufen. Bei Querverlauf der Oberkieferbrüche ist neben den Nasennebenhöhlen nicht selten auch die Schädelbasis einbezogen (Typ Le Fort III).

Die *transversalen Oberkieferabrisse* mit Kontinuitätstrennungen, meist an bestimmten Stellen, werden nach *Le Fort I–III* eingeteilt. Beim *Le Fort I*-Typ, der am häufigsten vorkommt, ist das Gaumendach, d.h. der knöcherne Oberkiefer, die Maxilla abgesprengt; bei *Le Fort II* liegt die Frakturlinie höher, der Orbitaboden ist mitbetroffen, die Maxilla ist mit dem Nasenbein vom Stirnbein abgesprengt, die Jochbeine bleiben fest. Beim *Le Fort III*-Typ dagegen ist das gesamte Gesichtsskelett vom Hirnschädel abgetrennt. Die Kombination eines *Le Fort II* und *Le Fort III* gehört zu den schwersten Verletzungen.

Das *Symptomenbild der Mittelgesichtsverletzungen* ist sehr unterschiedlich und abhängig von der Zeit, die seit dem Unfall vergangen ist. Durch die schnelle Zunahme der Schwellungen, die besonders bei den auf breiter Fläche einwirkenden Traumen ein erhebliches Ausmaß mit starker Verdickung und praller Verspannung des Augenlides erreichen können, ist es schwer, Einzelheiten der Verletzung zu erkennen. Erhebliche Blutung aus der Nase erschwert zudem zunächst eine genauere Diagnose. Entsprechend der Gefäßversorgung verursachen isolierte Nasennebenhöhlen-Verletzungen nur geringe Blutungen. Bedrohlich sind jedoch Blutungen der verletzten Nase selbst und lebensgefährlich sind diejenigen, welche durch Zertrümmerung der Nebenhöhlen-Hinterwände hervorgerufen werden.

Mittelgesichtsverletzungen sind wegen der Gefährdung des Gehirns, der Augen, der Atemwege und der Kiefer oft lebensbedrohlich. Ihre *Therapie* erfordert daher *Notfall-Sofortmaßnahmen* zur Behebung der lebensbedrohlichen Zustände: Blutstillung, Schockbekämpfung, Freimachung der Atemwege. Die meisten Frakturen im Mittelgesicht heilen auch ohne operative Versorgung. Allerdings resultieren Entstellungen und Beschwerden durch fehlverheilte Knochenbrüche. Insbesondere Sehstörungen und Sensibilitätsstörungen mit oft stärkeren Neuralgien zwingen später dann mit größerem Aufwand doch zur operativen Korrektur. Man sollte also derartige Verletzungen auch operativ versorgen, und zwar möglichst bald nach dem Unfall.

Die *Frakturen des lateralen Mittelgesichtes*, das sind die Jochbein-Kieferhöhlen-, die Orbitaboden- (blow-out-), die Jochbogen- und die Orbitarandfrakturen, machen in der Regel *operative Maßnahmen* notwendig. In jedem Fall sollte bei Doppeltsehen, anderen Sehstörungen, Sensibilitätsstörungen, Kieferklemme und -sperre, Entstellungen eine operative Retention oder Reposition erfolgen. Meist wird der HNO-Arzt bei der Versorgung der Impressionsfrakturen den transmaxillären Weg wählen. Bei den Jochbogen- und Orbitarandfrakturen ist eine *Drahtosteosynthese* in der Regel nicht zu umgehen.

Die Behandlung der isolierten Oberkieferfraktur ohne Nebenhöhlenbeteiligung erfolgt durch den Kieferchirurgen. Die optimale Therapie der „zentralen Mittelgesichtsverletzungen" macht eine Zusammenarbeit des Kieferchirurgen, Ophthalmologen und HNO-Arztes notwendig.

3.4. Fronto-basale Schädelbrüche

Frakturen im oberen Nebenhöhlenbereich mit oder ohne Beteiligung der Schädelbasis sind als Sportverletzungen nicht mehr so selten wie früher (Abb. 7). Es handelt sich um Brüche im Nasenwurzel-Stirngebiet. Trümmerbrüche erstrecken sich häufig auf beide Siebbeine, die Lamina cribrosa, die Stirnhöhlenhinterwand und das Orbitadach.

Schädelbasisfrakturen sind im Bereich der Nebenhöhlen als indirekt entstehende Berstungs- oder als direkt entstehende Biegungsbrüche relativ häufig, da hier der Knochen des Hirnschädels relativ dünn ist. *Impressionsfrakturen im Basisbereich* der Nasennebenhöhlen mit eingetriebener

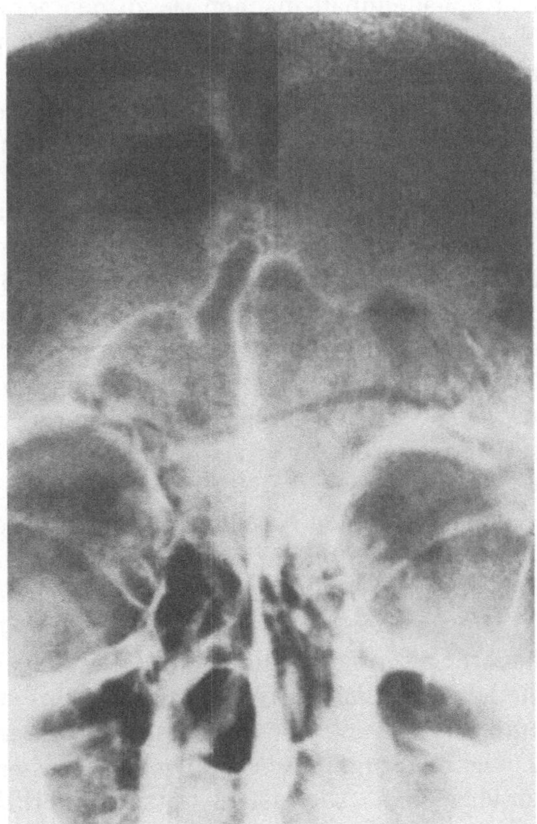

Abb. 7. Fraktur der Stirnhöhlenvorderwand nach Sturz beim Motorradrennen

Glabella, Crista galli und Lamina cribrosa in die vordere Schädelgrube sind typisch beim *Reitsport,* wo sie durch Hufschlag verursacht werden, aber auch beim Motorradsport und häufig als Pfählungsverletzungen mit dem Skistock. Das sicherste Zeichen des Schädelbasisbruches ist die *nasale oder pharyngeale Liquorrhoe,* wenn nicht gar der *Austritt von Hirnsubstanz oder Luft im Endokranium* eine Durazerreißung anzeigen. Wichtige Hinweise, aber unsichere Zeichen eines Basisbruches der vorderen Schädelgrube sind das Brillemhämatom und das Monokelhämatom.

Hämatome in der Schleimhaut des Rachens und des Nasenrachenraumes besonders *am Rachendach,* lassen eine Basisfraktur im Bereich der Keilbeinhöhle oder des Siebbeindaches vermuten. Eine Blutung in die Augenhöhle mit *Protrusio bulbi* weist auf einen Bruch des Orbitadaches hin. *Geruchsstörungen* stellen sich bei Basisbrüchen der vorderen Schädelgrube ein, wenn die Fasern des Nervus olfactorius beim Bruch der Lamina cribrosa zerrissen sind. Andererseits kann diese Störung auch durch ein Hinterkopftrauma mit Contre-coup-Wirkung bei einer Commotio oder Contusio cerebri entstehen.

Die Auswirkungen der Schädelbasisbrüche auf die Nachbarschaft und den Schädelinhalt machen sie zu den gefährlichsten Körperverletzungen überhaupt (Seiferth). Diese Gefahr muß uns immer bei unserem therapeutischen Handeln leiten. Außerhalb der Klinik müssen wir uns auf das Notwendigste beschränken, häufig sind *lebensrettende Sofortmaßnahmen* notwendig, dann muß der Verletzte schnellstens klinischer Behandlung zugeführt werden. Diese lebensrettenden Sofortmaßnahmen sollte und muß jeder Arzt und natürlich auch der HNO-Arzt beherrschen.

Die Behandlung dieser Frakturen mit und ohne Beteiligung der Schädelbasis ist ein schwieriges Kapitel und bedarf großer Erfahrung. *Von den absoluten Operationsindikationen sind längerdauernder Liquorfluß und meningitische Symptome die wichtigsten.*

Zum *Nachweis von Liquor* bedient man sich eines *Glukotest- oder Albustix-Streifens* (Liquor ist eiweißarm und zuckerreich, beim Nasensekret ist es umgekehrt). Beweisend ist der röntgenologische Nachweis radioaktiv markierter Stoffe, die in den Liquor gegeben werden.

Bei infizierten Nasennebenhöhlen ist die Gefahr einer aufsteigenden Entzündung besonders groß. *Das Verhüten einer endokraniellen Komplikation ist daher eines der Hauptziele der Therapie.*

Im übrigen sei noch einmal ausdrücklich davor gewarnt, sich durch äußerlich gering erscheinende Verletzungen täuschen zu lassen. Sehr häufig läßt erst die Röntgen-Aufnahme das ganze Ausmaß schwerster Frakturen im Bereich des Gesichtsschädels und der Frontobasis erkennen. Ein Zuviel an Sorgfalt und Vorsicht ist besser, als schwerwiegende Schäden zu übersehen. Auch ist es stets erforderlich, vom erstbehandelnden Arzt bereits vernähte Wunden im Bereich des Mittelgesichtes und der Nase auf tiefer gehende und bei der Erstversorgung unbemerkt gebliebene Verletzungen und Frakturen nachzusehen.

3.5. Aerosinusitis

Auch bei der sogenannten *Aerosinusitis* handelt es sich um eine Schädigung, die bei Sportlern auftreten kann, wenn sie starken Luftdruckunterschieden ausgesetzt sind, z.B. Flieger, Fallschirmspringer, insbesondere aber Sporttaucher. Die zunehmende Beliebtheit dieser Sportarten konfrontiert uns immer häufiger mit dieser Erkrankung, die durch behinderten Druckausgleich zwischen Nase und umgebender Atmosphäre bei raschen barometrischen Schwankungen verursacht wird.

Sie ist charakteristisch durch Schwellung und Entzündung der Nebenhöhlen-Schleimhäute, wobei stärkere Schmerzen im Gesicht auftreten können. Ein relativer *Unterdruck in der Stirnhöhle,* die häufiger als die Kieferhöhle betroffen ist, *verursacht einen meist als scharf und stechend bezeichneten Schmerz,* seltener einen dumpfen Überdruckschmerz. Während der Unterdruckschmerz auf passive Gefäßerweiterung und die Reizung von Schleimhautdehnungsrezeptoren zurückgeführt wird, beruht der Überdruckschmerz auf der Kompression der Mucosa gegen das Periost (Mann und Beck (1976).

Therapeutisch müssen – entsprechend der Pathogenese der Aerosinusitis – die behindernden Obstruktionen wie Muschelhyperplasie, Septumdeviation, polypöse Wucherungen und Nasenschleimhautschwellungen beseitigt und Nasennebenhöhlen-Affektionen ausgeheilt werden. Wenn derart Gefährdete solche Druckdifferenzen nicht vermeiden können, sollte ihnen die Anwendung von *abschwellenden Nasentropfen* empfohlen werden, um den ungehinderten Druckausgleich zwischen Nase und Nebenhöhle zu verbessern und eine Aerosinusitis zu vermeiden (Mann und Beck 1976).

4. Verletzungen des Kehlkopfes und des Zungenbeines

Verletzungen des Kehlkopfes sind wegen der geschützten Lage und der Elastizität der Halsweichteile relativ selten. Die Verletzungen des Kehlkopfes beim Sport rangieren in den Statistiken hinter denjenigen bei Verkehrsunfällen, aber vor den Berufsunfällen. Bei den steigenden Unfallzahlen im Sport ist auch die Zahl der Kehlkopfverletzungen größer geworden. Die meisten sind bei den Ringern zu verzeichnen, aber auch beim Boxen, Handball-,Fußball- und Basketballspiel, beim Skilaufen sowie bei

Rugbyspielen gibt es Kehlkopfverletzungen. Seit sich der Reitsport immer mehr zu einem Volkssport entwickelt, mehren sich auch die Unfälle und damit auch die Verletzungen im Kehlkopfbereich.

Gelegentlich kommt es auch zu Verletzungen des Kehlkopfes in anderen Sportarten. So beschrieb Lüscher (1956) eine schwere Kontusion des Kehlkopfes mit Fraktur des Schildknorpels beim Stabhochsprung oder schwere Kehlkopfkontusionen beim Keulenschwingen sowie beim Rodeln. Er wies allerdings ausdrücklich darauf hin, die meisten Kehlkopfverletzungen habe er beim *Boxen* beobachtet.

Trotz der relativ günstigen Lage des Kehlkopfes hinter dem vorspringenden Unterkieferbogen – das Kinn wird im Gefahrenmoment zudem instinktiv gesenkt – und den seitlichen Halsweichteilen sowie seiner Elastizität ist er durch stumpfe Gewalt dennoch verletzbar. Die sogenannte *Commotio laryngis* mit Ohnmacht, ja sogar plötzlichem Tod wird immer wieder beschrieben; sie ist beim Boxsport als Ursache eines plötzlichen Todes zwar selten, aber möglich. Es handelt sich dabei um die *reflektorische Hemmung lebenswichtiger Zentren,* insbesondere des Atemzentrums, wohl auf dem Wege einer Erregung zentripetaler Vagusfasern, wobei auch Reflexe, die vom Carotissinus ausgehen, eine Rolle spielen dürften. Nach Lüscher (1956) kommt auch ein plötzlicher *Laryngospasmus* ursächlich in Frage.

Der Verletzungsmechanismus ist von der Art, die Symptome sind von der jeweiligen Stärke der Gewalteinwirkung abhängig. Ursache können stumpfe Traumen sein, sowohl fronto- als auch latero-laryngeal durch Schlag, z.B. beim Boxen oder beim Sturz durch Auftreffen mit dem Kehlkopf beim Geräteturnen, um nur zwei Beispiele zu nennen. Die *Gewalteinwirkung von vorne (fronto-laryngeal) ist folgenschwerer als die seitliche (latero-laryngeal),* weil dabei der Kehlkopf gegen die harte Hinterwand bzw. die Halswirbelsäule gepreßt wird. Bei seitlichem Schlag oder Stoß ist der Kehlkopf durch die Elastizität der Halsweichteile und durch die Elastizität seiner knorpeligen Wände besser geschützt. Neben der *Commotio* und der *Contusio des Kehlkopfes* kommen *Distorsionen, Contorsionen, Subluxationen, Frakturen,* ja sogar *Zertrümmerungen* des knorpeligen Kehlkopfgerüstes vor; meistens sind mehrere dieser Verletzungen kombiniert.

Schmerzen besonders beim Sprechen und Schlucken in der Kehlkopfgegend, Dysphonie, Husten, inspiratorischer Stridor sind die führenden Symptome nach verletzungsbedingter Einengung des Larynx, z.B. durch Ödem, Schleimhauthämatom (Abb. 8), Blutung, imprimierte Knorpelstücke, beiderseitige Stimmlippenparese in Medianstellung. *Zyanose zeigt bei hochgradiger Einengung akute Lebensgefahr an.* Bei Verletzungen der Kehlkopfschleimhaut kann es besonders bei heftigem *Bluthusten* zu einem sich schnell ausbreitenden, unter der Haut tastbaren *Emphysem*

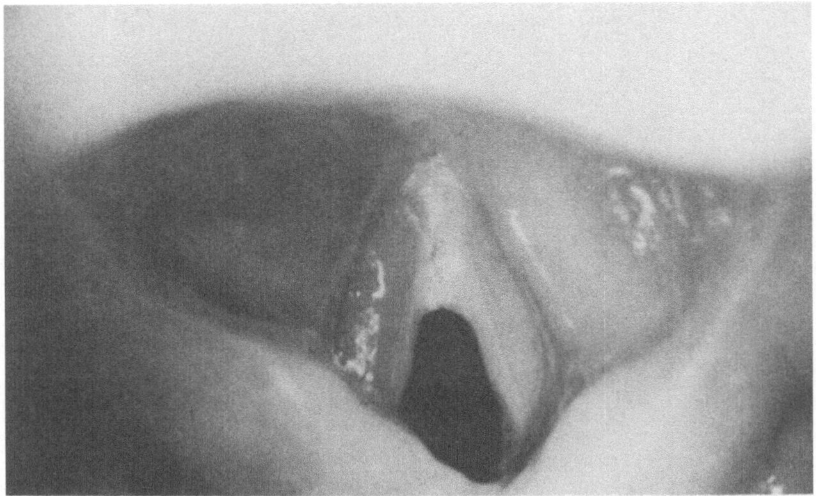

Abb. 8. Schleimhauthämatom der rechten Kehlkopfseite durch Kopfstoß beim Fußballspiel

kommen, das durch Vordringen in das Mediastinum gefährlich werden kann.

Jugendliche sind generell weniger gefährdet, da der elastische Knorpel ihres Kehlkopfes federnd nachgibt. Die Verknöcherung beginnt schon etwa im 20. Lebensjahr, daher hat im mittleren Lebensalter eine Gewalteinwirkung am häufigsten Brüche des Kehlkopfgerüstes zur Folge.

Auch harmlos erscheinende Traumen können zu folgenschweren Kehlkopfverletzungen führen. Selbst ohne äußere Anzeichen sind schwere innere Läsionen durch Kippbewegungen zwischen Schild- und Ringknorpel mit Luxatio des Stellknorpels (Abb. 9), außerdem Abrisse von Schleimhaut und des Musculus vocalis möglich. Die *plötzliche Überstrekkung der Halswirbelsäule* beim Sport kann durch den Kippmechanismus Ringknorpel–Schildknorpel mit plötzlichem starken Muskelzug am Stellknorpel gefährlich sein. Stimmstörungen ohne sichtbare Verletzungszeichen sollten besonders sorgfältig untersucht und der Verletzte gegebenenfalls dem Phoniater vorgestellt werden. Selbst schwere Verletzungen des Kehlkopfes mit mehrfachen Knorpelbrüchen bleiben bei intakter Schleimhaut und Fehlen gravierender – ja überhaupt faßbarer – Symptome unerkannt. Auf dem üblichen seitlichen Röntgenbild und auch bei Schichtaufnahmen in antero-posteriorem Strahlengang sind Fissuren und Bruchlinien nicht dislozierter Frakturen kaum oder meist gar nicht zu erkennen. Dislozierte Knorpelfragmente bei schweren Brüchen und Zertrümmerungen sind in der Regel röntgenologisch gut nachweisbar, und auch bei der Larynxpalpation ist die Knorpelfraktur mit Dislokation meist gut zu diagnostizieren.

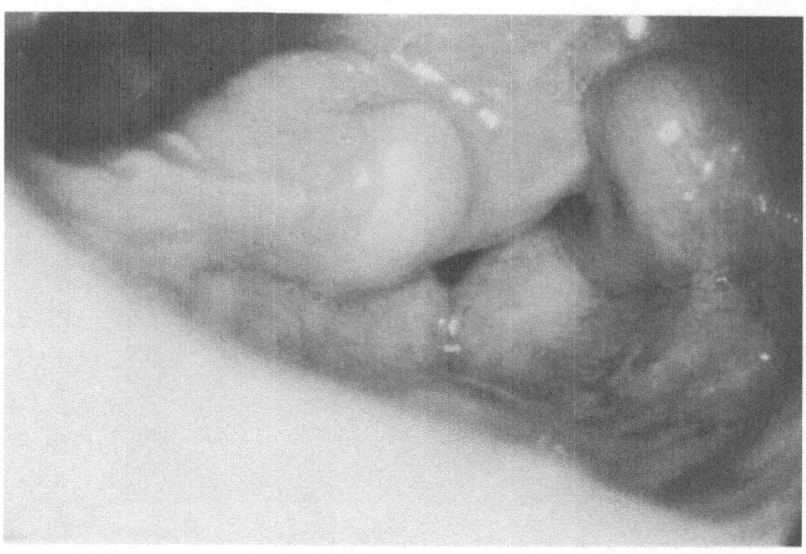

Abb. 9. Aryknorpelluxation durch plötzliche Überstreckung beim Geräteturnen

Um manifeste Störungen, besonders der Stimme, hervorzurufen, bedarf es nicht immer eines harten Karateschlages gegen den Hals oder eines Aufpralles auf eine Reckstange oder einen Barrenholmen. Auch kaum registrierte Bagatellunfälle, bei denen es zum Kippen oder Verschieben von Schild- und Ringknorpel kommt, können erhebliche Beschwerden im Kehlkopfbereich auslösen.

Drohende Spätschäden, die häufig nur schwer wieder zu korrigieren sind, lassen sich nur dann vermeiden, wenn das volle Ausmaß der Verletzungen rechtzeitig erkannt und eine gezielte Frühversorgung durchgeführt wird.

Die *Gefahr eines reaktiven Glottisödems* nach stumpfen Traumen des äußeren Halses verlangt größte Aufmerksamkeit, da häufig die bedrohliche Atemnot rasch einsetzt.

Die *therapeutischen Sofortmaßnahmen* müssen daher zunächst auf die lebensbedrohliche *Atemnot* oder *Blutungen* sowie auf den bei Halsverletzungen durch Carotissinusreflex häufig ausgeprägten *Schockzustand* ausgerichtet sein. Die rasche und richtige Einschätzung der Lebensgefahr ist dabei entscheidend. Auch nach einem Intervall von Minuten und noch nach Stunden kann ein posttraumatisches Ödem oder Hämatom selbst nach harmlosen Traumen die Atemwege verlegen. Ein Blutkoagulum kann besonders nach geringen Blutungen die Atmung behindern, ebenso ein sich bei Schleimhautverletzung durch Hustenstoß ausbreitendes Weichteil- oder Mediastinalemphysem. *Verletzte mit posttraumatischen*

Atembeschwerden sollten nie ohne Aufsicht und so lange in der Klinik bleiben, bis die Atmung wieder völlig normal ist.

Bei stumpfen Kehlkopftraumen, auch Sportverletzungen, ist die Behandlung bei leichter Atemnot konservativ mit Ruhigstellung und Hustenreizstillung. *Bei Aushusten von frischem Blut muß der Kehlkopf tief gelagert werden* und auch beim Transport die Knie-Ellenbogen-Lage eingehalten werden.

Bei Blutungen und Atemnot sind stärkere Sedativa oder Hypnotika kontraindiziert. Rechtzeitige Intubation mit Blockung kann lebensrettend sein, bei schweren Verletzungen ist die sofortige Tracheotomie vorzuziehen.

Diagnostische Schwierigkeiten bereiten machmal Stimmband-Motilitätsstörungen oder Stimmlippen-Stillstand durch Hämatome bei Kontusionen, Aryknorpelluxationen und auch durch Recurrens-Schädigungen.

Unter fachgerechter Versorgung heilen auch schwere Kehlkopfverletzungen meist ohne wesentliche Funktionsstörungen aus.

Verletzungen des Zungenbeines sind beim Sport noch seltener als die des Kehlkopfes. Das Zungenbein liegt noch geschützter als der Kehlkopf hinter dem Unterkieferbogen und ist nur bei heftigstem Aufprall, z.B. beim Sturz auf die Reckstange oder durch einen Schlag mit dem Hockeystock gefährdet. *Schluck- und Phonationsstörungen* sind die Hauptsymptome. Die Diagnose ist palpatorisch und röntgenologisch relativ sicher zu stellen. Therapeutische Maßnahmen sind meist nicht notwendig, es sei denn, es liegt eine Mitverletzung der Atemwege vor.

5. Schlußbemerkung

Da die Sportverletzungen auch im hals-nasen-ohren-ärztlichen Bereich heute durch die zunehmenden Anforderungen im Leistungs- und Hochleistungssport, aber auch durch die ständig wachsende Zahl untrainierter Freizeitsportler zunehmen, müssen wir uns vermehrt auf diesem Gebiet fortbilden. Wir sollten außerdem im Interesse der verletzten Sportler darauf hinwirken, daß möglichst immer ein Hals-Nasen-Ohrenarzt an der Versorgung beteiligt wird. Nur so ist die beste Gewähr gegeben, daß durch rechtzeitige fachgerechte Maßnahmen Spätschäden mit Entstellungen und Funktionseinbußen vermieden werden.

Literatur

Biener K, Fasler S (1978) Sportunfälle. Huber, Bern

Böni M (1979) Das Barotrauma des Mittel- und des Innenohres beim Sporttauchen. HNO 27:373–374

Boenninghaus HG (1960) Die Behandlung der Schädelbasisfrakturen. Thieme, Stuttgart

Boenninghaus HG (1965) Ohrverletzungen. In: Berendes, Link, Zöllner (Hrsg) Hals-Nasen-Ohrenheilkunde in Praxis und Klinik, Bd III/1. Thieme, Stuttgart

Chüden H, Kornmesser HJ (1973) Das stumpfe gedeckte Larynxtrauma – Kehlkopfstruktur und Bruchverhalten. Z Laryngol Rhinol Otol 52:608–615

Decker DW (1973) Orbitaverletzungen unter Berücksichtigung der Motilitätsstörungen. HNO 21:153–157

Escher F (1973) Das Schädelbasistrauma in oto-rhinologischer Sicht. Ein Überblick über 3 Jahrzehnte. HNO 21:129–144

Feldmann H (1974) HNO-Notfälle. Springer, Berlin Heidelberg New York

Fleischer K (1980) Hals-Nasen-Ohrenheilkunde für Krankenpflegeberufe. Thieme, Stuttgart

Freitag V (1978) Der Notfall: Frische Oberkiefer- (Mittelgesichts-)Fraktur. In: Loch FC (Hrsg) Fortbildung in Stichwörtern nach Leitsymptomen. Saarländisches Ärzteblatt 10:487

Freitag V (1978) Frakturen des Mittelgesichtes mit Berücksichtigung der Orbitabeteiligung. In: Ehrich W, Remler O (Hrsg) Das Kopftrauma aus augenärztlicher Sicht. Enke, Stuttgart

Ganz H (1978) Hals-Nasen-Ohrenheilkunde, 2. Aufl. Medizin von Heute, Schriftenreihe Tropon-Werke, Köln

Groh HG (1962) Sportmedizin. Enke, Stuttgart

Helms J (1973) Die Bedeutung der Erstversorgung von Nasenverletzungen für die spätere Funktion. HNO 21:77–78

Jost U (1979) Gasembolien nach dem Sporttauchen mit Preßluftgeräten. Dtsch Z Sportmedizin 30 (8):267–271

Kaiser P (1946) Hals-Nasen-Ohrenheilkunde. Urban & Schwarzenberg, München Berlin

Kittel G (1979) Der Notfall: Plötzliche, starke Heiserkeit oder Stimmlosigkeit. In: Loch FC (Hrsg) Fortbildung in Stichwörtern nach Leitsymptomen. Saarländisches Ärzteblatt 11:515

Kittel G (1981) Der Notfall: Das Larynxtrauma. In: Loch FC (Hrsg) Fortbildung in Stichwörtern nach Leitsymptomen. Saarländisches Ärzteblatt 1:1

Kley W (1968) Die Unfallchirurgie der Schädelbasis und der pneumatischen Räume. Arch Klin Exp Ohr Nase Kehlk Heilk 191 (Kongreßbericht): 1–216

Kornmesser H-J (1976) Zur Behandlung frischer Verletzungen im Bereich von Larynx und Trachea. Z Laryngol Rhinol Otol 55:322–327

Leicher H (1954) Sportverletzungen des Kehlkopfes durch stumpfe Gewalteinwirkung. Dtsch Med Wochenschr 79

Loch FC (1981) Sportverletzungen der Ohren, Teil 1–4. Monatskurse für ärztliche Fortbildung 31/2:70–72; 31/3:117–119; 31/4:151–153; 31/5: 205–207

Loch FC (1982) Typische Sportverletzungen des Mittelgesichtes. Monatskurse für ärztliche Fortbildung 31/6:239–244

Loch FC (1982) Sportverletzungen des Kehlkopfes. Monatskurse für ärztliche Fortbildung 31/7:291–292

Lüscher E (1956) Lehrbuch der Nasen- und Halsheilkunde. Springer, Wien

Mann W, Beck Chl (1976) Beitrag zur Aerosinusitis. Arch Otorhinolaryngol 214: 167–173

Miehlke A, Schätzle W u.a. (1980) Arbeitsbuch HNO. Urban & Schwarzenberg, München Berlin

Moser F (1966) Unspezifische Entzündungen des äußeren Ohres. In: Berendes, Link, Zöllner (Hrsg) Hals-Nasen-Ohrenheilkunde in Praxis und Klinik, Bd III/2. Thieme, Stuttgart

Moser M, Schmid P, Wolf W (1980) Zentrale Gleichgewichtsstörungen bei Boxern. Z Laryngol Rhinol Otol 8:453–494

Naumann H-H (1964) Kurze Pathophysiologie der Nase und ihrer Nebenhöhlen. In: Berendes, Link, Zöllner (Hrsg) Hals-Nasen-Ohrenheilkunde in Praxis und Klinik, Bd I, Obere und untere Luftwege. Thieme, Stuttgart, S 145–183

Oeken T-W (1971) Notfälle in der HNO-Heilkunde. Fischer, Jena

Plath P (1976) HNO-Ratgeber für den praktischen Arzt. Schattauer Praxis Bücherei 11

Reich L (1979) Verletzungen im HNO-Bereich bei Reitunfällen. HNO 27:416–418

Schätzle W (1976) Das Kopftrauma aus rhino-chirurgischer Sicht. In: Ehrich W, Remler O (Hrsg) Das Kopftrauma aus augenärztlicher Sicht. Enke, Stuttgart

Schwab W, Ey W (1963) Verletzungen und Stenosen des Kehlkopfes und der Luftröhre. In: Berendes, Link, Zöllner (Hrsg) Hals-Nasen-Ohrenheilkunde in Praxis und Klinik, Bd II/2. Thieme, Stuttgart, S 819–850

Seiferth LB (1954) Die Unfallverletzungen der Nase, der Nasennebenhöhlen und der Basis der vorderen Schädelgrube. Arch Ohr usw Heilk, Z Hals usw Heilk 165: 1–98

Seiferth LB (1964) Verletzungen der Nase, Nasennebenhöhlen und die fronto-basalen Verletzungen. In: Berendes, Link, Zöllner (Hrsg) Hals-Nasen-Ohrenheilkunde in Praxis und Klinik, Bd I, Obere und untere Luftwege. Thieme, Stuttgart, S 107–144

Theissing G (1971) Kurze HNO-Operationslehre, Bd I. Thieme, Stuttgart

Theissing G, Theissing J (1975) Kurze HNO-Operationslehre, Bd. II. Thieme, Stuttgart

Tonndorf W, Fleischer K (1960) Hals-Nasen-Ohrenärztliche Fragestellungen. In: Arnold A (Hrsg) Lehrbuch der Sportmedizin. Barth, Leipzig, S 345–353

Zöllner F (1974) Hals-Nasen-Ohrenheilkunde. Thieme, Stuttgart

Der Knotenschieber

W. Schweckendiek

Bei vielen Operationen unseres Fachgebietes ist es notwendig, Knoten in der Tiefe und möglichst unter Sicht zu knüpfen.

Bei diesen Operationen handelt es sich zum Beispiel um Unterbindungen bei Tonsillektomien, bei Pharynxplastiken oder Gaumenspaltenoperationen, ebenso wie um Verknotungen von Fäden innerhalb der Nase.

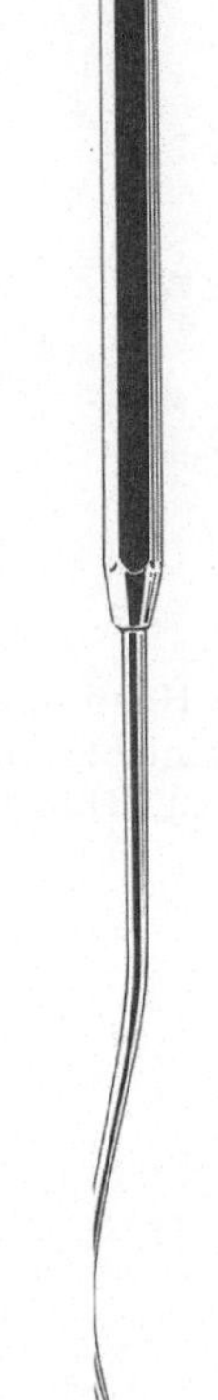

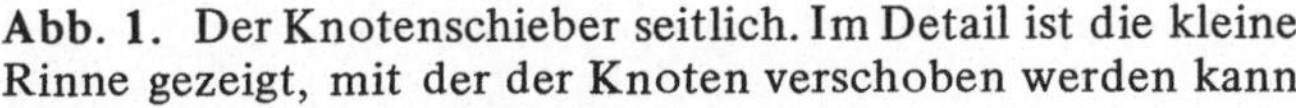

Abb. 1. Der Knotenschieber seitlich. Im Detail ist die kleine Rinne gezeigt, mit der der Knoten verschoben werden kann

Seit vielen Jahren verwenden wir bei diesen Operationen ,,Knoten-Schieber", die entweder aus einem geraden Metallstab mit einer Einkerbung bestehen, oder aus Umstechungsnadeln, wie wir sie bei Nasenoperationen verwenden (Septumnadel). Sie werden hergestellt, indem man die Nadel in dem Nadelöhr abbricht oder abtrennt.

Mit diesen Knotenschiebern sind wir in der Lage, unter Sicht den Knoten zu verschieben und genau an die Stelle zu bringen, wo wir ihn hinlegen möchten. Der Operateur selbst hält einen Faden und verschiebt den Knoten mit der anderen Hand, während das andere freie Ende des Fadens von einem Assistenten gehalten wird. Auf diese Weise gelingt es mühelos und ohne Anwendung stärkerer Gewalt, den Knoten zu verschieben, wobei auch durch die Übersichtlichkeit ein Reißen des Fadens vermieden werden kann.

Die Arbeit mit dem Knotenschieber ist bei engen Verhältnissen leichter als das übliche Knoten mit Hilfe einer Klemme oder des Nadelhalters.

Die Abbildungen zeigen den Knotenschieber in Ansicht und in Aktion.

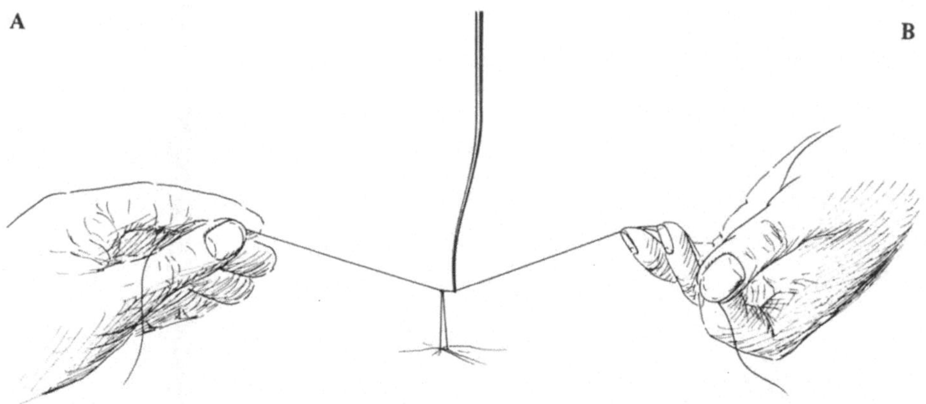

Abb. 2. Eine Hand des Operateurs (**A**) spannt den Faden, während die zweite Hand den Knotenschieber vorsichtig bewegt und den Knoten damit verknüpft. Die Hand des Assistenten (**B**) hält den Faden auf dieser Seite unter Spannung

Entwöhnung von abschwellenden Nasentropfen

H. Ganz

1. Besondere Applikationsform des Vasokonstringens 161
2. Die Gabe von Placebos 162
3. Operationen an den Nasenmuscheln 162

Literatur 163

Das Krankheitsbild der *Nasentropfengewöhnung* (Rhinitis medicamentosa) ist jedem Hals-Nasen-Ohrenarzt bekannt. Ursache ist die sogenannte *rebound-Schwellung* der Schleimhaut nach Aufhören der sympathomimetischen Wirkung. Sie kann zu immer neuer Applikation des Medikamentes auch nach Abklingen des infektiösen Schnupfens zwingen. Hinzu kommt die *Austrocknung* der Schleimhaut bei Nasentropfen in wässriger Lösung. Der Patient braucht sein Vasokonstringens regelmäßig und in immer höheren Dosen.

Zur *Entwöhnung* eignen sich drei Gruppen von Maßnahmen:

1. Besondere Applikationsform des Vasokonstringens

Gelegentlich hat man Erfolg, wenn man statt der Nasentropfen das abschwellende Medikament *per os* gibt (z.B. Rhinopront-Kapseln). Solche Präparate wirken erst in starker Verdünnung über das Gefäßsystem. Ihre Abschwellwirkung ist demzufolge viel schwächer, erfaßt aber die Nebenhöhlenschleimhäute mit. Es fehlt auch der austrocknende Effekt. Hat der Patient sich erst einmal an das schwächere Medikament gewöhnt, ist das völlige Weglassen kein großes Problem mehr.

Verblüffend einfach ist der folgende *Applikationstrick:*

Die Nase hat bekanntlich zwei durch die Scheidewand vollständig getrennte Lumina. Gibt man nun die Nasentropfen nur in ein Nasenloch, und zwar immer in das gleiche, so wird nur diese Seite abgeschwollen, was für eine ausreichende Luftpassage per saldo ausreicht. In der Zwischenzeit hat die Schleimhaut der Gegenseite Zeit, sich zu beruhigen, was spätestens nach 21 Tagen der Fall ist. Wenn die Luftpassage auf der nicht getropften Seite frei bleibt, kann das Medikament ganz weggelassen werden (Dolowitz 1979).

2. Die Gabe von Placebos

Nicht selten hat die Nasentropfenabhängigkeit eine starke *psychische Komponente.* Man hilft sich dann mit einem „Placebo" hinsichtlich der abschwellenden Wirkung, indem man ein mildes Nasenöl (z.B. Presido, Coldastop) verordnet. Diese Öle beseitigen wenigstens die lästige *Schleimhauttrockenheit,* was zur Beruhigung des Patienten und seiner Nase durchaus genügen kann.

3. Operationen an den Nasenmuscheln

Intraconchale Steroidinjektion: Die Injektion von Triamncinolon in die untere Muschel – nach Schleimhautanästhesie – ist der intramuskulären Applikationsform überlegen (Mahry 1978).

Muschelkaustik: Die Galvanokaustik = sogenannte Kaltkaustik der unteren Muscheln, unter Schleimhautanästhesie ambulant ausführbar, ist ein weit verbreitetes Verfahren. Man sollte jedoch dabei beachten:

- Nur bei vorher medikamentös gut abgeschwollener Muschel wirkt die Kaustik befriedigend. Bei noch geschwollener Muschel „verpufft" sie angesichts der vielen Flüssigkeit, auch blutet es stärker.
- Der Eingriff erreicht in der Regel keine dauernde Verkleinerung der Muschel. Vielmehr ist nach einigen Monaten meist der alte Zustand wieder erreicht. Für die Entwöhnung von Nasentropfen reicht diese Zeitspanne indes mehr als aus.

Die *kryochirurgische Behandlung* der Muscheln wurde von verschiedenen Autoren empfohlen (Cauvenberge 1978). Bringt man eine Kältesonde mit Temperaturen um –60°C für 1–2 Minuten in Kontakt mit der Muscheloberfläche, entsteht eine reaktionsarme oberflächliche Nekrose und sekundäre Fibrose, die Volumenreduktion der Muschel bedeutet. Hindernisse für die Anwendung dieses gewebeschonenden Verfahrens sind die hohen Kosten für kältechirurgische Geräte und die noch immer relativ großen Durchmesser der Kältesonden, die ein Einführen in eine enge Nase ohne die Gefahr einer unerwünschten Mitschädigung von Septum oder Nasenboden kaum zulassen (Ganz 1976). Der Vollständigkeit halber sei auch die *Laserchirurgie* der Nasenmuscheln erwähnt, doch wer besitzt schon ein entsprechendes Gerät.

Es ist selbstverständlich, daß operative Maßnahmen bei der Nasentropfengewöhnung erst dann erwogen werden dürfen, wenn die unter 1. und 2. genannten konservativen Möglichkeiten erfolglos ausgeschöpft wurden.

Literatur

Cauvenberge P van, Closter R van, Dierckxsen H (1978) Acta Otorhinolaryngol Belg 32:86
Dolowitz DA (1979) Extracta Otorhinolaryngol 1:261
Ganz H (Hrsg) (1976) Fachalmanach HNO-Erkrankungen. Lehmanns, München
Mahry RL (1978) South Med J 71:789

Fragensammlung zur Selbstkontrolle

Zusammengestellt von H. Ganz

Alle Fragen sind nach dem multiple choice-Verfahren abgefaßt.
Vorsicht: Es kann mehr als eine Antwort richtig sein.

1. Wo liegt der Ort der Innenohrschädigung durch ototoxische Antibiotika?
   a) in der Stria vascularis
   b) in den Sinneszellen (Haarzellen)
   c) im Nervus octavus und seinen Ganglien
2. Welche der nachstehenden Antibiotika schädigen vorwiegend das Gleichgewichtssystem?
   a) Kanamycin
   b) Tobramycin
   c) Gentamycin
   d) Sisomycin
   e) Penicillin G
3. Sind *reversible* Vestibularisschäden durch Gentamycin
   a) möglich
   b) nicht möglich
   c) sehr selten
   d) die Regel?
4. Was versteht man unter klinisch toxizitätsfreier Grenzdosis?
   a) Es ist in weniger als 2% der Fälle mit irreversiblen ototoxischen Schäden zu rechnen
   b) bei Patienten ohne ototoxizitätserhöhende Faktoren ist in weniger als 2% mit irreversiblen Schäden zu rechnen
   c) bei dieser Dosis ist noch keine Innenohrschädigung gesehen worden.
5. Die Ototoxizität von Aminoglycosid-Antibiotika wird erhöht durch
   a) Nierenfunktionsstörung
   b) Labyrinthitis
   c) Schwangerschaft
   d) gleichzeitiges Lärmtrauma.
6. Welches ist der wichtigste ototoxische Faktor bei AA?
   a) die Gesamtdosis
   b) die Dosisverteilung
   c) die individuelle Empfindlichkeit.

7. Die Gefahr einer Ototoxizität von Antibiotika bei *Lokalbehandlung* ergibt sich besonders bei
   a) großen Wundflächen
   b) gleichzeitiger Niereninsuffizienz
   c) gleichzeitiger parenteraler Anwendung eines ototoxischen Medikamentes
   d) zu hoher Konzentration des lokal angewendeten Wirkstoffes.
8. Ist die Gefahr einer Innenohrschädigung durch lokal appliziertes Gentamycin bei Otitis media acuta
   a) größer
   b) geringer
   c) gleich groß wie bei blandem Ohr?
9. Die operative Reposition einer traumatischen Trommelfellperforation ist kontraindiziert bei
   a) Verdacht auf Perilymphfistel
   b) Otitis media acuta
   c) gröberer Zerreißung
   d) schlitzförmiger Perforation?
10. Auf Perilymphfistel verdächtige Symptome sind
    a) Innenohrschwerhörigkeit nach Mittelohrverletzung
    b) posttraumatische Fluktuation des Innenohrgehörs
    c) persistierende Leitungsstörung nach Schädeltrauma.
11. Häufigste Verletzung der Gehörknöchelchenkette ist die
    a) Amboßluxation
    b) Hammerfraktur
    c) Stapesluxation
    d) Hammerhalsfraktur.
12. Für ein akutes Schalltrauma sind typisch
    a) einseitige pancochleäre Innenohrschwerhörigkeit
    b) vestibuläre Begleitsymptome
    c) Hörsenkenbildung um 1000 Hz beiderseits.
13. Typisch für eine Hörstörung durch HWS-Trauma sind
    a) progredienter schubweiser Verlauf
    b) kurzer Zeitabstand zwischen HWS-Trauma und Hörstörung
    c) Brückensymptome zwischen Trauma und Auftreten der cochleären Störung
    d) Beschwerden bei extremen Kopfhaltungen.
14. Unter akustischer Impedanz des Mittelohres versteht man
    a) das Verhältnis reflektierter zu fortgeleiteter Schallenergie
    b) das Verhältnis von Schalldruck zu Schallfluß
    c) den Widerstand der einfallenden Schallwelle gegenüber
    d) das Verhältnis von Schallfluß zu Schalldruck.

15. Tympanometrie ist
    a) die Registrierung von Impedanzänderungen des Mittelohres in Abhängigkeit vom äußeren Druck
    b) Impedanzmessung bei perforiertem Trommelfell
    c) die Messung des Tensorreflexes
    d) die Messung des Stapediusreflexes.
16. Beim normalen Tympanogramm liegt das Impedanzminimum bei
    a) 0 mm Wassersäule
    b) Minuswerten
    c) Pluswerten.
17. Typisch für einen Paukenerguß ist folgender Befund im Tympanogramm
    a) flache Kurve
    b) Rechtsverschiebung
    c) Linksverschiebung des Maximums.
18. Pulssynchrone Impedanzschwankungen sind zu werten als
    a) pathognomonisch für einen Glomustumor
    b) Hinweis auf einen möglichen Glomustumor
    c) haben nichts zu bedeuten.
19. Tubenmanometrie ist
    a) Druckuntersuchung der Paukenhöhle bei defektem Trommelfell
    b) Druckmessung beim Valsalvaschen Versuch
    c) Druckmessung beim Toynbeeschen Versuch
    d) ein Untersuchungsverfahren der Gynäkologie.
20. Ist bei einem Simulanten der Stapediusreflex akustisch eindeutig auslösbar, so bedeutet das
    a) der Proband hat eine höchstens mittelgradige Schwerhörigkeit
    b) er kann auf diesem Ohr nicht taub sein
    c) er hat eine zentrale Hörstörung
    d) keine Aussage möglich.
21. Fehler bei der Impedanzaudiometrie entstehen durch
    a) unvollständigen Gehörgangsabschluß
    b) falsch liegende Sonde
    c) verstopfte Sonde
    d) vernarbtes Trommelfell
22. Die Septumplastik ist in jedem Falle indiziert bei
    a) knorpeliger Schiefnase
    b) vorderem Septumquerstand
    c) Luxatio septi
    d) Spannungsnase.
23. Die Killiansche Septumresektion ist heutzutage
    a) ein Kunstfehler
    b) bei Kindern unter 16 Jahren obsolet

c) bei Deviationen des hinteren Septums nach wie vor indiziert
d) Methode der Wahl bei allen Septumproblemen.

24. Eine postoperative Sattelnase kommt bei der Septumplastik
a) nie vor
b) fast nie vor
c) dem ungeübten Operateur fast häufiger vor als bei der Killianschen Operation.

25. Bei der Septumplastik ist besonders auf die Vermeidung folgender Mißgeschicke zu achten
a) Septumperforation
b) Restverbiegung
c) Absinken der Knorpelnase
d) postoperative Knorpelhöckerbildung.

26. Für die Korrektur einer Sattelbildung der Knorpelnase eignet sich am besten
a) frischer autologer Knorpel
b) merthiolatkonservierter Knorpel
c) ein Kunststoffimplantat.

27. Zur Entwöhnung von Nasentropfen eignet sich die nachstehende Maßnahme besonders
a) vorübergehende Suprareninmedikation
b) einseitige Applikation der Tropfen bis zur Entwöhnung
c) die Konchotomie
d) Schneuzverbot.

28. Welche der folgenden Befunde sind für eine Sialadenose *nicht* typisch?
a) symmetrische indolente Parotisschwellung
b) Hyposialie
c) Fazialislähmung
d) sialographisch das Bild des entlaubten Winterbaumes.

29. Die chronisch rezidivierende Parotitis des Kindesalters ist zu charakterisieren als
a) Sonderform der chronischen Sialadenitis
b) prognostisch zweifelhaft
c) prognostisch günstig
d) mit Ausheilungstendenz um die Pubertät.

30. Das Bild des Apfelblütenbaumes im Sialogramm ist charakteristisch für
a) chronische Sialadenitis
b) Sialadenose
c) Parotistuberkulose
e) Cystadenolymphome.

31. Für ein Sjögren-Syndrom ist *nicht* typisch
a) Mundtrockenheit
b) doppelseitige Parotisschwellung

c) Bild des Apfelblütenbaumes
d) Bild des entlaubten Winterbaumes im Sialogramm
e) histologisch myoepitheliale lymphoidzellige Sialadenitis.

32. Bei welchem der nachstehenden Symptome muß man an einen malignen Tumor der Parotis denken?
a) schlechte Abgrenzbarkeit
b) Schmerzen
c) rasches Wachstum
d) Vorwölbung der Tonsille bei äußerlich fast unauffälligem Bild
e) Fazialislähmung

33. Welches der nachstehenden statements ist falsch?
a) 25% aller Parotistumoren sind maligne
b) 50% aller Parotistumoren sind pleomorphe Adenome
c) bestes Differentialdiagnostikum bei Verdacht auf Parotistumor ist die Sialographie
d) 10% der pleomorphen Adenome entarten maligne.

34. Das maligne Melanom der seitlichen Gesichtsregion ist ein Tumor, der
a) zum Metastasieren in die Parotislymphknoten neigt
b) nie in diese Lymphknoten metastasiert.

35. Entscheidende Untersuchungstechnik für die Beurteilung der Kehlkopffunktion ist die
a) Mikrostützautoskopie
b) Stroboskopie
c) Lupenlaryngoskopie
d) herkömmliche indirekte Kehlkopfspiegelung.

36. Der prinzipielle Unterschied zwischen indirekter Laryngoskopie und Stroboskopie ist gegeben durch
a) die Art der Beleuchtung
b) größere Bildhelligkeit
c) Vergrößerungseffekt der Stroboskopie.

37. Was bedeutet „stehendes Licht" bei der Stroboskopie?
a) Blitzfrequenz konstant
b) Stimmfrequenz konstant, Blitzfrequenz wird variiert
c) Blitz- *und* Stimmfrequenz konstant.

38. Bei primärer hypofunktioneller Stimmstörung zeigt die Kehlkopfspiegelung häufig
a) ein Transversusdreieck
b) einen Internusspalt
c) matt-graue, aufgelockerte Stimmlippen
d) ein Taschenfaltenpressen.

39. Therapeutisch helfen bei primärer hypofunktioneller Stimmstörung
a) Stimmschonung
b) erhöhte Willküraktivität

c) Exponentialstromreizung
d) Inhalationen mit Emser Salz.

40. Ursachen der primären hyperfunktionellen Dysphonie sind
a) langfristige stimmliche Überanstrengung
b) Singstimmbelastung ohne Schulung
c) chronische Laryngitis
d) spastische Dysphonie.

41. Entspannungstherapie wirkt gut bei
a) primärer hypofunktioneller
b) sekundärer hyperfunktioneller
c) sekundärer hypofunktioneller Stimmstörung.

42. Wieviele Sportler müssen durchschnittlich pro Jahr mit einer Verletzung rechnen?
a) 0,5%
b) 1,5–2%
c) 10%.

43. Komplikationen des Othämatoms sind
a) die abstehende Ohrmuschel
b) das Blumenkohlohr (als Perichondritisfolge)
c) höckerige Knorpelkallusbildung
d) das Ohrmuschelkarzinom.

44. Gehörgangsexostosen werden meist gefunden bei
a) Nebenschilddrüsenadenom
b) chronischem Gehörgangsekzem
c) sogenannten Wasserratten
d) Nephrolithiasis.

45. Die Aero-Sinusitis kommt vor bei
a) Sporttauchern
b) Sportfliegern
c) Gewichthebern.

46. Was hat das Septumhämatom mit dem Othämatom gemeinsam?
a) Die Entstehung auch durch Mikrotraumen
b) eine Blutung zwischen Perichondrium und Knorpel
c) die Notwendigkeit baldiger Entleerung
d) die Perichondritisgefahr.

47. Was ist eine Aero-Sinusitis?
a) eine Sinusitis bei besonders großen Stirnhöhlen
b) eine Erweiterung lufthaltiger Nebenhöhlen, auch Pneumosinus genannt
c) eine die Sportfliegerei behindernde polypöse Sinusitis
d) ein verzögerter Druckausgleich zwischen Nebenhöhle und Außenwelt bei raschem Druckwechsel.

48. Bei welchen Sportarten entstehen am häufigsten Kehlkopfverletzungen?
    a) Ringen und Boxen
    b) Tennis
    c) Volleyball
    d) Hochsprung.
49. Zeichen einer gefährlichen Kehlkopfverletzung sind
    a) Zyanose
    b) Stridor
    c) Bluthusten
    d) Hautemphysem.

Antworten zur Fragensammlung

1. b
2. c, d
3. a
4. b
5. a,b
6. a
7. a, b, c, d
8. b
9. a, b
10. a, b
11. a
12. –
13. a, b, c, d
14. b, c
15. a
16. a
17. a
18. b
19. a
20. b
21. a, b, c
22. a, b, c, d
23. b, c
24. c
25. b, c
26. a
27. b
28. c
29. a, c, d
30. a
31. –
32. a, b, c, e
33. c
34. a
35. b
36. a
37. b
38. b
39. b, c
40. a, b
41. –
42. b
43. b, c
44. c
45. a, b
46. b, c
47. d
48. a
49. a, b, c, d

Sachverzeichnis

Admittanz, akustische 65
Aero-Otitis 139
Aero-Sinusitis 151
Aktinomykose der Gl. Parotis 103
Amboßluxation 45
Antibiotika, ototoxische 2
Antibiotikatherapie, lokale, und Innenohrschaden 24
Anurie und ototoxisches Potential von Aminoglykosid-A. 13, 15
Apfelblütenbaum im Sialogramm 101
Aphonie, intermittierende 124
Applikationstrick zur Entwöhnung von Nasentropfen 161
Aufklärungspflicht vor AA-Therapie 24

Bade-Otitis 136
Baro-Otitis 50
Barotrauma 49, 139
des Fliegers 140
Blow out-Fraktur 146
body lean mass 15

Commotio auris internae 48
Commotio laryngis 152

Dekompressionskrankheit 51
Dextranbehandlung bei akutem Schalltrauma 60
Dysphonie, Differentialdiagnose 118
hypofunktionelle 115
spastische 122
Stimmschwäche bei 117
Therapie 121

Eisbergtumor der Parotis 106
Entspannungstherapie bei hyperfunktioneller Stimmstörung 127
Erfrierung der Ohrmuschel 134
Ertrinkungstod 136
Exponentialstromreizung des Kehlkopfes 122

Fazialislähmung bei laterobasaler Schädelfraktur 138
bei Parotistumor 104
und Stapediusreflex 78
Feinnadelbiopsie aus der Gl. parotis 99
Felsenbeinlängsbruch 137
Felsenbeinquerbruch 138
Fensterresektion der Nasenscheidewand 83
Indikationen heute 89
Nachteile 86
Fixation des operierten Septums 92
Frakturen, laterobasale 43, 137
Fremdaktivierung der Kehlkopfmuskulatur 122
Frostbeulen 134
Funktionsprüfung des Mittelohres 63
Meßtechnik 66

Galvanokaustik der Nasenmuscheln 162
Gasembolie des Innenohres 140
Gehörgangsexostosen 136
Gehörgangsfremdkörper 39
Gehörgangsverletzungen 38, 134
Geruchsstörung bei frontobasaler Fraktur 150
Globusgefühl bei hyperfunktioneller Stimmstörung 124
Glottisödem nach Trauma 154
Glottisschlag 124
Grenzdosis, ototoxizitätsfreie 11

Hämatotympanon 44, 138
Halswirbelsäule, Überstreckung 153
Halswirbelsäulenläsionen, traumatische, und Hörstörung 61
Hautemphysem bei Halsverletzung 152
bei Siebbeinfraktur 146
Heerfordt-Syndrom 105
Hörschäden, reversible, nach AA-Therapie 5
Hörschwelle und Stapedius-Reflex 78
Hörstörungen, zentrale, nach Trauma 49
Hörsturz, akustisch ausgelöster 51, 53
traumatischer 48
Hormonstörungen, Kehlkopfbefund 119

Immunsialadenitis 101
Impedanz, akustische, des Mittelohres 64
Fehlerquellen 79
Meßtechnik 66
Impedanzschwankungen, atemsynchrone 71
pulssynchrone 72
Impressionsfraktur der Nase 145
Impulsereignisse als Schalltrauma 56
Innenohrverletzungen 137
Internusspalt bei hypofunktioneller Stimmstörung 119

Jochbeinfraktur 146
Jochbogenfraktur 147

Kauübung nach Fröschels 122
Kehlkopfverletzungen 151
Kiefergelenksentzündung 103
Klaffende Tube und Tympanogramm 71
Knalltrauma des Innenohres 141
Knödeln bei hyperfunktioneller Stimmstörung 124
Knorpel, konservierter, in der Nasenchirurgie 93
Knotenschieber 159
Kryochirurgie der Nasenmuscheln 162

Lärmtrauma und ototoxische Antibiotika 18
Laryngospasmus beim stumpfen Halstrauma 152
Le Fort-Frakturen 148
Liquorrhoe, nasale 145, 150
otogene 137, 139
Lymphome, maligne, der Gl. parotis 105

Masseterhypertrophie 106
Megastenon bei chronischer Sialadenitis 102
Melanom, malignes, in der Gl. parotis 104
Melkersson-Rosenthal-Syndrom 105
Meßbrücke für Impedanzaudiometrie 66
Metz-Recruitment 76
Mikrozirkulationsstörung im Innenohr durch Schalltrauma 57
Mikulicz-Syndrom 105
Mißempfindungen im Halsbereich 123
Mittelgesichtsverletzungen 148
Mittelohrmuskelreflexe 64
Mittelohrrevision nach Trommelfellverletzung 42
nach Perilymphfistel 47
Mittelohrverletzungen 43, 135, 137
Mutationen, larvierte 123

Nachbarschaftstumoren der Gl. parotis 106
Nasenbeinfraktur 141, 143
Nasenklappe, innere 85
Nasenvenen, Thrombose 143
Nebenhöhlenverletzungen 146
Nervus infraorbitalis und Jochbeinfraktur 147
Nierenfunktion und AA-Ototoxizität 15

Oberkieferfrakturen 148
Ohrentropfen, antibiotikahaltige, Innenohrschäden durch 26
Ohrmuschelverletzungen 132
Ohrspülung, Trommelfellverletzung bei 39
und Ohrverletzungen 135
Othämatom 132
Otitis media und ototoxische Antibiotika 21
Otobasisfrakturen 137
Otoliquorrhoe 44
Ototoxische Schäden durch Antibiotika
bei Neugeborenen 17, 18
Häufigkeit 5
klinisches Bild 3
kochleäre 4
und Nierenfunktion 15
vorbestehender Hörschaden 16
Prophylaxe 22
und Schwangerschaft 17
Therapie 23
Untersuchungen auf 7
vestibuläre 4
Ototoxizität, klinische 11

Parasialome 106
Parotistuberkulose 103
Parotistumoren 104
Perichondritis der Ohrmuschel 133
Perilymphe, AA in der 19
Einfluß der Otitis media 21
Perilymphfisteln, traumatische 35, 43, 45, 50
Potential, ototoxisches, von AA 13
Propylenglycol, Hörschäden durch 29
Protrusio bulbi 150

Rebound-Schwellung der Nasenschleimhaut 161
Redressement der Nasenbeinfraktur 145
Reimplantation ins hintere Septum 91
Rhinitis medicamentosa 161
Röntgenaufnahmen des Unterkiefers 98

Sanduhr-Glottis 125
Sattelnase nach Septumoperation 86
  Korrektur 92
Schädelbasisfrakturen, frontale 149
Schädeltrauma, stumpfes 48
Schallschäden, Morphologie im Innenohr 55
  Terminologie 52
  Therapie 58
  Verlauf 56
Schockzustand nach Halsverletzung 154
Schußverletzungen des Ohres 47
Schwellenabwanderung, temporäre, bei akustischem Trauma 57
Schwingtüreffekt bei Septumplastik 88
Septumflattern 86, 91
Septumhämatom 91, 144
Septumoperation bei Kindern 93
  Killiansche 83
Septumperforation 91
Septumplastiken, Indikationen 85
  Prinzip 84
  Technik 90
Serumspiegel, kritische, bei AA-Therapie 14
Sialadenitis, chronische 101
  im Kindesalter 101
Sialadenosen, Diagnose 100
  Ursachen 99
Sialochemie 99, 100
Sialographie, Wert bei Parotisschwellung 99
Sialometrie 99, 100
Sjögren-Syndrom 101
Speicheldrüsenszintigraphie 99, 100
Sportverletzungen im HNO-Gebiet, Häufigkeit 131
Stapediusreflex, akustischer, Auslösung 74
  Recruitmentprüfung 76
  Schwelle 74
  Schwellenschwund bei Akustikustumor 77
Stapesluxation 45
Stenosierung, narbige, des Gehörganges 134
Steroidinjektion, intraconchale 162
Stillstand, phonatorischer, im stroboskopischen Bild 127
Stimmdiagnostik, funktionelle 112
Stimmlippenknötchen 125
Stimmstörungen, funktionelle, Definition 111
Stimmüberanstrengung bei hyperfunktioneller Dysphonie 123
Streptomycin 2
Stroboskopie am Kehlkopf, Prinzip 112
Stroboskopische Befunde bei hypofunktioneller Störung 121
  bei hyperfunktioneller Störung 127
Stromverletzungen des Ohres 48

Tauchunfälle 50, 139
Tonhaltedauer bei hypofunktioneller Dysphonie 119
Transversusdreieck 119, 125
Trommelfellschienung 41, 135
Trommelfellverletzung 38, 135
  Versorgung 41
Tubenfunktionsprüfung mittels Tympanometrie 70
Tubenmanometrie 72
Tympanogramm, normales 68
  Typen pathologischer Befunde 69
Tympanometrie 67

Unfall, akustischer 53

Vestibularistod beim Schwimmen 136

Weichteilverletzungen des Mittelgesichtes 142
Winterbaum, entlaubter, im Sialogramm der Parotis 100

Zungenbeinverletzungen 155

W. Draf

Endoskopie der Nasennebenhöhlen

Technik - Typische Befunde - Therapeutische Möglichkeiten
Mit einem Geleitwort von W. Kley
1978. 20 Textabbildungen, 13 Farbtafeln. VIII, 102 Seiten
Gebunden DM 108,–. ISBN 3-540-08690-0

H. Feldmann

HNO-Notfälle

2., überarbeitete Auflage 1981. 71 Abbildungen. XIII, 164 Seiten
(Kliniktaschenbücher). DM 28,–. ISBN 3-540-10433-X

H. Frenzel

Spontan- und Provokations-Nystagmus

Seine Beobachtung, Aufzeichnung und Formanalyse
als Grundlage der Vestibularisuntersuchung
2., völlig neu bearbeitete und erweiterte Auflage von
B. Minnigerode, H. H. Stenger
Mit einem Beitrag von R. Grohmann
1982. 102 Abbildungen. X, 172 Seiten. (1. Auflage 1955 „Frenzel, Spontan-Nystagmus")
Gebunden DM 88,–. ISBN 3-540-10956-0

F. Pfander

Das Knalltrauma

Analyse, Vorbeugung, Diagnose, Behandlung, Prognose und Begutachtung
Unter Mitarbeit von H. Bongarts, H. Brinkmann
1975. 70 Abbildungen, 10 Tabellen. VI, 134 Seiten
Gebunden DM 56,–. ISBN 3-540-07325-6

Technische Hilfe bei der Rehabilitation Hörgeschädigter

Von V. J. Geers, F. Keller, A. Löwe, P. Plath
Geleitwort von W. Pistor
Herausgeber: Stiftung Rehabilitation, Heidelberg
2., völlig neubearbeitete Auflage. 1980. 74 Abbildungen in 140 Einzeldarstellungen, 11 Tabellen. XI, 197 Seiten
(Rehabilitation und Prävention, Band 11)
DM 48,–. Mengenpreis: Ab 20 Exemplaren DM 38,40
ISBN 3-540-09801-1

W. Schätzle, J. Haubrich

Pathologie des Ohres

1975. 129 Abbildungen. X, 258 Seiten
(Spezielle pathologische Anatomie, Band 9)
Gebunden DM 120,–
Subskriptionspreis (gültig bei Abnahme des Gesamtwerkes)
Gebunden DM 96,–. ISBN 3-540-07042-7

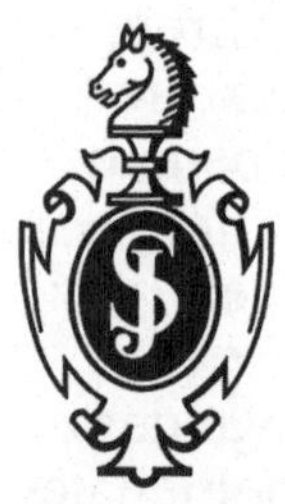

Springer-Verlag
Berlin
Heidelberg
New York